# 妇产科疾病
# 诊治与手术治疗

周静 等 主编

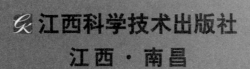

江西科学技术出版社

江西·南昌

**图书在版编目（CIP）数据**

妇产科疾病诊治与手术治疗/周静等主编 . –– 南昌：
江西科学技术出版社，2019.12 （2024.1 重印）
ISBN 978-7-5390-7078-0

Ⅰ.①妇… Ⅱ.①周… Ⅲ.①妇产科病 – 诊疗②妇科
外科手术③产科外科手术 Ⅳ.① R71

中国版本图书馆 CIP 数据核字 (2019) 第 284617 号

选题序号：ZK2019243

责任编辑：宋　涛　林　勇

妇产科疾病诊治与手术治疗
FUCHANKE JIBING ZHENZHI YU SHOUSHU ZHILIAO

周静　等　主编

封面设计　卓弘文化

出　　版　江西科学技术出版社
社　　址　南昌市蓼洲街 2 号附 1 号
　　　　　邮编：330009　电话：（0791）86623491　　86639342（传真）
发　　行　全国新华书店
印　　刷　三河市华东印刷有限公司
开　　本　880mm×1230mm　　1/16
字　　数　284 千字
印　　张　8.75
版　　次　2019 年 12 月第 1 版　　2024 年 1 月第 1 版第 2 次印刷
书　　号　ISBN 978-7-5390-7078-0
定　　价　88.00 元

赣版权登字：-03-2019-414

# 编 委 会

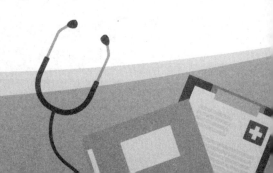

# 前　言

随着医学科学技术日新月异的发展，促进了妇产科学的基础理论研究、诊断和治疗技术的发展。新技术的发展不仅是建立在原有基础上，而且是与之相关交叉学科的发展相互渗透、借鉴、融合等分不开的，所以原有的和新颖的诊疗技术在理论、仪器、器械、检测、治疗和应用等方面有了新的发展，这对工作在临床第一线的各级医务人员来说，都面临着知识更新以及临床应用的实际问题。鉴于此，我们特组织编写了本书，可供妇产专业临床医务工作者参考使用。

本书首先详细叙述了女性生殖系统的生理解剖结构，然后分别介绍了妇科炎症、鳞状上皮内瘤样病变、卵巢肿瘤、异位妊娠、分娩期并发症、剖宫产术、宫腔镜手术治疗，最后还讲述了妇科疾病的中医治疗的内容。本书内容详实、资料新颖，具有较高的参考价值。

在编写过程中，由于妇产科学发展迅速、编者众多，再加上文笔风格不一，难免有不足之处，恳请广大读者提出建议，以便今后修改补充，我们不胜感激。

编　者

2019 年 12 月

# 目　录

# 第一章

# 妇科炎症

## 第一节　外阴炎

外阴炎（vulvitis）是指外阴（阴阜、大阴唇、小阴唇、阴蒂和阴道前庭）的皮肤和黏膜发生的炎症。由于外阴是月经血的流向之处，阴道口又是性交、分娩及各种宫腔操作的必经通道，加之阴道分泌物、尿液、粪便的刺激，因此易发生炎症，其中小阴唇最易受罹。

### 一、病因

非特异性外阴炎多为混合感染，常见的病原体为葡萄球菌、乙型溶血性链球菌、大肠埃希菌以及变形杆菌等。局部刺激是外阴炎的易患因素，如月经血或产后恶露的刺激，宫颈炎、阴道炎及宫颈癌时的分泌物、尿液、粪便，特别是尿瘘的尿液和粪瘘的粪便长期刺激，糖尿病含糖的尿液以及卫生巾或护垫引起的物理及化学性刺激，穿紧身化纤内裤造成的局部通透性差和经常湿润刺激等，易引起外阴部的炎症，尤以是外阴瘙痒时的搔抓伤，细菌很容易自伤口侵入引发炎症。

### 二、临床表现

炎症多发生于小阴唇内、外侧或大阴唇，严重时可波及整个外阴部。急性期多主诉外阴部痒、痛、肿胀、灼热感，活动、性交及排尿排便时加重。由于病变累及范围及轻重程度不同，表现也有所不同。可有局部充血、红肿、糜烂，甚至有抓痕，毛囊感染形成的毛囊炎、疖肿，外阴皮肤脓疱病，汗腺炎等。病情严重时，可形成外阴部蜂窝织炎、外阴脓肿、腹股沟淋巴结肿大等，也可形成外阴溃疡而致行走不便。慢性外阴炎多主诉外阴部瘙痒，检查可见局部皮肤或黏膜增厚、粗糙、皲裂甚至苔藓样改变。

### 三、诊断

根据病史及检查所见诊断并不困难，阴道分泌物检查有助于明确病因。可以了解是否有滴虫、假丝酵母菌、淋菌、衣原体、支原体、细菌等感染，还应查尿糖，除外糖尿病伴发的外阴炎，对年轻患者，特别是幼儿，应检查肛周有无蛲虫及虫卵，以排除蛲虫引起的炎症。

### 四、治疗

1. 一般治疗　急性期尽量减少活动，避免性生活，保持外阴局部清洁、干燥，停用外阴局部的刺激性外用品。

2. 局部药物治疗　用 1∶5000 高锰酸钾液洗外阴部，每日 2~3 次，擦干后用抗生素软膏涂抹，如用 1%新霉素软膏或金霉素软膏，或敏感试验软膏及可的松软膏等。此外，还可选用局部中药治疗，如苦参、蛇床子、白鲜皮、土茯苓、黄柏各 15g，川椒 6g，水煎熏洗外阴部，每日 1~2 次。

3. 局部物理治疗

（1）急性期

①紫外线疗法：用紫外线照射局部。第 1 次用超红斑量（约 10~20 个生物剂量），如炎症控制不满意，每日再增加 4~8 个生物剂量。急性期控制后可隔日照射 1 次，直至痊愈。

②超短波治疗：超短波可用单极法，距离 4~6cm，无热量，每次 5~6 分钟，每日 1 次，炎症逐渐控制后可改用微热量，每日 1 次，每次 5~8 分钟。

③微波治疗：用圆形电极，距离 10cm，输出功率 30~60W，每次 5~10 分钟，每日或隔日 1 次。

（2）慢性期

①超短波治疗：用单极，微热量，每次 10~15 分钟，隔日 1 次，10~15 次为一疗程。

②微波治疗：圆形电极，距离 10cm，输出功率 90~100W，每次 15 分钟，隔日 1 次。

③红外线疗法：距离 40cm，每次 20~30 分钟，每日 1 次，8~12 次为一疗程。

④坐浴：用 1 ∶ 1500 高锰酸钾液，水温 40℃左右，每次 15~30 分钟，5~10 次为一疗程。

4. 病因治疗　积极寻找病因，并进行病因治疗，针对不同感染选用相应敏感药物。由糖尿病的尿液刺激引起的外阴炎，应治疗糖尿病；由尿瘘、粪瘘引起的外阴炎，应及时实施修补手术；由阴道炎或宫颈炎引起者，则应对其治疗。

## 五、预防

保持外阴清洁、干燥；减少局部刺激，如紧身化纤内裤、分泌物、尿液、粪便等；积极治疗各种易导致外阴炎的疾病。

# 第二节　前庭大腺炎

前庭大腺炎（bartholinitis）是病原体侵入前庭大腺引起的炎症。

## 一、病因

本病常为混合感染。常见的病原体为葡萄球菌、链球菌、大肠埃希菌，随着性传播疾病发病率的增加，淋病奈瑟菌及沙眼衣原体已成为常见的病原体。此外尚有厌氧菌，其中以类杆菌最多见。因类杆菌属是正常阴道内寄居者，感染机会较多。急性炎症发生时，细菌首先侵犯腺管，腺管开口因炎症肿胀阻塞，渗出物不能排出可形成脓肿。

## 二、临床表现

本病多发生于单侧前庭大腺，急性炎症发作时，患侧外阴部肿胀，烧灼感，疼痛剧烈，甚至影响排尿、排便，以至于行走困难。检查可见患处红、肿、触痛，可触及肿块。如已形成脓肿，肿块有波动感，触痛更明显，如未及时处理，脓肿可继续增大，较薄的囊壁可自行破溃，脓液流出后，患者自觉症状减轻。当破口较小，引流不畅，脓液不能全部流出时，其症状可反复发作。常伴有腹股沟淋巴结肿大、体温及白细胞升高等感染征象。

## 三、诊断

根据病史及临床所见诊断不难，典型的临床表现是外阴单侧肿大、疼痛、触痛、触及包块。如有破溃，可见脓液流出，或挤压局部见分泌物或脓液。可伴有发热、腹股沟淋巴结肿大和白细胞升高等全身症状。脓液或分泌物检查及培养有助于确定感染的病原体，选择敏感的抗生素。

## 四、治疗

急性期应卧床休息，给予抗生素治疗。抗生素的选择应依据药敏试验。但因药敏试验需要一定时间，为避免治疗延误，在药敏试验结果尚未获得之前，应采用经验用药。由于前庭大腺炎的病原体多为需氧菌、厌氧菌及衣原体的混合感染，因此，应选择广谱抗生素或联合用药。可参照常用抗生素的抗菌谱：青霉素对革兰阳性球菌，如链球菌、肺炎球菌及敏感的葡萄球菌作用较强；第一代头孢菌素对革兰阳性球菌作用较强，第二代头孢菌素抗菌谱广，对革兰阴性菌的作用较强，第三代头孢菌素的抗菌谱及抗酶性能优于第二代头孢菌素，有些对厌氧菌有效。可以口服，当患者出现发热、白细胞升高等全身症状时，最好选用静脉给药。如尚未化脓，使用抗生素促使其逐渐好转、吸收，如已形成脓肿，则应切开引流。治疗期间，应保持外阴清洁，可同时进行局部坐浴、理疗等。

## 第三节 前庭大腺囊肿

前庭大腺囊肿是因前庭大腺管开口部阻塞，分泌物不能排出，积聚于腺腔所致。可发生在前庭大腺脓肿消退后，脓液逐渐吸收转为清液形成囊肿；也可发生在分娩时阴道及会阴部损伤后形成的瘢痕组织阻塞腺管口；或会阴侧切、缝合时，损伤前庭大腺管，使之阻塞。先天性腺管狭窄或腺腔内分泌物黏稠排出不畅也可导致囊肿形成。

### 一、临床表现

如囊肿小且无感染，患者多无自觉症状。当囊肿增大时，外阴患侧肿大，有时可出现外阴坠胀感或性交不适。检查可见外阴患侧肿大，可触及界限清楚、质地较软的囊性肿物，大小不等，多为椭圆形，患侧小阴唇被展平，囊肿较大时，阴道口被挤向健侧。可继发感染形成脓肿反复发作。

### 二、诊断

根据外阴患侧肿大，触及囊性包块等临床表现可以做出诊断。有继发感染时可有触痛。须注意应与大阴唇腹股沟疝鉴别，后者与腹股沟环相连，挤压后能复位。包块消失，向下屏气，肿物又出现。

### 三、治疗

较小的囊肿可不做处理，定期随诊。如囊肿较大，且有明显症状，或反复发作疼痛，可行手术治疗。前庭大腺囊肿造口术方法简单，损伤小，不影响腺体功能，是常选择的手术方式。需注意的是，切口应足够大，并放置引流，以防术后切口粘连闭合，再次形成囊肿。近年来采用的 $CO_2$ 激光造口治疗具有操作简单、治疗时间短、无须缝合、术中出血少、无须住院、治愈率高、复发率低、不良反应少、感染发生率低、能保持腺体功能、不影响性生活质量等优点。

## 第四节 细菌性阴道病

细菌性阴道病（bacterial vaginosis，BV）是最常见的阴道炎症，最初被称为"非特异性阴道炎"。Gardner 和 Duke 在 1955 年首先描述了本病的临床特点和有特征性的线索细胞（clue cell）。1984 年，本病被命名为 BV。BV 与许多严重的妇产科并发症有直接关系，通过对 BV 的诊断和治疗，可以使许多妇产科并发症包括某些早产得到预防。

### 一、流行病学

BV 发病率在不同的人群和地区变化较大。计划生育诊所就诊女性 BV 的发病率为 14%~25%；在妇科门诊，无症状患者 BV 的发病率为 23%，阴道排液患者 BV 的发病率为 37%；STD 诊所患者 BV 的发病率为 24%~37%；妊娠女性 BV 发病率在 6%~32% 之间。

### 二、发病机制

1. 阴道微生态失衡　从健康女性阴道可培养分离出 5~15 种主要细菌，卷曲乳酸杆菌、詹氏乳酸杆菌、发酵乳酸杆菌、加塞乳酸杆菌和惰性乳酸杆菌是阴道主要菌群，产 $H_2O_2$ 乳酸杆菌多种代谢产物有抑菌或杀菌功能，产 $H_2O_2$ 乳酸杆菌减少与 BV 发病相关。阴道内其他细菌约占 10%，包括表皮葡萄球菌、链球菌和阴道加德纳菌等。BV 患者阴道内出现高浓度阴道加德纳菌、普雷沃菌属、消化链球菌、动弯杆菌或人型支原体等，这些 BV 相关微生物浓度比健康女性阴道中增高 100~1000 倍，乳酸杆菌减少或消失。

BV 患者阴道微生态失衡导致阴道分泌物 pH 升高，二胺、多胺、有机酸：黏多糖酶、唾液酶、IgA 蛋白酶、胶原酶、非特异性蛋白酶、磷脂酶 $A_2$ 和 C、内毒素、白细胞介素 $1\alpha$、前列腺素 $E_2$ 和 $F_{2\alpha}$ 浓度升高。这些酶和有机化合物破坏宿主的防御机制，促使宫颈、阴道微生物进入上生殖道。pH 高达 5.5 时，会严重地减弱中性粒细胞的吞噬作用和对趋化性刺激的反应。阴道内 pH 升高同时增加异性间 HIV 的传播和易感性，并与胎膜早破和早产有关。

2. 微生物感染　Gardner 和 Duke 在 1955 年提出 BV 由阴道加德纳菌感染引起，即单一微生物致病说。之后的研究发现，与 BV 相关的微生物还包括厌氧菌、动弯杆菌和支原体等，即多微生物致病说。Ferris 和 Verhelst 等分别发现阴道阿托波菌与 BV 发病相关。之后，Bradshaw 等发现甲硝唑治疗后复发的 BV 患者阴道阿托波菌检出率较高。Ferris 等发现治疗失败的 BV 患者阴道阿托波菌检出率较高。Fredricks 等年应用聚合酶链反应（PCR）检测阴道内细菌，发现 BV 患者阴道细菌检出率与无 BV 者显著不同，在 BV 患者阴道内检出 BV 相关细菌 1（BABV1）、BV 相关细菌 2（BABV2）和 BV 相关细菌 3（BABV3）等二十余种细菌。Fredricks 等之后报道了根据 PCR 检出不同细菌诊断 BV 的敏感性和特异性，其中 BABV1、BABV2、BABV3 诊断 BV 的敏感性分别为 43.2%、86.4% 和 42.0%，特异性分别为 96.7%、92.9% 和 96.7%；阴道阿托波菌和阴道加德纳菌诊断 BV 的敏感性均为 96.3%，特异性分别为 77.1% 和 29.5%。

3. 细菌生物膜形成　细菌生物膜（biofilms）是细菌在特定条件下形成一种特殊细菌群体结构，细菌生物膜结构使细菌体被包裹在其自身分泌的多聚物中。Swidsinski 等报道，BV 患者和健康女性阴道内存在包括阴道加德纳菌的多种微生物，但只有 BV 患者阴道内的阴道加德纳菌存在于细菌生物膜中，阴道加德纳菌存在于细菌生物膜可能与 BV 发病相关。Patterson 等发现阴道加德纳菌生物膜形成使其对 $H_2O_2$ 和乳酸耐受性增加 5 倍和 4.8 倍。Swidsinski 等发现经过甲硝唑治疗后，阴道加德纳菌仍大量存在与其形成的生物膜内。所以，阴道加德纳菌生物膜形成可能与 BV 发病和复发有关。

4. 免疫缺陷　Ciraldo 等报道甘露糖结合凝集素 2 外显子 54 密码子基因突变在复发性 BV 患者多见，而甘露糖结合凝集素 2 外显子 57 密码子基因多态性在甘露糖结合凝集素外显子 54 密码子基因患者不常见。但 De Seta 等和 Milanese 等的研究均未证实 BV 患者存在甘露糖结合凝集素 2 基因多态性。Fan 等发现 BV 患者阴道冲洗液白细胞介素 4 浓度低于健康对照者，提出阴道局部白细胞介素 4 浓度降低可能与 BV 发病相关。

5. 发病因素　Fethers 等综述了 BV 的发病因素，包括：新性伴、多性伴、口交、月经期性交、经常阴道冲洗、紧张、吸烟和应用宫内节育器（IUD）等。

## 三、并发症

French 综合了 BV 的妇科和产科并发症，如下：

1. 盆腔炎　手术证实，患有盆腔炎女性的上生殖道分泌物中最常分离出的菌群与 BV 的菌群一致，包括普雷沃菌属、消化链球菌属、阴道加德纳菌和人型支原体。盆腔炎患者并发 BV 者占 61.8%。

2. 异常子宫出血和子宫内膜炎　异常子宫出血常由子宫内膜炎所致。子宫内膜炎引起异常子宫出血与受感染的子宫内膜对卵巢激素的异常反应或子宫内膜受到感染或炎症的直接破坏有关。对 BV 患者口服甲硝唑治疗，可以迅速地缓解子宫出血。

3. 妇科手术后感染　在手术终止妊娠的女性中，妊娠并发 BV 女性的盆腔炎发病率是未并发 BV 女性者的 3.7 倍。对手术流产女性口服甲硝唑治疗 BV 可减少 70% 的术后盆腔炎发生率。并发 BV 患者子宫全切术后阴道断蒂蜂窝织炎、盆腔脓肿或两者并存的危险性增加。

4. 宫颈癌　BV、宫颈上皮内瘤变以及生殖道人乳头瘤病毒感染有相同的流行病学特征，BV 的厌氧菌代谢可产生胺及有致癌作用的亚硝基胺。BV 患者阴道分泌物中存在高浓度磷脂酶 C 和 $A_2$，后者可增加了人乳头瘤病毒感染的易感性，这些可能在宫颈上皮细胞转变方面起一定的作用。

5. HIV 感染　BV 可增加异性间 HIV 传播的危险性。当 pH 增加时，HIV 的生存能力和黏附能力增加，并且可能使传播更为容易。同时，BV 可改变阴道分泌物的其他理化性质，这些变化可改变宿主的防御机制，使 HIV 易感性增加。

6. 不育和流产　BV 患者输卵管因素不育症发生率增高。在助孕治疗中，BV 患者和非 BV 患者的胚胎种植率相似，但 BV 患者早孕期流产率高于非 BV 者。

7. 羊膜绒毛膜炎、胎膜早破、早产和低出生体重儿　BV 患者阴道内细菌可通过胎膜进入羊膜腔，导致羊膜炎及羊膜绒毛膜炎，并可进一步发展为胎膜早破、早产和分娩低出生体重儿。

8. 产后子宫内膜炎及剖宫产后伤口感染　剖宫产分娩的 BV 患者手术后腹部伤口感染和子宫内膜炎发生率较非 BV 患者高。从这些患者产后子宫内膜炎部位常可培养出与 BV 相关的阴道加德纳菌及厌氧菌如普雷沃菌属、消化链球菌等。

## 四、临床表现和诊断

1. 临床诊断　患者出现下列 4 项临床特征中至少 3 项可诊断为 BV。

（1）线索细胞：与正常的边界清晰的阴道上皮细胞相比，线索细胞边界模糊。在有 BV 存在的情况下，除了线索细胞以外，显微镜检查还可以发现细菌的种类和数量发生明显改变。镜下的细菌在数量上明显增加，短杆状和球杆菌占优势。湿片检查线索细胞是 BV 唯一特异和敏感的诊断指标，根据线索细胞能准确地预测 85%~90% 的 BV 患者。

（2）氨试验（whiff test）阳性：阴道分泌物加 10% 氢氧化钾释放出特殊难闻的"鱼腥味"或氨味为氨试验阳性。有氨味存在对诊断 BV 有很高价值。但此法敏感性低，缺乏氨味并不能排除 BV。

（3）阴道 pH 大于 4.5：正常阴道内的 pH 为 3.8~4.2，pH 大于 4.5 对诊断 BV 最敏感，但特异性低。阴道中的精液、宫颈黏液、经血及滴虫性阴道炎等可使阴道分泌物 pH 升高。

（4）阴道均质稀薄的分泌物：超过 27% 的 BV 患者有明显的"泡沫"样阴道分泌物。尽管患有 BV 的女性常常有分泌物增多的陈述，但分泌物的量经常不同，可以很少、中等或很多。

2. 阴道涂片诊断　BV 的涂片特征为阴道加德纳菌、普雷沃菌形态及革兰变异动弯杆菌形态的小细菌占优势，并且乳酸杆菌形态细菌缺乏。根据阴道涂片诊断 BV 的敏感性和特异性分别是 94.7% 和 98.0%。图 1-1 显示健康妇女阴道分泌物革兰染色涂片下的乳酸杆菌形态细菌和 BV 患者阴道分泌物革兰染色涂片下的大量球杆菌形态细菌。

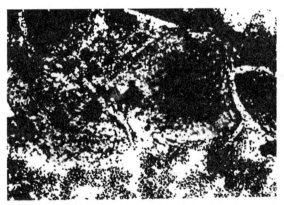

**图 1-1　细菌性阴道病患者阴道分泌物涂片革兰染色特点大量球杆菌形态细菌，乳酸杆菌形态细菌消失**

Nugent 等根据阴道涂片革兰染色后镜下分为 3 类细菌，建立诊断 BV 的评分系统。在 1000 倍显微镜下 3~5 个视野，计算每视野细菌平均数，将 3 类细菌数所代表的评分数相加，做出诊断（表 1-1）。

**表1-1 革兰染色涂片诊断 BV 的 Nugent 评分法**

| 细菌形态 | 根据细菌形态记分 * | | | | |
|---|---|---|---|---|---|
| | 无 | 1+** | 2+** | 3+** | 4+** |
| 大革兰阳性杆菌 | 4 | 3 | 2 | 1 | 0 |
| 小革兰阴性或革兰变异杆菌 | 0 | 1 | 2 | 3 | 4 |
| 弧形革兰阴性或革兰变异杆菌 | 0 | 1 | 1 | 2 | 2 |

注：*0~3分为正常，4~6分为中间型，7~10分为BV；

** 每视野细菌数 <1=1 + ，1~5=2 + ，6~30=3 + ，>30=4 + 。

3. 微生物的培养　在健康女性中，阴道加德纳菌培养阳性率超过60%，即使用半定量的方法对密集生长的菌落进行检测，在 BV 低患病率的人群中，根据高浓度阴道加德纳菌可预测41%~49%的症状性BV。在没有其他相关信息的情况下，单纯阴道加德纳菌培养不可用于 BV 诊断。

4. 新的诊断技术　VP Ⅲ微生物确认试验与其他诊断方法比较，可提供较为客观的检测结果。对依据临床标准诊断为 BV 的患者进行检测，使用 VP Ⅲ诊断 BV 的敏感性和特异性分别为95%~97% 和71%~98%。

# 五、治疗

美国CDC（2010）推荐了治疗的适应证和方案，如下：非孕期治疗的意义：①减轻阴道感染症状和体征；②减少流产或子宫切除术感染并发症风险。其他潜在益处包括减少其他感染如 HIV 感染和其他 STD 风险。需要治疗有症状的全部 BV 患者。

推荐方案：甲硝唑500mg，口服，2次／日，连用7日；0.75% 甲硝唑膏（5g），阴道涂药，1次／日，连用5日；25 林可霉素膏（5g），阴道涂药，每晚1次，连用7日。

替代方案：替硝唑2g，口服，1次／日，共2日；替硝唑1g，口服，1次／日，共5日；林可霉素300mg，口服，2次／日，共7日或林可霉素栓0.4g，阴道内放置，3~4次／日，共3日。

治疗期间，建议患者避免性接触或正确使用避孕套。阴道冲洗可能会增加 BV 复发风险，尚无证据表明冲洗可治疗或缓解症状。

对无症状 BV 患者无须常规治疗，但应对拟进行子宫全切术、附件切除术、刮宫术及宫腔镜检查等手术的所有 BV 患者进行治疗，以避免术后感染。无须常规治疗患者的性伴，但对反复发作或难治性 BV 患者的性伴应予以治疗。

美国 FDA 已批准应用甲硝唑阴道缓释片（750mg，1次／日，阴道放置）治疗BV。

尽管 BV 与包括胎膜早破、早产、羊膜腔感染和产后子宫内膜炎等的不良妊娠结局有关，妊娠期治疗 BV 唯一确定的益处是缓解阴道感染症状和体征。潜在的益处包括降低妊娠期 BV 相关感染并发症和减少其他 STD 或 HIV 的风险。全身治疗对可能的亚临床上生殖器官感染有益。多项研究和荟萃分析没有发现妊娠期应用甲硝唑增加胎儿畸形或机体细胞突变风险。替硝唑为妊娠 C 类药物，不用于孕妇。评估对有早产高风险孕妇筛查 BV 是否可行仍无一致意见。

## 第五节　外阴阴道假丝酵母菌病

### 一、流行病学

70%~75% 的妇女一生至少感染一次外阴阴道假丝酵母菌病（vulvovaginal candidiasis，VVC），40%~45% 的女性经历过外阴阴道假丝酵母菌病复发，不超过 10% 的成年女性感染复发性外阴阴道假丝酵母菌病（recurrent vulvovaginal candidiasis，RVVC）。外阴阴道假丝酵母菌病已成为仅次于细菌性阴道病的最常见的阴道感染。在美国，根据治疗外阴阴道假丝酵母菌病的处方统计，在 1980~1990 年间，外阴阴道假丝酵母菌病的发病率上升 1 倍。无症状妇女下生殖道假丝酵母菌阳性率为 20%，有症状妇女下生殖道假丝酵母菌阳性率为 29.8%。在妇科门诊有症状妇女外阴阴道假丝酵母菌病的发病率为 15%~30%。孕妇 VVC 检出率为 9.4%~18.5%，其中有症状的 WC 检出率为 6.6%。

## 二、微生物学

从阴道分离的假丝酵母菌中，85%~90% 为白假丝酵母菌。其他非白假丝酵母菌包括光滑假丝酵母菌、热带假丝酵母菌、近平滑假丝酵母菌等。从临床上不能区分白假丝酵母菌和非白假丝酵母菌，而非白假丝酵母菌对抗真菌药物的反应不同于白假丝酵母菌。近年来，外阴阴道假丝酵母菌中非白假丝酵母菌比例有上升趋势。剂量不足、疗程不够的抗真菌治疗和非处方药的广泛应用可能与非白假丝酵母菌比例上升有关。

## 三、假丝酵母菌的毒力因素

1. 黏附 假丝酵母菌在阴道内繁殖前，首先要黏附于阴道黏膜上皮细胞。白假丝酵母菌较非白假丝酵母菌更易黏附于阴道黏膜上皮细胞，但不同个体的阴道黏膜上皮细胞对假丝酵母菌的黏附性存在差异。假丝酵母菌细胞壁存在黏附上皮细胞、内皮细胞、血浆蛋白和细胞外基质的相关受体。

2. 出芽 假丝酵母菌出芽加速其繁殖和组织侵犯性。假丝酵母菌非出芽突变株不能引起外阴阴道假丝酵母菌病。增加出芽因素可引起症状性外阴阴道假丝酵母菌病，抑制出芽因素可阻止无症状外阴阴道假丝酵母菌病向有症状外阴阴道假丝酵母菌病发展。

3. 释放侵袭性酶 主要包括磷脂酶、蛋白水解酶和脂肪酶等，是假丝酵母菌的重要毒力因子。这些酶类不仅能发挥营养作用，还能造成组织损伤，利于致病菌在人体内的播散、逃逸宿主免疫系统的攻击，从而大大增强菌株的致病性。从有症状的外阴阴道假丝酵母菌病患者的分泌物中可检出致病性假丝酵母菌分泌的天冬氨酸蛋白酶，而无症状外阴阴道假丝酵母菌病者无此酶检出。这些蛋白溶解酶及其多种酶解产物破坏能够削弱假丝酵母菌繁殖和入侵的游离与结合蛋白。有症状外阴阴道假丝酵母菌病患者阴道内的白假丝酵母菌菌株分泌的蛋白水解酶水平高于无症状者。控制蛋白酶产生的基因已被确定。

4. 产生真菌毒素 真菌毒素（如支酶黏素）在抑制趋化和吞噬细胞活动或抑制局部免疫中起重要作用。在外阴阴道假丝酵母菌病者的阴道分泌物中可检出支酶黏素。

5. 假丝酵母菌的表型转化 一些外源性因素如温度和其他未知因子可促进假丝酵母菌的表型转化。表型转换是真菌入侵人体时适应环境变化的重要能力之一，具有可逆性和遗传性。某些白假丝酵母菌细胞可通过改变其形态，如细胞表面特性、菌落形态、生化特性和新陈代谢等，增强其毒力，从而更为有效的感染宿主。尽管假丝酵母菌在遗传上存在不稳定，应用具有高度敏感的 DNA 探针可证明同一菌株可长期存在于外阴阴道假丝酵母菌病者的阴道内，这种情况特别多的见于多疗程抗假丝酵母菌治疗的患者。

6. 结合铁离子 假丝酵母菌与铁离子结合可增加假丝酵母菌的毒力，阴道内的红细胞、血红蛋白为有红细胞结合表面受体的假丝酵母菌提供了理想的繁殖环境。

## 四、发病因素

1. 年龄 在初潮前本病罕见。从 10 岁开始本病发病率开始升高，20~40 岁发病率最高。接受激素补充治疗的妇女外阴阴道假丝酵母菌病发病率增高。

2. 妊娠 怀孕妇女对假丝酵母菌易感，导致假丝酵母菌携带率和外阴阴道假丝酵母菌病发病率增高。在晚孕期外阴阴道假丝酵母菌病发病率最高。孕期外阴阴道假丝酵母菌病复发率也高于非孕期。雌激素增高为阴道局部假丝酵母菌生长提供了高浓度糖原，雌激素还可增加假丝酵母菌黏附到阴道黏膜上皮细胞的能力。假丝酵母菌表面存在雌激素受体，假丝酵母菌与雌激素结合和雌激素增加假丝酵母菌菌丝形成，从而增加假丝酵母菌的毒力。因此，孕期外阴阴道假丝酵母菌病的治愈率降低。

3. 避孕方式 含高剂量雌激素口服避孕药增加外阴阴道假丝酵母菌病发病率。其发病机制与孕期外阴阴道假丝酵母菌病发病率增加相同。未发现口服低剂量雌激素避孕药增加外阴阴道假丝酵母菌病发病率。口服避孕药与复发性外阴阴道假丝酵母菌病发病率增加有关。应用 IUD 和应用阴道隔膜或避孕套者假丝酵母菌携带率增高。

4. 抗生素　有症状的外阴阴道假丝酵母菌病常见于全身或局部应用抗生素期间。应用抗生素后阴道假丝酵母菌携带率增加 10%~30%。应用抗生素后假丝酵母菌携带率和外阴阴道假丝酵母菌病发病率增加，与抗生素清除了具有保护作用的阴道菌群有关。阴道菌群有能够阻止假丝酵母菌出芽和侵入阴道黏膜上皮细胞的作用。乳酸杆菌是具有上述功能的最主要的阴道菌群。有症状的外阴阴道假丝酵母菌病患者阴道内乳酸杆菌含量降低。乳酸杆菌抑制假丝酵母菌生长和乳酸杆菌与假丝酵母菌竞争营养素及竞争阴道上皮细胞假丝酵母菌受体有关。乳酸杆菌产生的细菌毒素能抑制假丝酵母菌出芽和增殖。

5. 行为因素　外阴阴道假丝酵母菌病在性活跃年龄发病率最高，提示本病可能与性行为有关。理论上讲，性行为可将假丝酵母菌带入阴道，但流行病学研究至今未证实性行为在外阴阴道假丝酵母菌病发病中的作用。没有证据说明卫生习惯与外阴阴道假丝酵母菌病发病有关。

6. 糖尿病　糖尿病患者假丝酵母菌定植率增高。未控制的糖尿病患者有症状的外阴阴道假丝酵母菌病发病率增高。

7. 其他因素　穿紧身、不透气的内衣增加外阴阴道假丝酵母菌病的发病率。局部过敏可改变外阴阴道局部环境，使无症状假丝酵母菌携带发展为有症状的外阴阴道假丝酵母菌病。

## 五、感染来源

1. 肠道来源　从几乎 100% 的复发性外阴阴道假丝酵母菌病患者的肠道内可分离到假丝酵母菌，这是外阴阴道假丝酵母菌病由肠道来源这一概念的基础。在局部应用抗假丝酵母菌药物清除阴道内假丝酵母菌后，持续存在于肠道内的假丝酵母菌可能是外阴阴道假丝酵母菌病复发的根源。但最近的几项研究结果对上述观点提出质疑。其一，妇女外阴阴道假丝酵母菌病复发时直肠内假丝酵母菌培养并非经常阳性；其二，直肠内假丝酵母菌培养阳性可能与阴道分泌物污染直肠和会阴有关；第三，口服制霉菌素消除肠道内假丝酵母菌并未减少复发性外阴阴道假丝酵母菌病发病率。相反，有的妇女肠道内一直存在假丝酵母菌，但阴道内却无假丝酵母菌存在。

2. 性接触传播　有限的研究支持性接触传播外阴阴道假丝酵母菌病。例如：外阴阴道假丝酵母菌病患者的配偶假丝酵母菌携带率为非外阴阴道假丝酵母菌病者的 4 倍；假丝酵母菌更多见于未做包皮环切的男性；在 20% 的复发性外阴阴道假丝酵母菌病患者配偶的阴茎部位可检出假丝酵母菌。

3. 阴道复发　对外阴阴道假丝酵母菌病患者常规抗假丝酵母菌治疗阴道内假丝酵母菌转阴后，在 30 天内又有 20%~25% 的患者阴道内假丝酵母菌培养阳性。这一发现支持复发性外阴阴道假丝酵母菌病由阴道复发及阴道内持续存在假丝酵母菌这一假设。局部治疗后阴道内假丝酵母菌浓度下降与症状消失相一致。当阴道内假丝酵母菌浓度极低时，常规培养并不能培养出假丝酵母菌。

## 六、阴道防御机制

1. 体液免疫　免疫球蛋白缺乏的患者对假丝酵母菌的易感性增加。在急性外阴阴道假丝酵母菌病时，患者的全身（如 IgM 和 IgG）和局部（如 slgA）免疫功能加强。患者的机体可产生抗假丝酵母菌抗体。未发现复发性外阴阴道假丝酵母菌病患者体内抗假丝酵母菌抗体缺乏。复发性外阴阴道假丝酵母菌病患者血清和阴道分泌物中抗假丝酵母菌抗体（如 IgE）浓度增高。

2. 细胞免疫　尽管多核白细胞和单核粒细胞在阻止全身和深部假丝酵母菌感染中起重要作用，在外阴阴道假丝酵母菌病时阴道内吞噬细胞增多并不明显。一般认为吞噬细胞在阻止假丝酵母菌繁殖和侵犯阴道黏膜上皮细胞中的作用不大。应用鼠类进行动物实验研究显示，在阴道假丝酵母菌感染时，未发现阴道液内粒细胞增多和鳞状上皮细胞内粒细胞浸润增加。

3. 细胞介导的免疫　鹅口疮常见于衰弱和免疫抑制患者，这些患者常存在细胞免疫抑制。在这种情况下，假丝酵母菌是典型的机会感染病原体。淋巴细胞在正常阴道黏膜防御和阻止病原体侵入阴道黏膜过程中起重要作用，细胞因子和干扰素可抑制假丝酵母菌出芽。通过测定细胞因子，发现复发性外阴阴道假丝酵母菌病患者细胞免疫功能正常。细胞免疫抑制与复发性外阴阴道假丝酵母菌病发病无关。应用假丝酵母菌致敏可使阴道产生保护性局部免疫和细胞免疫作用。

4. **阴道菌群** 阴道菌群是防御阴道内假丝酵母菌繁殖和症状性外阴阴道假丝酵母菌病的最重要的因素。任何新感染的假丝酵母菌在阴道内必须首先黏附到阴道黏膜上皮细胞才能生存和进一步繁殖、出芽。假丝酵母菌与细菌是否在阴道竞争营养素尚无定论。

## 七、发病机制

外阴阴道假丝酵母菌病主要见于育龄期妇女，大多数病例从无症状向有症状转化的内在因素不清。假丝酵母菌可产生多种细胞外蛋白酶和磷脂酶。通过直接侵犯，芽苞和假菌丝可直接破坏表层细胞，在症状发作期间，可见到明显的出芽和菌丝形成。出芽不仅增加繁殖，而且代表感染性。尽管症状不完全与假丝酵母菌数量相关，假丝酵母菌数最多和出芽期假丝酵母菌数多者常常症状更明显。在有症状和无症状的部位可见到 $10^3 \sim 10^4$/mL 假丝酵母菌存在于阴道分泌物内。有时假丝酵母菌很少但患者的症状严重。因此，外阴阴道假丝酵母菌病更像一种过敏反应。

## 八、临床表现

瘙痒和白带增多是外阴阴道假丝酵母菌病的常见症状，但两者均不是外阴阴道假丝酵母菌病的特异症状。其中外阴瘙痒最为常见，白带增多并未在所有的患者出现。常在月经前一周内发病。典型的白带为白色豆渣样，也可为水样稀薄白带。其他症状包括：灼痛、性交痛和尿痛等。少数患者出现白带异味。检查见外阴、阴唇局部水肿、充血，可出现皲裂。阴道局部也可出现充血和水肿，白带黏附于阴道壁。患者的宫颈常为正常。部分患者表现为外阴局部严重充血、水肿，可蔓延至腹股沟区和会阴区。这些患者也可无明显白带增多。在通常情况下，患者的症状、体征和局部假丝酵母菌数量相一致。一些患者的配偶在性交后出现一过性龟头炎症状和体征，包括局部瘙痒、充血、灼痛和红斑。这些症状和体征通常在性交后数分钟出现，可持续数小时，可在淋浴后自行消失。20%的复发性外阴阴道假丝酵母菌病患者的配偶有以上病史。Sobel 等提出将外阴阴道假丝酵母菌病分类为单纯型和复杂型（表1-2），单纯型外阴阴道假丝酵母菌病为正常非孕宿主发生的散发和由白假丝酵母菌所致的轻、中度外阴阴道假丝酵母菌病。复杂型外阴阴道假丝酵母菌病包括：复发性外阴阴道假丝酵母菌病、重度外阴阴道假丝酵母菌病、妊娠期外阴阴道假丝酵母菌病、非白假丝酵母菌所致的外阴阴道假丝酵母菌病或异常宿主如未控制的糖尿病、免疫抑制和衰竭患者。

**表1-2 外阴阴道假丝酵母菌病的分类**

| 单纯型 | 复杂型 |
| --- | --- |
| 散发 | 复发 |
| 轻、中程度 | 严重 |
| 可能为白假丝酵母菌 | 非白假丝酵母菌 |
| 正常非孕宿主 | 妊娠，异常宿主如未控制的糖尿病、免疫抑制或衰竭患者 |

## 九、诊断

较特异的症状是外阴瘙痒伴豆渣样阴道分泌物。根据症状仅能诊断38%的外阴阴道假丝酵母菌病。大多数外阴阴道假丝酵母菌病根据显微镜检查诊断。湿片检查不仅可见到假丝酵母菌菌丝，还可排除阴道滴虫和线索细胞。应用10%的氢氧化钾湿片镜检可检出65%~85%的出芽菌丝。外阴阴道假丝酵母菌病患者的阴道 pH 常在正常范围（4.0~4.5），pH>5 常提示为细菌性阴道病、滴虫感染或混合感染。约有50%的假丝酵母菌培养阳性患者显微镜检查假丝酵母菌阴性。所以，对症状和体征明显而显微镜检查阴性的患者有必要进行假丝酵母菌培养。巴氏涂片诊断外阴阴道假丝酵母菌病的敏感性较低，约为25%。

假丝酵母菌培养阳性并不代表患者的症状与假丝酵母菌感染有关。定量假丝酵母菌培养显示假丝酵母菌镜检阳性者假丝酵母菌浓度较高，假丝酵母菌的浓度与患者症状的严重程度相关。假丝酵母菌携带者的阴道假丝酵母菌浓度常较低。也可用乳胶凝集法诊断外阴阴道假丝酵母菌病，其敏感性和特异性分别达到81%和98%。在鉴别诊断方面，首先要考虑细菌性阴道病和滴虫阴道炎。其他需要鉴别的疾病包括：过敏性外阴炎、外阴白色病变和外阴前庭炎综合征等。

# 十、治疗

1. 外阴阴道假丝酵母菌病　目前有多种咪唑类抗假丝酵母菌制剂和剂型。尚无证据说明任何一种咪唑类制剂和剂型优于其他另一种咪唑类制剂和剂型。咪唑类抗假丝酵母菌制剂对急性外阴阴道假丝酵母菌病的治愈率为80%~90%。口服型咪唑类制剂因应用方便和局部副反应小而更受患者欢迎。另一方面，要关注口服剂型有潜在的不良反应以及并发用药问题。没有任何一种制剂或剂型适合所有的外阴阴道假丝酵母菌病患者，也没有任何一种剂型或制剂可在24小时内杀灭全部假丝酵母菌。非白假丝酵母菌可能对多种咪唑类抗假丝酵母菌制剂耐药。常用的两种口服咪唑类抗假丝酵母菌制剂中，氟康唑和伊曲康唑对外阴阴道假丝酵母菌病有较高的治愈率，但后者的治疗疗程应长。尚无口服氟康唑和伊曲康唑产生严重副反应的报道。目前倾向应用短疗程口服或局部制剂治疗外阴阴道假丝酵母菌病。单剂量制剂对复发性外阴阴道假丝酵母菌病的效果较差。非复杂外阴阴道假丝酵母菌病对多数短疗程口服和局部制剂疗效较好。复杂型外阴阴道假丝酵母菌病对短疗程口服和局部制剂疗效较差，此类患者的抗假丝酵母菌治疗至少需要持续7天（表1-3）。

表1-3　外阴阴道假丝酵母菌病的治疗（单疗程）

| 药物 | 剂型 | 剂量 | 美国妊娠药物分级 |
|---|---|---|---|
| 局部治疗 | | | |
| 制霉菌素 | 阴道泡腾片 | 10万单位/日，14日 | B |
| | 阴道片 | 50万单/日，14日 | |
| 咪康唑 | 阴道栓剂，200mg/枚 | 200mg/d，7日 | C |
| | 阴道栓剂，400mg/枚 | 400mg/d，3日 | |
| | 阴道栓剂，1200mg/枚 | 1200mg/d，1日 | |
| 克霉唑 | 阴道栓，100mg/枚 | 100mg，每晚一次，7日 | B |
| 克霉唑 | 阴道片，500mg/片 | 500mg，1日 | B |
| 全身治疗 | | | |
| 氯康唑 | 胶囊，150mg/粒 | 200mg，口服，1日 | C |
| 伊曲康唑 | 胶囊，100mg/粒 | 200mg，每日2次，建议3~5日 | C |

2. 复发性外阴阴道假丝酵母菌病　复发性外阴阴道假丝酵母菌病是复杂型外阴阴道假丝酵母菌病的一种形式，是指一年内有症状性VVC发作4次或4次以上。大多数复发性外阴阴道假丝酵母菌病患者为正常宿主，由对咪唑类敏感的白假丝酵母菌引起。大多数复发性外阴阴道假丝酵母菌病发病诱因，应注意在治疗的同时发现并积极去除诱因。目前认为，引起复发性外阴阴道假丝酵母菌病的主要原因不是新感染的假丝酵母菌或毒力较大或耐药的假丝酵母菌，宿主因素在复发性外阴阴道假丝酵母菌病发病中起重要作用。大多数研究未能证明对患者的配偶进行治疗可改善复发性外阴阴道假丝酵母菌病的治愈率。没有证据显示复发性外阴阴道假丝酵母菌病患者的阴道菌群异常或乳酸杆菌缺乏。在按复发性外阴阴道假丝酵母菌病治疗前必须通过培养明确诊断。

抗假丝酵母菌治疗方案包括初步治疗和巩固治疗。初步治疗可选择口服制剂或局部制剂，常需每日用药至患者症状消失和假丝酵母菌培养阴性。如果未经过巩固治疗，30%的复发性外阴阴道假丝酵母菌病患者在3个月复发。根据培养和药物敏感试验选择药物。在强化治疗达到真菌学治愈后，给予巩固治疗至半年。下述方案仅供参考：

强化治疗：治疗至真菌学转阴。具体方案如下：口服用药：氟康唑150mg，顿服，第1、4、7日应用。阴道用药：咪康唑栓/软胶囊400mg，每晚一次，共6日；咪康唑栓1200mg，第1、4、7应用；克霉唑栓/片500mg，第1、4、7应用；克霉唑栓100mg，每晚一次，7~14日。

巩固治疗：目前国内、外没有较为成熟的方案，建议对每月规律性发作一次者，可在每次发作前预防用药一次，连续 6 个月。对无规律发作者，可采用每周用药一次，预防发作，连续 6 个月。对于长期应用抗真菌物者，应检测肝肾功能。

3. 耐药性外阴阴道假丝酵母菌病 在多数情况下，由耐咪唑类白假丝酵母菌所致的外阴阴道假丝酵母菌病罕见。相反，复发性外阴阴道假丝酵母菌病常由非白假丝酵母菌所致，大多数非白假丝酵母菌对咪唑类的敏感性下降。约有半数的光滑假丝酵母菌对咪唑类敏感性下降。每日阴道内放置硼酸（boric acid）制剂，600mg，对耐药假丝酵母菌感染有效，治疗至培养阴性的时间通常为 10~14 日，每隔日或每周 2 次阴道内放置硼酸制剂也可用于复发性外阴阴道假丝酵母菌病的巩固治疗，还可选制霉菌素代替硼酸制剂用于对复发性外阴阴道假丝酵母菌病进行巩固治疗。氟胞嘧啶（flucytosine）治疗耐药假丝酵母菌感染有效。

4. HIV 感染并发外阴阴道假丝酵母菌病 HIV 感染并发外阴阴道假丝酵母菌病随 HIV 感染人数增多而增加。HIV 感染并发外阴阴道假丝酵母菌病时，所有的患者存在口腔假丝酵母菌感染和细胞免疫缺陷，80% 的患者发生其他严重机会感染。HIV 感染并发外阴阴道假丝酵母菌病对抗假丝酵母菌制剂治疗有效，但容易复发。HIV 感染并发外阴阴道假丝酵母菌病的症状更严重和持续时间更长。超过半数的患者在诊断 HIV 感染前 6 个月 ~3 年内即容易感染严重的外阴阴道假丝酵母菌病，外阴阴道假丝酵母菌病的病变范围和程度与患者的免疫缺陷程度相关。HIV 感染患者的黏膜假丝酵母菌感染次序依次为阴道、口腔和食管。绝大多数复发性外阴阴道假丝酵母菌病患者的 CD4 计数正常。由于绝大多数外阴阴道假丝酵母菌病包括复发性外阴阴道假丝酵母菌病患者的 HIV 检测阴性，故不主张对这些患者进行 HIV 筛查，但应对外阴阴道假丝酵母菌病伴 HIV 感染高危因素者进行 HIV 筛查。

5. 妊娠并发外阴阴道假丝酵母菌病 妊娠并发外阴阴道假丝酵母菌病对抗假丝酵母菌治疗起效较慢，而且容易复发。大多数局部用药方案对孕妇外阴阴道假丝酵母菌病有效，延长治疗时间（如 2 周）可提高疗效及根除外阴阴道假丝酵母菌病。克霉唑（500mg）单次阴道用药对妊娠并发外阴阴道假丝酵母菌病有较好的疗效。口服抗假丝酵母菌制剂不适合妊娠并发外阴阴道假丝酵母菌病的治疗。

## 十一、预防

由于对外阴阴道假丝酵母菌病和复发性外阴阴道假丝酵母菌病的发病机制了解甚少，目前尚无有效预防外阴阴道假丝酵母菌病和复发性外阴阴道假丝酵母菌病的方法。一些预防措施仅限于某些外阴阴道假丝酵母菌病高危因素者。包括：对复发性外阴阴道假丝酵母菌病患者应用抗假丝酵母菌制剂进行巩固治疗；对糖尿病患者积极控制血糖；对应用抗生素后易发生外阴阴道假丝酵母菌病的患者尽量避免局部和全身应用广谱抗生素，对必须应用者可同时口服氟康唑 150mg；对复发性外阴阴道假丝酵母菌病患者避免口服避孕药和使用 IUD。

## 第六节 老年性阴道炎

老年性阴道炎（senile vaginitis）常见于自然绝经及卵巢去势后的妇女，主要症状为阴道分泌物增多、外阴瘙痒及灼热感。老年性阴道炎是临床常见且复发率较高的老年妇科疾病，其发病率国内报道为 30%~58.6%，国外报道高达 80%。治疗不及时或用药不合理，会使阴道炎迁延不愈，严重影响患者的生活质量，应及时采取有效的治疗措施。

## 一、病因

老年性阴道炎患者发病的主要原因是由于卵巢功能减退，雌激素水平降低，从而使得阴道黏膜萎缩变薄，阴道上皮内糖原含量减少，阴道 pH 上升，抵抗力薄弱，杀灭病原体的能力降低，致病菌容易侵入，从而导致了老年性阴道炎症的发生。而不注意外阴清洁卫生、性生活频繁、营养不良（尤其是维生素 B 缺乏）等则常为本病发病的诱因。有研究对 180 例老年性阴道炎患者进行阴道细菌培养，分离出 126 株致病菌，阳性率为 70.0%，其中革兰阳性菌 78 株（占 61.9%），主要以表皮葡萄球菌为主（占 36.5%）；革兰阴性杆菌 48 株（占 38.1%），主要以大肠埃希菌为主（占 24.6%）。未进行厌氧菌的培养。

## 二、临床表现和诊断

绝经后妇女阴道分泌物增多为本病的主要特征，常伴有外阴瘙痒、灼热感等症状。分泌物较稀薄，呈淡黄色，严重者呈脓血性白带。由于感染的病原体不同，分泌物的形状不同，可呈泡沫状，或呈脓状，或带有血性；由于分泌物的刺激，患者常表现外阴瘙痒、灼；由于阴道黏膜的萎缩，可伴有性交痛；若感染侵犯尿道则出现尿频及尿痛等泌尿系统症状。妇科检查可见阴道黏膜萎缩，皱襞消失，有充血、红肿，也可见黏膜有出血点或出血斑。严重者阴道黏膜面可形成溃疡，分泌物可以呈水样，或呈脓性，有臭味。如不及早治疗，溃疡部可发生粘连，甚至瘢痕挛缩导致阴道狭窄或阴道闭锁使得阴道分泌物引流不畅，形成阴道积脓。

临床上根据患者的年龄及症状和体征明确诊断不困难，但应排除其他疾病。应常规进行阴道分泌物光学显微镜检，大部分患者涂片中可见大量基底层上皮细胞和白细胞及大量球菌。部分为混合性感染，如在涂片中见到滴虫、念珠菌等均可作为进一步明确诊断的依据。对于部分有少量阴道血性分泌物的患者，应与绝经后阴道出血的相关疾病如宫颈癌、子宫内膜癌等进行鉴别诊断，需常规作宫颈细胞学检查，必要时行分段诊断刮宫术。如妇科检查时发现阴道壁有溃疡及肉芽组织者，应与阴道癌进行鉴别诊断，需做局部刮片或局部活检进行病理组织学检查。

## 三、治疗

治疗原则为抑制细菌生长和提高机体及阴道抵抗力。

1. 抑制细菌生长　老年性阴道炎的主要致病菌多为厌氧菌，故首选抗厌氧菌药物，常用药物有甲硝唑、克林霉素等。甲硝唑抑制厌氧菌生长，而对乳酸杆菌生长影响较小，是理想的治疗药物，具体使用治疗方法如下：

（1）冲洗阴道：1%乳酸或0.5%醋酸冲洗阴道，1次／日。增加阴道酸度，抑制细菌生长繁殖。

（2）局部用药：甲硝唑（0.2g）栓剂或诺氟沙星（0.1g）栓剂，1次／日，阴道上药，疗程7~10日。

（3）全身用药：对于并发有子宫内膜炎、宫体炎及附件炎者应选用口服抗生素，如甲硝唑0.2g，3次／日，口服，共5~7天，或克林霉素，300mg，3次／日，口服，共5~7日。由于老年性阴道炎其阴道内的益生菌，乳酸杆菌已经因上皮代谢改变而受到干扰，因此抗生素的应用可能会进一步使其受到损害，从而进一步破坏阴道内的生态平衡。临床上常见到因抗生素的长期应用而导致二重感染的发生，往往在致病菌得到抑制之后又并发了阴道念珠菌病。因此，抑菌治疗后及时加用阴道局部的益生菌，如定君生等，有利于阴道微生态恢复平衡。

2. 增强阴道黏膜抵抗力　老年性阴道炎的发病主要是妇女体内雌激素水平下降，针对病因给予补充适量雌激素，既可以增强阴道黏膜抵抗力，又可改善因雌激素降低导致的围绝经期的其他相关症状。可局部给药，也可全身给药。但长期较大剂量无对抗的应用雌激素，可刺激乳腺和子宫内膜的异常增生，增加患乳腺癌和子宫内膜癌的风险。因此，单纯治疗老年性阴道炎最好首选局部用药，当并发有围绝经期综合征的全身症状有补充雌激素的需求时，应选用最低有效剂量的雌激素，并辅以适量孕激素和弱雄激素，以保证其安全性。用药期间，应禁食辛辣食物和腥膻食物，避免搔抓皮肤或热水洗烫，并暂时停用肥皂。常用治疗方法如下：

（1）局部用药：雌三醇乳膏，商品名欧维婷软膏，每晚一次，阴道涂药，10日为一个疗程；结合雌激素，商品名倍美力阴道软膏，每晚一次，阴道涂药，7~10日为一个疗程；普罗雌烯软膏，商品名更宝芬软膏，每晚一次，阴道涂药，10日为一个疗程。由于更宝芬仅作用于阴道黏膜局部，而不易被阴道黏膜吸收入血，因此对子宫内膜无明显影响，对于反复发作的患者可以先给予连续应用10日后，再给予以后每周2次的后续治疗。

（2）全身用药：对于并发有雌激素缺乏的围绝经期综合征全身症状的患者可给予全身治疗，常用药有：己烯雌酚0.125~0.25mg，每晚一次，口服，10日为一个疗程；或倍美力0.3mg，1次／日，口服，10日为一个疗程；或尼尔雌醇，首次口服4mg，以后每1~2周口服一次，每次2mg，维持1~2个月。尼尔雌醇为雌素三醇的衍生物，剂量小，作用时间短，对于子宫内膜的影响小。对于应用此类药物的患者在用药前应检查乳腺及子宫内膜，患有子宫内膜增生、内膜癌、乳腺癌患者禁用。长时间应用者应周期性加用孕激素以对抗子宫内膜增生。

3. 全身营养　高蛋白食物，补充维生素 B 及维生素 A 有助于阴道炎的消退。

# 第七节　寄生虫性阴道炎

寄生虫是引起妇产科疾病的众多原因之一。能引起妇产科疾病的寄生虫虫种众多，而侵入阴道引起阴道炎的寄生虫主要有以下几种，分别为阴道毛滴虫、阿米巴原虫、蛲虫、血吸虫、短膜壳绦虫病、颚口线虫、水蛭以及蝇蛆等。现分别予以叙述。

## （一）滴虫阴道炎（trichomonal vaginitis）

滴虫阴道炎由阴道毛滴虫引起，以性接触传播为主。2010 年 3 月以美国旧金山监狱犯人为研究对象的报道显示，在 713 例男性中其发病率为 2.1%，在 297 例女性中其发病率为 32%。且多篇文献报道，随着年龄的增长，滴虫阴道炎的发病率升高。

1. 病因　滴虫阴道炎是由阴道毛滴虫感染而引起的阴道炎症性疾病。寄生于人体的毛滴虫共有 3 种：阴道毛滴虫；人毛滴虫，即人大肠内可有人类五鞭毛毛滴虫；口腔毛滴虫，即寄生于口腔，是一种与人共生的毛滴虫；后二者一般不致病。阴道毛滴虫呈梨形或球形，长约 8~30mm，体部有波动膜，后端有轴突，顶端有 4 根鞭毛，鞭毛随波动膜的波动而摆动，无色透明，酷似水滴。阴道毛滴虫生活最适宜的 pH 为 5.5~6.6，pH 在 5 以下或 7.5 以上时则不能生长。滴虫的生活史简单，只有滋养体而无包囊期，对环境适应性强，故滴虫离开人体后也容易通过其污染物传播。滋养体能在室温下在湿毛巾上存活 23 小时，3~5℃生存 21 日，在 46℃生存 20~60 分钟，在半干燥环境中生存约 10 小时；在普通肥皂水中也能生存 45~120 分钟，黏附在厕所坐便器上能生存 30 分钟，因而接触性传染很常见。

2. 传播途径　主要有两种：①经性交直接传播：据报道，与女性患者一次非保护性性交后，约有 13%~86% 的男子发生感染，与受感染的男性一次非保护性性交后，约有 80%~100% 的女性发生感染；②间接传播：经公共浴池、浴盆、浴巾、游泳池、坐式便器、衣物、污染的器械及敷料等传播。

3. 发病机制　因阴道毛滴虫具有嗜血及嗜碱性，故当月经前后阴道 pH 发生变化时，隐藏在腺体及阴道皱襞中的滴虫常得以繁殖，引起炎症发作。阴道毛滴虫附着在泌尿生殖道上皮表面，能够穿透表层上皮细胞，受侵的组织细胞表现为受侵组织的非特异性炎症，毛细血管增多、充血，白细胞红细胞外溢，上皮下白细胞浸润，但无特殊性，阴道分泌物涂片可见滴虫。

4. 临床表现　潜伏期一般为 4~28 日，由于局部免疫因素、滴虫数量多少及毒力强弱的不同，受感染的表现不同，大致可分为 3 种：

（1）无症状型：约有 50% 的滴虫阴道炎患者感染初期无症状，称为带虫者，而其中 1/3 将在 6 个月内出现症状；无症状的带虫者可以传染给他人，因此应重视这类患者的治疗。

（2）急性型：主要表现为阴道分泌物增多及外阴瘙痒，分泌物特点为稀薄脓性、黄绿色、泡沫状，有臭味，此为滴虫阴道炎的典型症状，通常只有 10% 的患者出现这种典型症状。分泌物呈脓性是因分泌物中含有白细胞；呈泡沫状、有臭味是因滴虫无氧酵解碳水化合物，产生腐臭气体。瘙痒部位主要为阴道口及外阴，间或有灼热、疼痛、性交痛等。妇科检查可见阴道黏膜充血，严重者有散在出血斑点，甚至宫颈有出血点，形成"草莓样"宫颈，见于不到 2% 的患者；后穹隆有多量白带，呈黄绿色、灰黄色或黄白色稀薄脓性分泌物，常呈泡沫状。

（3）慢性型：临床较多见，多由急性期治疗不彻底所致。临床症状一般较轻，白带多为少量或中等，稀薄、稍有臭味，无明显瘙痒或偶伴瘙痒。有时伴有性交痛。妇科检查：阴道黏膜可无改变或轻度充血。慢性滴虫阴道炎常并发泌尿道的滴虫感染，出现尿频、尿急、尿痛及血尿，故反复发生的泌尿道感染久治不愈应做滴虫培养排除滴虫感染的可能。

5. 并发症

（1）并发其他炎症：滴虫阴道炎往往与其他阴道炎并存，Richard 等人报道约 60% 同时并发细菌性阴道病。据 Steven 等人报道，41% 的滴虫阴道炎患者伴发其他性传播疾病，并发膀胱炎、尿道旁腺或前庭大腺感染、盆腔炎性疾病及盆腔疼痛等不适。

（2）不孕：阴道毛滴虫能吞噬精子，并能阻碍乳酸生成，影响精子在阴道内存活，因此可并发不孕症。

（3）妊娠期滴虫阴道炎：可造成不良的妊娠结局，如胎膜早破、早产、新生儿低出生体重。

6. 实验室检查

（1）生理盐水悬滴法：悬滴法直接镜检较快，操作简便。因滴虫阴道炎常伴大量多核白细胞浸润，因此镜检时应在白细胞数量较少的部位寻找。该方法的敏感度为 42%~92%，与检验者经验有关。

悬滴法必须在生理盐水冷却之前进行检查，因滴虫离体时间越久，动力越差，有时呆滞不动，或仅有鞭毛摆动，这时只能依靠邻近白细胞的扇动状态而推测其存在，有的严重患者在悬滴片整个镜下视野布满白细胞，看不到滴虫，即使看到也不活跃。如遇此情况，可用 0.1% 沙黄溶液代替生理盐水，因为沙黄能使白细胞染成淡红色，而滴虫不染色，其运动也不受影响，故滴虫在淡红色的背景中显得特别清楚。

（2）培养法：培养法是诊断滴虫阴道炎的金标准，但是由于阴道毛滴虫培养需要特殊培养基，如 Diamond 或者 Kupferberg 培养基，且需要 5~7 日时间才能得到检查结果，因此其应用受到限制。主要适用于多次生理盐水悬滴法检查阴性，临床又怀疑患有滴虫者，其准确度可高达 98%。

（3）巴氏涂片法：涂片法是将标本涂在玻片上，用巴氏染色镜检，该方法敏感性不高，即使用吖啶黄染色，其特异性也较低。

（4）OSOM 滴虫快速试验（OSOM trichomonas rapidtest）：是一种免疫层析毛细试纸条法，该检测约需 10 分钟，于培养法相比，敏感性为 88.3%，特异性为 98.8%，目前国内尚未开展。

（5）抗体检查：单克隆抗体，酶联免疫吸附试验及乳胶凝集实验等用于检查特异性抗体，虽然最初的试验结果不错，但目前尚缺乏临床试验证实其临床应用价值。

（6）多聚酶链反应（PCR）检测：PCR 检测与上述检查相比，具有较高的敏感性（95%）及特异性（98%）；阴道毛滴虫与其他种类的滴虫间无相互作用，与其他的人类寄生虫、沙眼衣原体及淋菌等 STD 间也无交叉反应。PCR 可用于有或无症状的妇女，而且很容易的可从阴道口收集到满意的标本，省去阴道窥器检查。PCR 检测有较高的敏感性和特异性，能够提高滴虫的检出率，应推荐为检测滴虫的常规方法。

7. 诊断与鉴别诊断　因滴虫阴道炎临床症状多变，因此不能依据单项症状或体征诊断。悬滴法找到滴虫或滴虫培养阳性即可确诊。鉴别诊断见表 1-4。

**表 1-4　滴虫阴道炎的鉴别诊断**

| | 细菌性阴道病 | 滴虫阴道炎 | 外阴阴道假丝酵母菌病 |
| --- | --- | --- | --- |
| 症状 | 分泌物增多，无或轻度瘙痒 | 重度瘙痒，烧灼感 | |
| 阴道黏膜 | 正常 | 散在出血点 | 水肿、红斑 |
| 阴道 pH | >4.5 | >5 | <4.5 |
| 氨试验 | 阳性 | 阴性 | 阴性 |
| 显微镜检查 | 线索细胞，极少白细胞 | 阴道毛滴虫，多量白细胞 | 芽孢及假菌丝，少量白细胞 |

8. 治疗

（1）CDC 推荐治疗方案：CDC 推荐的治疗方案如下，该方案的治愈率大约为 85%~95%。推荐疗法：甲硝唑 2g 单次口服或替硝唑 2g 单次口服。替代疗法：甲硝唑 400mg，口服，一日 2 次，连服 7 日。

甲硝唑的不良反应包括：服药后偶见胃肠道反应，如口中金属味或口苦、恶心、呕吐。此外，偶见头痛、皮疹、白细胞减少等，一旦发现应停药。治疗期间及停药 24 小时内禁饮酒，因其与乙醇结合可出现皮肤潮红、呕吐、腹痛腹泻等反应。甲硝唑能通过乳汁排泄，若在哺乳期用药，用药期间及用药后 24 小时内不宜哺乳。

甲硝唑治疗失败原因可能有以下几方面：

①感染部位的吸收和分布的药代动力学问题。

②阴道细菌对药物的灭活作用。

③其他药物作用的干扰作用。

④对药物（甲硝唑或替硝唑）的耐药性。

⑤患者依从性不佳或胃肠道不耐受或者再次感染。

（2）局部用药：先用 1% 乳酸或 0.5% 醋酸冲洗阴道，清除阴道内分泌物，改善阴道内环境，然后阴道内放置甲硝唑凝胶或泡腾片 200mg，每晚 1 次，连用 7 日。因其在尿道及阴道周围的腺体中不能达到有效的治疗浓度，其治愈率大约为 50% 左右，因此不推荐单独局部用药治疗。与口服药物联合使用，可以提高滴虫阴道炎的治愈率。

（3）复发性或顽固性滴虫阴道炎：对于复发性滴虫阴道炎，可口服甲硝唑 400mg，一日 2 次，连服 7 日或 2g 顿服重复治疗。若上述疗法仍失败，应考虑替硝唑或甲硝唑一次口服 2g，连服 3～5 日。如果上述治疗仍无效，应由更专业的专家进行会诊后再行进一步治疗，会诊内容应包括阴道毛滴虫对甲硝唑和替硝唑的敏感度的测定。会诊及阴道毛滴虫敏感度的测定方法可从 CDC 获得。

（4）妊娠并发滴虫阴道炎

①有症状者：CDC 推荐单次口服 2g 甲硝唑治疗，甲硝唑属于孕期 B 类用药，经过 20 多年的临床应用，证实甲硝唑是安全的。替硝唑为孕期 C 类药物（动物实验已明确发现不良事件，但仍未有充分的孕妇对照试验），其孕期使用安全性还没有得到完全的评估。哺乳期妇女服用甲硝唑期间及用甲硝唑后 12~24 小时内应停止哺乳，因为服药后 12~24 小时后通过乳汁排泄的甲硝唑浓度会减少。服用替硝唑期间及停药 3 日内应停止哺乳。

②无症状者：Carey 等报道对无症状的滴虫性阴道炎患者给予甲硝唑或克林霉素治疗后，早产率增加。因此建议对无症状的带虫者不必筛查及治疗，因为治疗不仅不能降低妊娠不良结局，而且增加了早产的危险。

（5）并发 HIV 感染者：同时感染 HIV 的毛滴虫患者应当接受与 HIV 阴性的毛滴虫患者相同的治疗。HIV 感染的女性毛滴虫病的发病率、存活率、复发率与患者的免疫状态没有明确的相互关系。

（6）性伴侣的治疗：性伴侣应同时接受治疗，并且避免性生活至治愈为止。研究表明性伴侣同时接受治疗可以提高治愈率，减少传播。

（7）特殊情况：过敏者：甲硝唑和替硝唑同属硝基咪唑类药物，对硝基咪唑有速发型过敏反应的患者可在专家指导下接受甲硝唑脱敏治疗。曾有两例报道，采用静脉内逐渐增加甲硝唑用药的方法脱敏，开始给药 5mg，每隔 15~20 分钟增量一次，逐渐增至 125mg，随后给予口服甲硝唑 2g。注意：这种脱敏方法必须在获得了有过敏史记载或做了阴道内使用甲硝唑凝胶可产生阳性风团后才能实施。脱敏实验应在格外小心的情况下在监护室内进行，实验前应建立两条大的静脉通路和配有心肺复苏人员。两例患者均未发生并发症而痊愈。

局部可以尝试应用除硝基咪唑类以外的药物，但治愈率很低（<50%）。

9. 随访与预防　对治疗后无症状者或一开始无症状者不需要随访。预防措施包括以下几个方面：①固定性伴侣，性交中使用避孕套；②加强对公共设施的管理及监护，禁止患者进入游泳池；提倡淋浴，公厕改为蹲式；医疗器械及物品要严格消毒，防止交叉感染；③患者内裤及洗涤用的毛巾，应煮沸 5~10 分钟以消灭病原体。

### （二）阿米巴性阴道炎（ameba vaginitis）

1. 病因　阿米巴原虫常常使人类肠道发生感染，引起阿米巴痢疾。感染了阿米巴的患者在大便时，阿米巴滋养体可随粪便排出，如不注意卫生，可污染外阴，并上行侵入阴道内。当患者阴道黏膜有破损或机体抵抗力下降时，滋养体就会侵入阴道壁组织内，繁殖生长，从而发生阿米巴阴道炎，严重者还可引起宫颈以及子宫内膜的炎症。

2. 病理改变　溃疡的形成是阿米巴性阴道炎的基本改变。当阿米巴原虫侵入阴道黏膜后，以其伪足的活动及其分泌的溶组织酶，使黏膜细胞发生坏死，形成溃疡，边缘隆起，病灶周围由淋巴细胞及少数浆细胞浸润，溃疡表面被覆黄棕色坏死物质，内含溶解的细胞碎片、黏液和阿米巴滋养体。

3. 临床表现

（1）患者可有腹泻或痢疾病史。

（2）阴道有多量分泌物是本病的特点：分泌物常呈血性、浆液性或黄色黏液脓性，具有腥味，从中可以找到大量滋养体；当阴道黏膜形成溃疡出血时，则分泌物为脓性或血性，溃疡可散在或融合成片，并伴有瘙痒疼痛。病变如波及宫颈或子宫，尚可有下腹痛和月经不调，个别病例由于结缔组织反应严重，可呈现不规则肿瘤样增生，质硬，溃疡表面覆有血性黏液分泌物，容易误诊为恶性肿瘤。在孕期感染可直接或间接感染胎儿，以致引起胎儿死亡。另外在妊娠期由于此时母体细胞免疫反应比非妊娠者低，免疫球蛋白的浓度在不同的妊娠阶段含量也各异，妊娠期阿米巴病往往较严重，甚至致命。

4. 诊断与鉴别诊断　由于本病较为罕见，有时会被临床医生忽略，但根据患者腹泻或痢疾病史以及相关检查，可以做出诊断。最可靠的就是在阴道分泌物（同时检查患者的粪便）涂片找到阿米巴滋养体、分泌物培养找到溶组织阿米巴原虫，以及病灶处的病理学检查找到阿米巴原虫。而对于分泌物检查阴性的慢性溃疡病例，更应做活组织检查。

当阿米巴性阴道炎呈肿瘤样增生时，往往肉眼不易与恶性肿瘤区别，因此需要通过组织活检明确诊断，恶性肿瘤患者无阿米巴原虫及滋养体。阿米巴性阴道炎出现溃疡时需要与结核性溃疡相鉴别，结核性溃疡的特点为溃疡边缘不齐，呈鼠咬状，溃疡底部有颗粒状突起的结核结节；病理切片无阿米巴滋养体而为干酪样坏死及类上皮细胞和朗格汉斯细胞形成的肉芽肿。其他需要与急性单纯性溃疡相鉴别，阴道黏膜病理检查可见鳞状上皮增生，底部为肉芽组织，无阿米巴滋养体，而阿米巴性阴道炎分泌物涂片及组织病理检查可找到阿米巴滋养体。

5. 治疗　治疗原则：以全身治疗为主，结合局部处理。

（1）甲硝唑：对阿米巴原虫有杀灭作用，毒性小，疗效高，口服后血药浓度可持续 12 小时。用法：400mg 口服，每日 3 次，10~14 日为一个疗程；也可以配合使用甲硝唑栓剂。

（2）替硝唑：该药为抗阿米巴药，但服药后部分患者会出现一过性的白细胞减少。用法：500mg 口服，每日 4 次，3 日为一个疗程。

（3）依米丁（盐酸吐根碱）：该药对阿米巴滋养体的杀灭作用最强，但对包囊的作用不肯定，本药毒性大，排泄缓慢，容易蓄积中毒，因此对心肾功能不全、年老体弱患者以及孕妇禁用。用法：60mg[1mg/（kg·d）]，分两次深部肌内注射，连续 6~9 日为 1 个疗程。局部用药：用 1% 乳酸或 1 : 5000 高锰酸钾溶液冲洗阴道，每日 2 次，冲洗后擦干，阴道放置甲硝唑栓剂，7~10 日为 1 个疗程。

### （三）蛲虫性外阴阴道炎

蛲虫病亦称肠线虫病，蛲虫本身极少引起外阴炎，但蛲虫病常有外阴症状，因此外阴蛲虫病较常见。

1. 病因　蛲虫是蠕形住肠线虫的简称。蛲虫长约 5~15mm，白色、线状，寄生在人的肠道，人是唯一的传染源。人因摄入虫卵而感染，虫卵在肠内（通常为盲肠部位）发育成成虫，大约 1 个月雌虫成熟并开始产卵，雌虫受精后，雄虫通常死亡，并随粪便排出体外。妊娠的雌虫，身体几乎充满虫卵，雌虫移行到结肠并排至肛门处，在肛周及会阴皮肤处产卵，偶尔雌虫移行到阴道。雌虫通常在睡眠时自宿主（儿童多见）肛门爬出，在肛门口产卵，引起肛门瘙痒、外阴瘙痒。

2. 临床表现与诊断　蛲虫的感染多见于儿童，其中女童较男童常见，年轻人较老年人常见。

肛周及会阴部瘙痒，患儿因痒而搔抓可引起肛周及会阴皮肤剥脱、血痂，有时潮红，渗出糜烂或继发感染，长期反复发作可致皮肤肥厚，色素沉着形成湿疹样变。患儿可伴有失眠、烦躁不安、易激动、夜惊或遗尿，夜间磨牙等睡眠障碍症状。根据临床表现，夜间奇痒时检查可在肛门周围发现乳白色小虫，一般较容易诊断。大便或肛门周围及外阴分泌物中查到蛲虫卵可确诊。

3. 治疗

（1）口服驱虫剂

①恩波吡维铵（扑蛲灵）：5~7.5mg/kg，睡前 1 次顿服，间隔 2~3 周后再治疗 2~3 次，以防复发。

②哌嗪：每日 50~60mg/kg，分两次口服，成人 1~1.2g/ 次，每天 2 次，7~10 天为一个疗程。

（2）局部用药

①睡前用蛲虫膏（含30%百部浸膏及0.2%甲紫）挤入肛门内，连用4~5次，可阻止肛门瘙痒。也可用2%~5%氧化氨基汞软膏、10%鹤虱膏或雄黄百部膏。

②有继发病变者对症处理。

另有短膜壳绦虫病、棘颚口线虫、血吸虫、水蛭以及蝇蛆引起阴道炎的个案报道，极为罕见。

综上所述，引起阴道炎的寄生虫共有8种，其中除阴道毛滴虫外，其他种类的寄生虫均为异位寄生，造成严重后果。在今后妇科阴道炎性疾病诊治中，应注意寄生虫病的诊断。

微信扫码
◆临床科研
◆医学前沿
◆临床资讯
◆临床笔记

# 第二章
## 鳞状上皮内瘤样病变

上皮内瘤样病变指上皮层内细胞分化不良、核异常及核分裂象增加。病变始于上皮基底层，严重时向表层扩展，甚至占据上皮全层。女性生殖道鳞状上皮内瘤样病变包括外阴、阴道及宫颈处的上皮内瘤变。临床上以子宫颈鳞状上皮内瘤样病变最多见，有时也可见两者或三者同时并存。

## 第一节　外阴上皮内瘤样病变

外阴上皮内瘤样病变（vulvar intraepithelial neoplasia，VIN）是一组外阴病变，包括外阴上皮不典型增生和原位癌。多见于中老年或伴有免疫抑制的妇女。近年来，VIN 发生率有所增加，患者年龄也趋于年轻化。大约 50% 的 VIIN 患者伴有其他部位的上皮内瘤样病变，多伴有宫颈上皮内瘤样病变（cervical intraepithelial neoplasia，CIN）。年轻患者的 VIN 常自然消退，60 岁以上或伴有免疫抑制的年轻患者转变为浸润癌的可能性明显增加。

### 一、病因

确切病因不明。VIN 可能与下列因素有关：①人乳头瘤病毒（human papilloma virus，HPV）感染，其细胞病理学变化主要包括病毒蛋白在细胞核周形成晕圈，细胞膜增厚以及核融合，这些改变多发生在病变的表层细胞；②单纯疱疹病毒 2 型（Herpes simplex virus type 2，HSV2）感染；③吸烟；④免疫抑制；⑤其他皮肤疾病，如外阴硬化性苔藓，多见于老年妇女。

### 二、病理特点

1986 年，国际外阴疾病学会（International Society for the study of Vulvar Disease，ISSVD）根据病变程度将 VIN 分成 3 个等级（VIN1、VIN2 和 VIN3 级）。近二十年来，随着对 VIN 病程发展认识的逐渐深入，发现 VIN 的发病机制与宫颈上皮内瘤样病变（CIN）之间存在较大差异。用 VIN1~3 的分级标准难以正确地反映 VIN 的病程发展。2004 年，ISSVD 对 VIN 进行了重新分类，见表 2-1。

**表 2-1　外阴鳞状上皮内瘤样病变分类（ISSVD，2004）**

| | |
|---|---|
| VIN，usual type | 普通型 VIN |
| A.VIN，warty type | A. 疣型 VIN |
| B.VIN，basaloid type | B. 基底细胞型 VIN |
| C.VIN，mixed (warty/basaloid) | C. 混合型 VIN |
| VIN，differentiated type | 分化型 VIN |

注：极少数 VIN 不能归入上述分类，可归为未分类型 VIN（unclassified-type VIN）。罕见的外阴 paget 病也归为此类。

研究表明 VIN1 是 HPV 感染引起的反应性改变，无证据显示其具有癌前病变的特质，故废止使用"VIN1"。新的 VIN 仅指 VIN2~3，从而使组织学诊断具有良好的一致性。新的分类法将 VIN 分为两类：HPV 感染相关型和 HPV 感染不相关型。

1. HPV 感染相关型　命名为普通型 VIN（VIN, usual type），根据病理表现再进一步分为疣型 VIN（VIN, warty type）、基底细胞型 VIN（VIN, basaloid type）和混合型 VIN（VIN, mixed warty/basaloid type）。普通型 VIN 由非典型鳞状细胞构成，细胞成熟延迟。

（1）疣型 VIN：呈湿疣样外观。镜下可见角化不全细胞、过度角化、多核细胞、核周空泡，棘层增厚，基底层区或其旁边的非典型鳞状细胞胞浆极少。

（2）基底细胞型 VIN：呈扁平或非乳头瘤状病变。镜下可见表皮由外形较一致的未分化的不典型基底样细胞构成；核周空泡可见，但远远少于疣型 VIN；有丝分裂相多见。

（3）混合型 VIN：指一个病灶中同时存在疣型和基底细胞型 VIN。

2. HPV 感染不相关型　命名为分化型 VIN（VIN, differentiated type）。分化型 VIN 是指在分化完全的外阴上皮细胞中，出现不典型细胞的病理改变。其特点是鳞状细胞过早角化，基底层及基底层旁具有过早角化及角化不全的鳞状细胞，可见不典型基底细胞（细胞增大、染色质浓聚、核异形、有丝分裂增多）；真皮层主要的改变是纤维化和淋巴细胞浸润。此型病变更易进展为浸润癌。

## 三、临床表现

VIN 的症状无特异性，与外阴营养不良一样，仅表现为外阴瘙痒或烧灼感，程度轻重不一，可持续数月或数年；部分患者可无任何症状，通过妇科检查或自己偶然发现外阴结节。发病部位可以位于外阴的任何区域，包括尿道口和肛周。病灶多表现为淡褐色的扁平丘疹、斑点或赘疣，单个或多个，可融合成片或散在色素沉着。

## 四、诊断

确诊需依据组织病理学检查。对任何可疑病灶应做多点活组织病理检查。为排除浸润癌，取材时需根据病灶情况决定取材深度，一般不需达皮下脂肪层。

## 五、辅助检查

阴道镜检查可以提高病变组织的检测敏感性。在涂抹 3%~5% 醋酸后，使用阴道镜观察外阴、会阴及肛周组织的上皮和血管情况，在血管不典型处取材，有助于提高活组织病理学检查的准确性。若无明显病灶，可以 1% 甲苯胺蓝染色再以 1% 醋酸脱色，在不脱色区取材可提高诊断率。建议多点活检，以排除浸润癌。

## 六、治疗

治疗目的为消除病灶，缓解症状，预防恶性转化。目前尚无针对 VIN 的特效治疗方法。因此，治疗方案的选择应综合考虑患者年龄、症状、并发症、随诊情况、心理状态，疾病本身的风险和治疗措施优缺点等，采用个体化治疗原则。不恰当的治疗方案可能对女性的身心造成伤害，严重者还可能造成外阴解剖结构的破坏，不仅影响女性外阴局部外观，还可能导致性交困难。

1. 药物治疗

（1）氟尿嘧啶（5-FU）软膏：病灶局部涂抹 5% 的氟尿嘧啶软膏，1 次／天，6~10 周为一疗程。用药后两周局部可出现较为严重的炎症反应，包括疼痛、蜕皮、水肿和溃疡等，部分患者可因症状重、难以耐受而中断治疗。治疗结束后外阴上皮多可自愈，不留瘢痕。有报道氟尿嘧啶软膏治疗的总体有效率为 34%，7% 患者症状改善，治疗失败率高达 59%。

（2）咪喹莫特（imiquimod）：是一种免疫调节剂，可以刺激局部细胞因子生成以及细胞免疫反应，动物实验研究证实其具有抑制血管生成和抗病毒的作用，近年来已被应用于临床治疗 VIN，并取得良好的治疗效果。文献报道咪喹莫特乳膏治疗 VIN 的有效率为 26%~100% 不等，复发率 0~37%。最常见的不良反应为局部灼痛感，多可耐受。

2. 物理治疗

（1）冷冻治疗：适用于小范围的局限病变。

（2）$CO_2$ 激光治疗：$CO_2$ 激光气化是较为常用的 VIN 治疗方法，具有定位精确的优点。激光治疗注意事项：①治疗前阴道镜进行全面检查下生殖道，明确疾病边缘和范围；②治疗前有组织病理学证据除外浸润癌；③治疗深度在 1~2mm。

（3）光动力疗法（photo dynamic therapy，PDT）：PDT 是近年新兴的一种肿瘤治疗方法。局部病灶经光敏剂作用后，经特定光激发，在氧分子的介导下，使有机体、细胞或生物分子发生功能及形态变化，严重的可致受伤或坏死。PDT 用于治疗 VIN 具有损伤小、简便等优点。PDT 治疗无须麻醉、不良反应小。

3. 手术治疗　包括单纯外阴切除术和外阴表皮切除术等。手术目的为完全切除病灶，进行病理组织学检查。由于手术切除病灶复发率高，总体治疗效果与物理治疗无明显差异，故不主张作为首选治疗手段。仅限于少数顽固或复发病例。手术时应切除所有病变，保留皮下组织，切除面积大时还需要植皮。单纯外阴切除术还需切除部分皮下组织，适用于不能采取保守型手术患者。切除组织不应过深。

# 七、预后

年轻与 HPV 感染相关的普通型 VIN 有部分可自然消退。分化型 VIN 的恶变率显著高于普通型 VIN。VIN 治疗后复发常见，故治疗后的定期随访十分重要。

# 第二节　阴道上皮内瘤样病变

阴道上皮内瘤样病变（vaginal intraepithelial neoplasia，VAIN）是阴道鳞状细胞癌（vaginal squamous cell carcinoma）的癌前病变，包括阴道鳞状上皮不典型增生和阴道鳞状上皮原位癌。近年来，该病发生率有升高趋势，平均发病年龄为 35~55 岁，多发年龄约比 CIN 大 10 岁。多数 VAIN 患者合并存在宫颈或外阴的上皮内瘤样病变。

# 一、病因

至今仍未明了。阴道上皮与外阴、宫颈上皮起源于共同组织，泌尿生殖窦，因此对致癌因素的敏感性相同。目前的研究均认为人乳头瘤病毒（HPV）感染是诱发 VAIN 的主要原因，其中又以 16 型最为常见。阴道上皮损伤愈合过程中可发生鳞状上皮化生（squamous metaplasia），HPV 可感染化生的鳞状上皮，并在细胞内生长繁殖。其他可能的危险因素有长期免疫抑制剂的应用和放射治疗。

因 CIN 而行全子宫切除术后 VAIN 的发生率约为 0.9%~6.8%，因此 CIN 即使全子宫切除仍是 VAIN 的一个危险因素。一项回顾性分析显示，术前没有 VAIN 的妇女，子宫切除手术后 VAIN 的发生率为 7.4%，中位发生时间 35 个月（5~103 个月）。所以，因 CIN 切除子宫的患者仍应常规定期行阴道涂片检查。两者的相关性被认为与 HPV 感染密切相关。

# 二、病理

VAIN 需通过活组织病理检查才能确诊，按其细胞分化的程度和对鳞状上皮的侵犯深度可分三级。

1. VAIN1 级　轻度不典型增生。鳞状上皮下 1/3 层细胞核增大，核质比例略增大，核染色稍加深，核分裂象少，细胞极性保存。中上层细胞分化成熟。

2. VAIN2 级　中度不典型增生。上皮下 2/3 层内的细胞核明显增大，核质比例增大，核深染，核分裂象较多，细胞数量明显增多，细胞极性尚存。上 1/3 层内的细胞分化成熟。

3. VAIN3 级　重度不典型增生。病变细胞占据上皮层超过 2/3，或几乎占据全层。细胞核异常增大，核质比例显著增大，核形不规则，染色较深，核分裂象增多，细胞拥挤，排列紊乱，无极性。当整个上皮层均为不典型增生的细胞，则为原位癌。

# 三、临床表现

VAIN 患者一般无不适症状。有时可出现阴道分泌物增多伴有异味，或性交后出血。阴道检查有时可见阴道内边界清晰的斑块状病灶，稍隆起，多位于阴道上段，单个或多个，分散或融合，红色或白色。需注意的是，阴道视诊时，需旋转窥阴器，以便完整暴露阴道黏膜，否则，病灶可能被窥阴器叶片遮盖而漏诊。因 CIN 切除子宫的妇女，阴道检查时尤其注意阴道顶和阴道顶的两侧角。

# 四、诊断

确证需依据组织病理学检查。阴道脱落细胞检查可作为阴道上皮内瘤样病变的筛选方法。如果患者曾因 CIN 行全子宫切除术，应常规每年行阴道涂片检查。如发现细胞异常，可进一步行 HPV-DNA 检测或行阴道镜检查。

阴道镜检查时，用 3% 醋酸涂抹阴道黏膜后，可见到白色病灶，碘溶液染色病灶不着色，边界清晰。阴道镜检查与碘试验定位取材可提高病理学检查准确率。一般来说，阴道黏膜活检患者无疼痛感，不需要使用麻醉剂。较广泛的病灶需作多点活组织检查，应注意全面观察，包括阴道穹隆部位。VAIN 最常见的病灶部位为阴道的上 1/3 段，病变常为多发性。绝经后萎缩的阴道，或者经放射治疗后阴道黏膜萎缩，可在给予雌激素局部涂抹 4~6 周后阴道镜检查和活检，更易发现病灶。全子宫切除术后，应注意阴道顶及两侧角的黏膜上皮和血管，此处病灶隐蔽，容易漏检。

# 五、治疗

以个体化原则为基础制订诊疗方案。由于 VAIN 患者多较年轻，应根据病变的级别、范围、部位以及患者的一般情况选择治疗方法。VAIN 的治疗方法包括药物治疗、物理治疗和手术治疗。

1. VAIN1　此类病灶多与 HPV 感染有关，常见多发病灶，部分患者能自然消退。治疗应选择不良反应小、相对经济的方法，如氟尿嘧啶软膏、咪喹莫特乳膏等局部涂抹。部分学者认为 VAIN1 不需治疗，可密切随访 1 年，必要时再手术。

2. VAIN2~3　治疗方法包括药物治疗和手术治疗。

（1）药物治疗：可选用 5-FU 软膏，使用方便有效，且不影响阴道功能。适用于病灶 >1.5cm 和多中心病灶。每日涂抹 1 次，5 日为 1 疗程，可连用 6 疗程。用药后在阴道和外阴皮肤涂抹凡士林软膏或锌氧软膏以保护局部组织，有效率为 85% 左右。咪喹莫特作为免疫调节剂，近年来也被用作针对其病因 HPV 的治疗。其疗效及复发率有待进一步评价。

（2）物理治疗：主要是 $CO_2$ 激光气化治疗。$CO_2$ 激光是目前治疗 VAIN 的主要方法，极为有效、安全，创面愈合快，能保留完好的阴道外观和功能，患者痛苦小，可门诊治疗。尤其适用于病灶小（<1.5cm），阴道顶端病灶以及广泛累及阴道穹隆的病灶。由于激光气化治疗后没有组织学病理标本保存，术前应充分检查，多点活检，排除浸润性病变。

（3）手术治疗：主要指阴道切除术，多用于老年患者，尤其是 VAIN3 的老年患者。治愈率可达 68%~88%，手术可获得完整的组织学标本供病理检查。但手术创伤较大，可能影响性生活质量。手术时慎防损伤尿道、膀胱和直肠。对体弱、合并重要脏器功能不全或严重糖尿病者，应慎重选择阴道切除术。

# 六、预后

VAIN 的复发率为 10%~42%，且复发率随着时间的延长而增加。VAIN 有发展成浸润癌的倾向，对 VAIN 患者治疗后应长期定期复查。随访检查内容包括细胞学涂片、HPV-DNA 检查和阴道镜检查。术后第一年，应进行两次细胞学检查和阴道镜检查，一次 HPV-DNA 检测，若治疗后 HPV 持续阳性，应高度警惕病变可能复发和进展。

## 第三节　宫颈上皮内瘤样病变

宫颈上皮内瘤样病变（cervical intraepithelial neoplasia，CIN）是与宫颈浸润癌密切相关的一组癌前病变，包括宫颈不典型增生和宫颈原位癌。分子生物学和临床研究的深入使人们认识到，CIN 的发展具有双向性。根据病变级别的不同其进一步发展和逆转的趋势也存在差异，CIN1 多数（50%~70%）可自然消退，仅 10%~15% 病变发生进展；而 CIN2~3 患者则有 15%~30% 病变将进一步发展，发生浸润癌的风险明显升高。CIN 常发生于 25~35 岁的妇女，而宫颈癌则多见于 40 岁以上的妇女。

# 一、病因

流行病学调查发现 CIN 与性传播疾病（尤其是 HPV 感染）、性生活紊乱、性生活过早（<16 岁）及吸烟密切相关。其他的危险因素包括经济状况低下、口服避孕药和免疫抑制。虽然 HPV 感染和宫颈癌发生之间的因果关系已经明确，但宫颈组织学的特殊性仍是宫颈上皮内瘤样病变的病理学基础。

1. HPV 感染　根据其致癌性的不同，可分为高危型和低危型，90% 以上 CIN2~3 与高危型 HPV 感染有关。近年来，随着下生殖道 HPV 感染研究的不断深入，分子生物学和流行病学研究均表明，高危型 HPV 可导致细胞恶性转化，是宫颈上皮内瘤样病变和宫颈癌的重要病因。高危型 HPV 包括 HPV16、18、31、33、35、39、45、51、52、56、58、59 和 68 型，其中以 HPV16 和 18 型最为常见，高危型 HPV 至少可产生两种与癌的发生相关的蛋白（简称为癌蛋白，oncoprotein）：E6 和 E7 蛋白。癌蛋白可与宿主细胞的细胞周期调节蛋白（抑癌蛋白如 P53、Rb 等）相结合（E6 蛋白与 P53 结合，E7 蛋白和 Rb 结合，P107 和 cyclinA 结合），导致细胞周期控制失常，发生癌变。HPV6、11、40、42、43、44、53、54、61 和 72 等为低危型，其中，HPV6 和 11 是最常见的低危型 HPV，90% 的生殖道尖锐湿疣与之相关，一般不诱发癌变。

病变的宫颈上皮转变成典型的挖空细胞（koilocytosis）。在这些细胞中可见大量的 HPV-DNA 和病毒壳抗原（capsidantigen）。HPV 不适应在未成熟的细胞中生长，随着 CIN 病变严重，HPV 复制减少，病毒壳抗原消失。但具有转录活性的 HPV-DNA 片段可整合到宿主细胞，导致宿主细胞的恶性转化。HPV 感染多不能持久，常自然被抑制或消失。许多 HPV 感染妇女并无临床症状。临床上可见许多 CIN1（轻度宫颈鳞状上皮内瘤样病变）自然消退。HPV 持续感染状态，在一些其他因素（如吸烟、使用避孕药、性传播疾病等）作用下，也可诱发 CIN。因此，HPV 持续感染甚至发生了 HPV-DNA 片段整合的人群才是宫颈癌的高危人群。

2. 其他因素

（1）吸烟：与 CIN 的发生有一定关系，尼古丁对宫颈具有刺激性，在 CIN 的发生发展中具有重要作用。

（2）微生物感染：单纯疱疹病毒（HSV）可增加宫颈上皮对 HPV 的易感性，与 CIN 的发生有关。

（3）免疫抑制：HIV 可致 CIN 发生增加。

3. 宫颈组织学的特殊性　宫颈上皮是由宫颈阴道部鳞状上皮和宫颈管柱状上皮组成。

（1）宫颈阴道部鳞状上皮：由深至浅可分为 3 个带（基底带、中间带及浅表带）。基底带由基底细胞和旁基底细胞组成。免疫组织化学染色技术检测显示：基底细胞和旁基底细胞含有表皮生长因子受体（EGFR）、雌激素受体（ER）及孕激素受体（PR）。基底细胞为储备细胞，无明显细胞增生表现。但在某些因素刺激下可以增生，也可以增生成为不典型鳞状细胞或分化为成熟鳞状细胞，但不向柱状细胞分化。旁基底细胞为增生活跃的细胞，偶见核分裂象。中间带与浅表带为完全不增生的分化细胞，细胞渐趋死亡。宫颈鳞状上皮 3 个带细胞的不同生物学特性，解释了宫颈上皮内瘤样病变的细胞起源。

（2）宫颈管柱状上皮：柱状上皮为分化良好的细胞，而柱状上皮下细胞为储备细胞，具有分化或增生功能，一般组织病理切片中见不到。有关柱状上皮下储备细胞的起源有两种不同的观点：①直接来源于柱状细胞：细胞培养和细胞种植实验结果显示，人柱状细胞可以双向分化，即分化为 CK7 和 CK8 阳性的分泌黏液的柱状细胞和分化为 CK13 阳性的储备细胞；②来源于宫颈鳞状上皮的基底细胞。

（3）移行带（transformation zone）及其形成：宫颈鳞状上皮与柱状上皮交界部位称为鳞－柱交界。根据其形态发生学变化，鳞－柱交界又分为原始鳞－柱交界和生理鳞－柱交界。

胎儿期，来源于泌尿生殖窦的鳞状上皮向上生长，至宫颈外口与宫颈管柱状上皮相邻，形成原始鳞－柱交界。青春期后，在雌激素作用下，宫颈发育增大，宫颈管黏膜组织外翻（假性糜烂），即宫颈管柱状上皮及其下的间质成分到达宫颈阴道部，导致原始鳞－柱状交界部外移；在阴道酸性环境或致病菌的作用下，宫颈阴道部外翻的柱状上皮被鳞状上皮替代，形成新的鳞－柱状交界部，称为生理鳞－柱交界部。原始鳞－柱交界和生理鳞－柱交界之间的区域称移行带。绝经后雌激素水平下降，宫颈萎缩，原始鳞－柱交界部退回至宫颈管内。

在移行带形成过程中，其表面被覆的柱状上皮逐渐被鳞状上皮所替代。替代的机制有：

①鳞状上皮化生：当鳞－柱交界位于宫颈阴道部时，暴露于阴道的柱状上皮受阴道酸性环境影响，柱状上皮下未分化储备细胞（reserve cell）开始增生，并逐渐转化成为鳞状上皮，继之柱状上皮脱落，而被复层鳞状细胞所替代，此过程称鳞状上皮化生（squamous metaplasia）。化生的鳞状上皮偶可分化为成熟的角化细胞，但一般均为大小形态一致，形圆而核大的未成熟鳞状细胞，无明显表层、中层、底层3层之分，也无核深染、异型或异常分裂象。化生的鳞状上皮既不同于宫颈阴道部的正常鳞状上皮，镜检时见到两者间的分界线；又不同于不典型增生，因而不应混淆。宫颈管腺上皮也可鳞化而形成鳞化腺体。

②鳞状上皮化：宫颈阴道部鳞状上皮直接长入柱状上皮与基底膜之间，直至柱状上皮完全脱落而被鳞状上皮替代，称鳞状上皮化（squamous epithelization）。多见于宫颈糜烂愈合过程中。愈合后的上皮与宫颈阴道部的鳞状上皮无区别。

移行带成熟的化生鳞状上皮对致癌物的刺激相对不敏感。但未成熟的化生鳞状上皮代谢活跃，在一些致癌因素的影响（例如HPV感染等），可发生细胞分化不良，排列紊乱。细胞核异常，有丝分裂增加，形成宫颈上皮内瘤样病变。

## 二、病理学诊断与分级

CIN可分3级。

1. CIN 1级　轻度不典型增生。上皮层下1/3细胞异常增生，细胞异型轻，核略增大，核质比例稍增加，核染色稍加深，核分裂象少，细胞极性完好。

2. CIN 2级　中度不典型增生。上皮层下2/3细胞较明显异型，细胞核明显增大，核质比例增大，核深染，核分裂象较多，细胞数量明显增多，排列紊乱，极性尚存。

3. CIN 3级　重度不典型增生，包括原位癌。异型细胞占据上皮层超过2/3，或几乎占据全层。细胞核异常增大，核质比例显著增大，核形不规则，染色较深，核分裂象增多，细胞拥挤，排列紊乱，无极性。

CIN累及腺体：指不典型增生的细胞沿宫颈腺体开口进入宫颈腺体，腺体原有的柱状上皮为多层不典型增生的鳞状上皮细胞所取代，但腺体的基底膜完整，无浸润。

CIN转归：自然消退、病变维持、癌变。各级CIN均有发展为宫颈浸润癌的可能，程度越重，恶性转化的概率越高。

## 三、临床表现

宫颈鳞状上皮内瘤样病变无特殊症状。偶有阴道排液增多，伴或不伴异味。可有接触性出血，发生在性生活或妇科检查（双合诊或三合诊）后。常无特异体征，可见正常宫颈或者宫颈糜烂表现。

## 四、诊断

通过细胞学，阴道镜，组织学"三阶梯"检查步骤可以查证大部分病例。近年来，HPV-DNA检测在筛查高度宫颈鳞状上皮内瘤样病变（CIN2~3）中越来越受到重视，大量循证医学证据表明，HPV-DNA检测发现CIN2~3的敏感性高于细胞学筛查，而特异性两者却无明显差异。

1. 宫颈脱落细胞学检查　为最简单的宫颈鳞状上皮内瘤样病变的筛查方法。凡婚后或有性生活一年以上的女性都应常规作宫颈细胞学检查，并定期复查（隔1~3年1次）。检查前48小时，应禁阴道冲洗、阴道内用药，应告知受检妇女宫颈细胞学检查有一定的漏诊及误诊率。炎症可导致细胞学检查结果轻度异常，如巴氏Ⅱ级或 TBS 评价 ASCUS，可建议按照宫颈炎治疗 2~3 个月后复查。有关宫颈细胞学检查的报告形式，目前国内采用两种分类法：巴氏 5 级分类与 the Bethesda System 分类（简称 TBS 分类）。巴氏 5 级分类法为传统的方法，结果分为 5 级：

Ⅰ级为正常的细胞涂片。

Ⅱ级为细胞核增大，淡染或有个别细胞核异质，属良性，多见于炎症病例。

Ⅲ级为可疑癌，细胞核增大，染色深。

Ⅳ级高度可疑癌，细胞具有异型性，核大深染，核染色质分布不均。

Ⅴ级具有典型癌细胞的特征，多为浸润癌。

虽然巴氏分类法简单，但其各级结果的判断无严格的客观标准，也不能很好地反映癌前病变，并受检查者主观因素影响较大，假阴性率较高（可高达 50%）。正逐渐被新的分类法所取代。

为使细胞学、组织病理与临床处理较好地相结合，1988 年美国制订了 TBS 评价系统，2001 年进行了修改，目前发达国家多采用此分类法。该分类法将以下三方面做了改进：将涂片制作的质量作为细胞学检查结果的一部分；对病变的必要描述；做出细胞病理学诊断并提出建议。这些改良加强了细胞病理学医师与临床医师的沟通。TBS 诊断报告主要包括以下内容：

（1）感染：①原虫；②细菌；③真菌；④病毒。

（2）反应性细胞的改变：①细胞对炎症的反应性改变；②细胞对损伤的反应性改变；③细胞对放疗和化疗的反应性改变；④IUD 引起细胞的反应性改变；⑤萎缩性阴道炎；⑥激素治疗后的反应性改变；⑦其他。

（3）鳞状上皮细胞异常：①不能明确意义的不典型鳞状上皮细胞（atypical squamous cell of undetermined significance，ASCUS）；②鳞状上皮细胞轻度不典型增生（low grade squamous intraepithelial lesion，LSIL）；③鳞状上皮细胞重度细胞不典型增生（high grade squamous intraepithelial lesion，HSIL）；④可疑鳞癌细胞；⑤癌细胞，如能明确组织类型，则具体报告。

（4）腺上皮细胞异常：①子宫内膜细胞球 – 基质球；②子宫内膜基质细胞；③未明确诊断意义的不典型宫颈管柱状上皮细胞（atypical glandular cells，ACC）；④宫颈管柱状上皮细胞轻度不典型增生；⑤宫颈管柱状上皮细胞重度不典型增生；⑥可疑腺癌细胞；⑦腺癌细胞（高分化腺癌或低分化腺癌）。

（5）不能分类的癌细胞。

（6）其他恶性肿瘤细胞。

（7）激素水平的评估。

若发现异常细胞（巴氏Ⅲ级及Ⅲ级以上或 TBS 中异常上皮细胞）可作阴道镜检查，进一步明确诊断。

2. 阴道镜检查和宫颈活组织检查　阴道镜检查可了解病变区上皮和血管情况。通过醋酸溶液和碘溶液涂抹宫颈，观察移行带醋酸白色上皮（aceto – white epithelium）、点状血管、镶嵌、异型血管以及碘不染色等异常图像。在上述病变区域活检，可以提高诊断的准确性。阴道镜无法观察到宫颈管的病变情况，故对不满意的阴道镜图像，应搔刮宫颈管内组织（endocervical curettage，ECC）或用宫颈管刷（endocervical brush）取材做病理学检查。

3. HPV–DNA 检测　2003 年 FDA 批准 HPV–DNA 检测方法：杂交捕获二代（hybrid capture Ⅱ，HC Ⅱ）上市。2004 年，英国以及部分欧盟国家已经将 HPV–DNA 检测作为宫颈癌筛查的首选方法，就是说如果 HPV–DNA 检测结果阴性，可以不做常规的细胞学筛查，只需间隔 3 年再次筛查。2006 年，美国阴道镜宫颈病理学会正式将 HPV–DNA 检测作为宫颈癌筛查的细胞学筛查辅助手段。大量循证医学证据已经证明了 HPV–DNA 检测方法在宫颈癌筛查中的高敏感性和特异性，敏感性可达 97%~99%，特异性可达 90% 以上。事实上，已经有相当多的发达国家已经将细胞学和 HPV–DNA 联合筛查作为宫颈癌筛查的常规方法。由于经济发展程度的差异，目前国际上还有不少国家无法做到联合筛查，仍然将细胞学筛查作为常规筛查方法。

# 五、治疗

应根据细胞学、阴道镜以及宫颈活组织检查结果综合考虑临床治疗方案。

2001 年，美国阴道镜与宫颈病理学会（American society for colposcopy and cervical pathology，ASC-CP）联合其他专业学会以及联邦与国际组织，制订了 2001 版的宫颈细胞学筛查结果异常妇女处理的指南。这是全面的、以循证医学为依据的指南。但随着资料的增加和对 HPV 认识的不断深入，发现 2001 版指南许多方面需要进一步完善，2005 年 ASCCP 启动指南修订计划，2006 年达成共识，并公布了涉及不同处理建议的流程图。指南针对特殊人群（青少年、妊娠期妇女和绝经期妇女）采取了不同的处理建议。

1. ASCUS　对一般人群（20 岁以上妇女）的 ASCUS，可以采用高危型 HPV 的检测、重复宫颈细胞学检查和阴道镜检查等方法进行处理。HPV 阴性的 ASCUS 妇女，随访 12 个月时，重复细胞学检查。而 HPV 阳性的 ASCUS 妇女，则与 LSIL 一样，作阴道镜检查。阴道镜检查不满意者应行宫颈管搔刮术；阴道镜检查为满意图像而且移行带有病变者，在活检的同时也可同时进行宫颈管取材；阴道镜检查确诊无 CIN，则应随访 12 个月，检测 HPV；或在第 6 个月和第 12 个月时，重复细胞学检查。HPV 检测的时间间隔，建议不应少于 12 个月。

ASCUS 妇女进行重复细胞学检查，建议每间隔 6 个月一次，直至连续两次结果未见上皮内病变为止。重复检查时，若细胞学仍为 ASCUS 或更为严重的细胞学异常结果，建议阴道镜检查。两次细胞学复查结果均无上皮内病变则恢复常规的细胞学筛查周期。

初始细胞学结果为 ASCUS 而组织学诊断无 CIN2~3 者，不可常规采用诊断性切除术（如电环切除术）。

2. ASC-H　建议行阴道镜检查。若无 CIN2~3，则 12 个月后 HPV 检测，或分别于第 6 个月和第 12 个月后，复查细胞学涂片。若 HPV 检测阳性，或细胞学结果为 ASCUS 以上，均建议阴道镜检查。若 HPV 和连续两次细胞学结果检测为阴性，可恢复常规的细胞学筛查周期。

3. LSIL　除了特殊人群，如妊娠晚期、绝经时间长阴道暴露困难等妇女，推荐行阴道镜检查。对阴道镜检查图像不满意者，建议行子宫颈管搔刮术；对阴道镜检查图像满意但移行带无明确病变的妇女也可行子宫颈管取样。无明确病变者，可于随访期第 12 个月，检测 HPV-DNA，或在第 6 和 12 个月，重复细胞学检查；因为已经有证据表明，在 12 个月内，两次细胞学检查与一次 HPV-DNA 检测发现 CIN2 以上病变的敏感性相近。如果 HPV-DNA 和两次细胞学检查结果为阴性，可恢复常规的细胞学筛查周期。若 HPV-DNA 检测结果阳性，或细胞学复查报告为 ASCUS 或以上，建议再次阴道镜检查。诊断 CIN 的妇女，按照相应级别和有关参考因素，以个性化原则进行处理。组织学检查未证实 CIN 的 LSIL，初次处理时，不建议采用诊断性切除术或毁损性治疗。

4. HSIL　在保证细胞学检查的质控质量的条件下，除了特殊人群，可以直接行宫颈锥切或环切术；也可先行阴道镜检查并同时予子宫颈管搔刮术。若组织学检查无宫颈病变证据，可以有三种处理方案。一是，直接行宫颈诊断性锥切术。二是，采用阴道镜检查与细胞学检查进行随访，每 6 个月一次，可随访复查两次。采取保守性随访措施的前提是阴道镜检查图像满意，而且子宫颈管取样检查结果为阴性。三是，复习细胞学、组织学和阴道镜检查的结果，如果通过重新读片分析，认为以往诊断需要更改，则按照相应的诊断进行处理。随访期间，再次出现细胞学检查结果为 HSIL，建议行宫颈诊断性锥切术如果经过一年随访，动态检查结果均为阴性，则可恢复常规的细胞学筛查周期。

5. AGC　由于可以产生 AGC 结果的病理因素较多，涉及下生殖道、宫腔、输卵管甚至卵巢，因此，需要进一步评估的部位和程序也相对复杂。对于下生殖道的评估，可以通过阴道镜检查、宫颈管搔刮术、HPV-DNA 检测综合评价宫颈管、宫颈和阴道；对于宫腔的评估可以借助诊断性刮宫或宫腔镜检查进行。必要时，还要对可能来自输卵管和卵巢的病变进行检查排除。若细胞学诊断为 AGC 倾向于瘤变、AIS 或细胞学复查仍为 AGC 者，可行诊断性宫颈锥切术。宫颈锥切时需要有足够的切除深度以保证对宫颈管的客观评估。

6. CIN1 的处理　要结合细胞学检查结果进行临床决策。若细胞学报告为 ASCUS、LSIL 和 ASC-H，这部分妇女可以只随访，不治疗。可于随访第 6 和 12 个月复查细胞学，或于第 12 个月检测高危型 HPV-

DNA。如果是阴性结果，则恢复常规筛查周期。如果细胞学检查结果为 ASCUS 或以上，或 HPV-DNA 检测为阳性结果，应行阴道镜检查。如果结果阴性则可以继续随访；若诊断 CIN2~3，则按 CIN2~3 处理；如果组织学诊断仍然为 CIN1，那么，阴道镜图像满意者可继续随访，也可以行宫颈病变消融治疗；阴道镜图像不满意者可以进行诊断性宫颈锥切术，此类患者一般不建议行宫颈消融术。

7. CIN2~3 的处理　以阴道镜检查结果作为制定临床治疗决策的基础。如果阴道镜图像不满意，建议行诊断性宫颈锥切术；阴道镜图像满意者，既可行移行带切除术也可行宫颈锥切或环切术。CIN2~3 手术治疗后仍应长期随访，一般需要 20 年。随访过程需要定期进行细胞学、高危型 HPV-DNA 以及阴道镜检查。细胞学检查应每 6 个月一次，连续两次阴性，可恢复常规筛查周期。细胞学检查结果为 AS-CUS 及以上者，均应行阴道镜检查及宫颈管取样评估。高危型 HPV-DNA 检测可以每 6~12 个月一次，结果阴性者可恢复常规筛查周期，结果为阳性者应行阴道镜检查和宫颈管搔刮术。

8. 宫颈原位腺癌（adenocarcinoma in situ，AIS）　以往对于 AIS 患者，多采用子宫切除术。近十年来，已经有相当多的大样本、多中心的临床对照研究证据表明，部分 AIS 患者经过宫颈锥形切除术不仅可以治愈疾病，还可保留生育能力。因此，目前对于无生育要求者，仍建议行全子宫切除术。而对于年轻、有生育要求者可行宫颈锥形切除术。切除组织标本经组织病理学检查，若标本切缘阴性者可予长期密切随访。若切缘阳性者，建议择期再次宫颈锥形切除术，术后 6 个月进行细胞学检查、高危型 HPV－DNA 检测和阴道镜检查评估，根据复查结果决定进一步的诊疗方案。

# 六、临床特殊情况的思考和建议

1. 宫颈上皮内瘤样病变的诊疗决策需要强调个性化诊疗原则　制订个性化诊疗方案，不仅需要考虑医学诊断、治疗方法，还要结合每个妇女的特殊性进行综合分析、判断。如患者的年龄、产次、生育愿望、对是否保留子宫的选择权、以往细胞学检查情况、失访经历、随访经历以及手术者的经验和阴道镜检查评估的结果等诸多因素。

不同年龄段的妇女，同样的宫颈细胞学异常结果，其罹患 CIN2 以上病变或宫颈癌的风险也不一样。因此，强调个性化的临床诊疗决策是必要的。例如，ASCCP 在 2006 年制定的宫颈病变的诊疗指南中就对青少年（年龄 ≤ 20 岁）女性、妊娠妇女、免疫缺陷和绝经后妇女分别制订基于细胞学异常结果和病理学异常结果的处理方案。这就是个性化诊疗原则的体现。

青春期女性（≤ 20 岁者）性生活活跃，感染 HPV 机会较多，但是，其自身免疫力强，多数感染者可自行将 HPV 或 LSIL 清除。宫颈细胞学异常和合并宫颈病变的妊娠妇女也有特殊性。由于现有循证医学证据表明妊娠期宫颈病变恶变率不高，而由于妊娠期激素的影响，阴道镜下宫颈病变往往呈现较实际病变更为严重的图像，因此，临床上容易因过度干预而造成流产或早产的发生。目前较为统一的认识是妊娠合并宫颈上皮内瘤变需要治疗干预的唯一指征，就是浸润性癌。因此，对妊娠期罹患宫颈癌风险较低的妇女，可适当推迟阴道镜检查时间。由于妊娠带来的变化，阴道镜检查难度增加。另一方面，临床医生对妊娠妇女往往不敢做活组织检查，担心由于出血而引起流产或早产。事实上，大样本的研究结果已经证明，妊娠期宫颈活检与严重出血或流产并没有必然关系。相反，由于未做活组织检查而漏诊宫颈癌的事件却时有发生。

（1）青春期女性：青春期女性患浸润性宫颈癌的风险相对较低。2002 年，美国 10~19 岁的女性中，只发生 12 例浸润性宫颈癌；而 20~24 岁妇女中，浸润性宫颈癌发生率为 1.5/10 万；30~34 岁年龄段的妇女人群中，浸润性宫颈癌的发生率则上升为 11.4/10 万。由于年轻女性处于相对的性活跃期，高达 80% 性活跃的年轻妇女 HPV-DNA 呈阳性结果，宫颈细胞学检查可以出现异常改变，然而大多数年轻妇女感染的 HPV 可在 2 年内自然清除。所以对青春期女性的处理方案和观察随访指标有别于育龄妇女人群。

① ASU-US：建议间隔 12 个月进行一次细胞学复查；如果细胞学检查出现 HSIL 及以上异常结果，应行阴道镜检查。如果两次细胞学检查结果为 ASCUS 或以上，亦应行阴道镜检查。在青春期女性，HPV-DNA 检测不作为细胞学异常的分流管理方法。

② LSIL：在青春期女性，细胞学检查 LSIL 结果多提示 HPV 感染，而且在该年龄段女性 LSIL 的自然消退概率较高。因此，HPV-DNA 检测也不作为 LSIL 妇女分流管理的方法。主要以与 ASCUS 类似的策略

进行定期随访。

③ HSIL：即使是青春期女性，细胞学检查出现 HSIL 结果还是积极建议作阴道镜检查；但与育龄期女性 HSIL 不同的是，青春期女性 HSIL 不宜直接行宫颈锥形或环形切除术。一般是根据阴道镜检查结果作为进一步处理的重要考量。若阴道镜检查图像满意，而且活组织检查无 CIN2~3，则可以间隔 6 个月复查细胞学和阴道镜，该随访策略时间不超过 24 个月。若阴道镜检查图像不满意，随访结果持续为 HSIL，活检组织学证实为宫颈高级别上皮内瘤样病变，应行宫颈电切术。

（2）妊娠期妇女：宫颈癌是生育期最常发生的妇科癌症，但发生率仍在较低水平，报道为 1~13 例/100000 妇女。妊娠期的统计数据显示其发生率为每 2000~2500 例妊娠中有 1 例宫颈癌，每 750 例妊娠中有 1 例 CIN3。

细胞学异常和子宫颈上皮内瘤样病变流行病学的发病高峰是 30 岁左右的女性，发生率约为 5%。妊娠期检查的目的主要是排除浸润性疾病，争取进行保守性治疗直至分娩结束。

妊娠期间，由于受雌孕激素的作用可使宫颈柱状上皮外移至宫颈阴道部，移行带区的基底细胞出现形态异常，此时的移行带基底细胞容易受 HPV 感染，妊娠合并宫颈鳞状上皮内瘤样病变时常发生。但大部分妊娠期宫颈病变为 LSIL（CIN1），仅约 14% 患者为 HSIL（CIN2~3）。

妊娠期妇女宫颈涂片出现异常，或妇科检查时疑诊宫颈病变时，可以考虑行阴道镜检查，以排除浸润性病变。但对妊娠妇女，阴道镜检查的同时一般不宜做宫颈管搔刮术。原因在于妊娠期宫颈管搔刮可能增加流产或早产的风险，而由于阴道镜医师的顾虑往往宫颈管搔刮所取组织欠全面，难以对宫颈管进行较为全面的评估。

目前尚无充分的循证医学证据表明妊娠本身可促进宫颈癌的进展和预后不利；但有一个重要的不利因素不容忽视，由于妊娠期的特殊性，宫颈病变往往容易被忽视或延误。原因包括：一是医生将宫颈的异常出血误认为妊娠期流产出血；二是孕妇不容易配合医疗检查。目前也没有充分的循证医学证据表明妊娠期间 CIN 比非孕期更易发展为宫颈浸润癌，故多数学者认为在妊娠期排除宫颈浸润癌后，多可以保守处理至分娩后再行进一步处理。

妊娠期合并 CIN 者在完成分娩之后还是需要及时随访复查。宫颈微小浸润癌者可以在产后 6 周进行处理。妊娠期诊断的 CIN2~3 者，除非考虑病情恶化，一般可以延迟到产后 8~12 周复查。有限的流行病学调查资料显示，产后宫颈病变病灶的自然消退率较低，为 12%~35%，因此，宫颈病变在产后进行及时评估十分重要，而且宫颈病变的消退与否与分娩方式无关。

（3）绝经后妇女：绝经后妇女人群中，ASCUS 较少见。由于卵巢功能退化，缺乏雌激素的作用，宫颈萎缩，移行带往往退缩至宫颈管内，给细胞涂片取样和阴道镜检查造成困难。对此特殊人群的宫颈病变筛查可以通过 HPV-DNA 检测和宫颈管取样评估对细胞学异常的绝经后妇女进行分流管理。有时需要局部应用雌激素后 1 周再作阴道镜检查。

（4）免疫缺陷妇女：诸如糖尿病、系统性红斑狼疮（SLE）、肝肾疾病等人体免疫功能低下的妇女人群，由于不容易清除 HPV 而导致持续感染状态，是宫颈病变的高危人群，应当引起更多的关注。宫颈细胞学筛查异常和宫颈病变的诊疗流程与普通人群无异，但应同时强调系统性疾病的及时、有效的治疗和控制。

2. 阴道镜检查需要强调质控　阴道镜检查技术作为女性下生殖道癌前病变诊断的关键技术，在"细胞学、HPV-DNA- 阴道镜 - 组织学"三阶梯诊断程序中起到桥梁的作用。然而，阴道镜检查诊断的准确性通常受阴道镜医师的经验和技术水平的影响，对结果的判断有时难免掺有主观判断，可导致诊断结果出现较大差异。故阴道镜检查质量控制尤为重要。

阴道镜检查是基于组织形态学的影像学技术，它不同于传统的影像学检查。通过醋酸或复方碘溶液作用，在有限的时间（10 秒 ~3 分钟）内观察子宫颈上皮和血管的形态变化特征。其原理是醋酸引起宫颈上皮组织肿胀，细胞核酸蛋白和角蛋白发生可逆性的凝固或溶淀，冷光源无法透过上皮层凝固的蛋白，反射光呈现白色。因此，上皮细胞核蛋白与角蛋白的含量和浓度决定了醋酸试验的效果；另外，阴道镜图像变化受醋酸的浓度和作用时间的影响和限制很大。故正确的使用检查试剂、设备性能和使用环境均会对质量控制产生影响。

阴道镜检查首先应观察原始宫颈血管、病变部位和表面轮廓、颜色以及边界是否清晰，先存储一幅原始图像用于同涂醋酸后的图像进行对比。醋酸作用后的上皮形态和颜色变化，至少需等待30秒后才会完全出现，醋酸试验的观察时间太短会遗漏对颜色改变的观察甚至误诊，醋酸反应在3分钟左右消失。若涂抹次数过多或时间间隔较长可影响检查结果。醋酸作用后的图像应与原始图像对照观察和评估。

宫颈病变常发生在宫颈上皮的移行区，部分妇女（尤其是绝经期前后的妇女）的宫颈上皮鳞柱交界上移至颈管内，约占12%~15%；而阴道镜难以观察到宫颈管内的病变，常造成假阴性，必要时应作宫颈管搔刮术，有时甚至需要行宫颈锥切活检才能明确诊断。宫颈病变常呈多中心病灶，图像变化多样，甚至无异常图像。有时移行带显示不完整，加之受到炎症、出血、阴道镜医师的经验等诸多因素的影响，易造成诊断过高，导致治疗过度；或诊断过低，导致治疗不足。

对阴道镜图像量化评估方法的正确使用亦影响着阴道镜检查的质量。Reid评分是为了实现阴道镜检查量化控制要求而产生的一种评估方法（表2-2）。

**表2-2　Reid评分**

| 阴道化所见 | 0分 | 1分 | 2分 |
| --- | --- | --- | --- |
| 边界 | 呈湿疣状或微乳头样轮廓，边界模糊。边界呈云絮状或羽毛状。有锯齿样、角状病变。有卫星样病变，移行区外侧有醋酸白色病变 | 病变区轮廓光滑、直而规整，边缘锐利 | 边界呈卷曲状、病变区域内可有上皮脱失及各种混合性病变 |
| 颜色 | 明亮、雪白。一过性、模糊、半透明性白上皮 | 明亮，白色程度较差，或间断呈白色 | 污浊，呈牡蛎灰色。持久性，稠密的醋酸白色 |
| 血管 | 细点状或细小镶嵌。管径细小不规则、非扩张血管环。毛细血管间距狭窄 | 应用醋酸后未见血管表面 | 粗点状或大的镶嵌。个别血管扩张。毛细血管间距较宽 |
| 碘反应 | 碘试验（+），产生一种赤棕色。按以上标准（2/6）时，而碘试验（–），即病变区呈芥末黄色，视为低度病变 | 部分碘着色。斑驳的，龟背样表现 | 按以上标准（3/6），而碘试验（–），即病变区呈芥末黄色，视为高度病变 |

注：评分：0~2分：HPV/CIN1；3~5分：CIN1~2；6~8分：CIN2~3。

阴道镜医师的经验对于阴道镜检查的诊断符合率很重要。复旦大学附属妇产科医院宫颈疾病诊疗中心回顾性总结2002年4月至2005年6月间所实施的宫颈LEEP 1530例。患者年龄18~71岁，平均为（36.95±0.19）岁。经与LEEP活检组织学诊断结果比较，阴道镜引导下宫颈活检诊断CIN的总体准确性达到84.02%，对宫颈浸润癌诊断的准确性达到97.14%，仍有2.86%的漏诊率。就阴道镜检查的质控标准而言，与国外同类研究相比，该研究结果是令人满意的。

欧洲阴道镜协会于2005年12月推出了阴道镜技术操作指南，其中对阴道镜医师的培训要求也做了十分具体而严格的计划。指南中明确规定，所有的阴道镜医生必须通过英国阴道镜和宫颈病理学会（BSCCP）/皇家妇产科联盟（RCOC）的认证，并且每三年需重新认证一次。目前，我国尚缺乏对阴道镜医师的规范化培训和资质认证统一的规范和标准，部分基层医师可通过在上级医院或宫颈疾病诊疗中心进修培训，学习相应的诊疗规范和参与临床病例的检查。

3. 对宫颈管搔刮术（endocervical curettage，ECC）临床价值的重新认识宫颈细胞学检查异常的妇女通常会进一步行阴道镜检查，但在阴道镜检查时是否行宫颈搔刮术（ECC），在学术界仍然存在争议。满意的阴道镜图像需要满足以下条件：①可以观察到完整的移行带（TZ）和鳞–柱交界（SCJ）；②宫颈病灶完全可见。阴道镜因其自身的局限性，只能观察宫颈阴道部的组织，对宫颈管内可能存在的异常则无能为力。

20世纪70年代，ECC尚未被阴道镜医生重视和采用。当时，宫颈消融技术为CIN治疗的主要手段，但在治疗后的短期随访过程中，部分妇女发生了宫颈浸润癌。回顾性分析认为该人群可能为宫颈病变治疗前的阴道镜评估漏诊或为宫颈管病灶未被发现所致；由此，ECC作为诊断宫颈病变的一个重要参考指标开始受到重视。然而，随着宫颈锥切术的应用，多数宫颈管内的病灶可以通过术后组织学检查确诊，且也有文献报道 ECC 阴性并不意味着宫颈管没有病变。ECC 的应用价值受到了质疑。

通常认为，对于具有满意的阴道镜图像的患者，ECC 是不需要的。下述情况应进行 ECC：

（1）不满意的阴道镜图像：宫颈细胞学检查异常，阴道镜下未发现病灶或 TZ 无法完整看到（尤其是绝经妇女，其 SCJ 多已完全回退宫颈管内）。

（2）宫颈细胞学检查显示出现异常的腺细胞，即使阴道镜图像满意，应行 ECC，同时行深部活检。

（3）阴道镜活检为低级别 CIN，希望采用保守治疗，而非 LEEP/LLETZ 活检或治疗时，应行 ECC 以排除宫颈高级别病变。

（4）CIN 患者进行宫颈锥切后，病理组织学检查发现宫颈管切缘阳性者，在治疗后的随访中，宫颈细胞学和阴道镜检查的同时应进行 ECC 检查。

（5）原位腺癌宫颈锥切术后，需要保留生育功能的妇女，术后随访中，宫颈细胞学和阴道镜检查的同时应进行 ECC 检查。

4. 妊娠期 CIN2~3 的治疗决策　宜更严格或宽松？妊娠期妇女 CIN2~3 的发生率约为 1/750。有关细胞学及阴道镜检查的相关内容前面已经详细表述，在此不再赘述。有关其治疗，因目前缺乏充分的循证医学证据表明妊娠本身可促进宫颈癌的进展和预后不利，故多数学者认为在妊娠期，排除宫颈浸润癌后，CIN2~3 可以保守治疗至分娩后再行进一步处理。

妊娠期合并 CIN 者在完成分娩之后应及时随访复查。除非考虑病情恶化，一般可以延迟到产后 8~12 周复查。有限的流行病学调查资料显示，产后 CIN 病灶的自然消退率较低，为 12%~35%，因此，CIN 在产后进行及时评估十分重要，而且 CIN 的消退与否与分娩方式无关。

5. See&Treat 的争议　See&Treat 即"即诊即治"。1990 年，由 Bigrigg 等提出，针对细胞学和阴道镜检查均为异常的妇女，立即应用 LEEP 行宫颈锥切术，省略宫颈活检这一步骤。即一次就诊同时完成诊断和治疗。对于患者而言，具有减少就诊时间和就诊次数、降低诊疗费用等优点。随着"即诊即治"在临床的较大规模应用，国外多位学者对"即诊即治"的利弊进行了观察和重新评价。

多数学者肯定了"即诊即治"的优点，首先其减少了患者的诊疗时间，降低了诊疗费用，从卫生经济学的角度而言是值得推广的。LEEP 已经被认为是相当有效的治疗 CIN 的方法，它可以提供完整的组织标本供病理检查。阴道镜检查因其本身的局限性，在识别早期浸润癌时具有准确性欠佳的不足。"即诊即治"可以降低细胞学检查异常时的阴道镜检查假阴性率，提高宫颈癌的检出率。有研究比较"即诊即治"方法和传统的两步法，即"阴道镜检查活检加 LEEP 宫颈锥切术"，两组间的手术并发症、过度治疗发生率、需要进一步治疗患者的数量等指标之间没有统计学差异。故而认为："即诊即治"是安全有效的。但同时强调阴道镜检查者的经验非常重要，"即诊即治"模式应仅限于细胞学和阴道镜检查高度提示高级别 CIN 的患者。

随着"即诊即治"诊疗模式的推广，也有文献报道，"即诊即治"可能导致过度治疗或导致部分无须治疗的妇女接受宫颈锥切手术。宫颈细胞学检查提示低级别 CIN 的妇女，40.75% 的 LEEP 活检组织标本病理显示为正常组织；阴道镜检查提示为低级别 CIN 者，54.2% 的 LEEP 活检标本是正常的。与之相对应的是，如果细胞学检查提示为高级别 CIN，85.5% 的宫颈锥切组织标本经病理证实为高级别 CIN；如果阴道镜检查诊断为高级别 CIN，82% 的宫颈锥切标本经病理组织学检查证实为高级别 CIN。印度学者的研究显示，过度治疗在细胞学检查提示为 HSIL 人群中的发生率仅为 20%，在 LSIL 人群中为 80%。建议"即诊即治"模式仅适用于细胞学检查为 HSIL，且经有经验的阴道镜医师评估为高级别 CIN 的妇女。由此，"即诊即治"的过度治疗率可降至 2%~6%。

综上所述，"即诊即治"的诊疗模式应仅适用于宫颈细胞学检查为 HSIL，且经有经验的阴道镜专家评估确认的妇女。换言之，应慎重选择"即诊即治"的对象。尤其在年轻女性中，HPV 感染现象较为普遍，其中超过 50% 的低级别 CIN 会自然消退，不应采用"即诊即治"。对生育的要求亦不可忽视，据文献报道，LEEP 宫颈锥切术并非没有并发症，已经有胎膜早破、低体重儿和早产等并发症发生的报道。故对有生育愿望的妇女，应在诊断充分，手术指征明确后实施手术治疗。

# 第三章

## 卵巢肿瘤

### 第一节　卵巢良性肿瘤

卵巢良性肿瘤是女性常见生殖器官良性肿瘤，可发生于任何年龄阶段，以生育年龄多发，总体发病率占 0.17%~5.9%，在美国约 5%~10% 女性一生中需行附件手术。

### 一、概述

主要包括：上皮性肿瘤，如黏液性囊腺瘤、浆液性囊腺瘤等。性索间质肿瘤，如纤维瘤、泡膜纤维瘤等。生殖细胞肿瘤，如成熟畸胎瘤等。瘤样病变，如单纯卵巢囊肿，子宫内膜异位囊肿等。

### 二、治疗

除部分直径小于 5cm 瘤样病变可行药物治疗，卵巢良性肿瘤的治疗以手术治疗为主。

**（一）药物治疗**

直径小于 5cm 单纯卵巢囊肿可短期随访，并给予避孕药口服 2~3 个月，部分囊肿可缩小甚至消失。子宫内膜异位囊肿可给予促性腺激素释放激素或孕激素等激素治疗。

**（二）手术治疗**

手术方式以卵巢囊肿剥除为主。年龄大于 45 岁者，行患侧附件切除或全子宫加双附件切除。也有专家建议对于绝经后单房囊肿，尤其是直径小于 5cm，可随诊 3~6 个月，在包块直径增大或发现有实性部分存在后再行手术也不为晚。卵巢良性囊肿发生破裂或扭转等并发症，应急诊手术，根据术中情况行囊肿剥除或附件切除术。

1. 开腹手术　为传统的手术方法，开腹手术切口可选择横切口或纵切口，适用于各种卵巢肿瘤，无论肿瘤的大小及是否有盆、腹腔粘连。故开腹术式适应证广，而且术野开阔，手术难度较小。但开腹手术有手术时间长，出血多，术后肠道功能恢复慢，腹部瘢痕影响美观等缺点，因而目前有被其他微创手术代替的趋向。

2. 腹腔镜手术　术前需根据妇科检查，阴道超声，血清肿瘤标志物等检查排除恶性肿瘤可能。

（1）优点：术中出血少，肛门排气早，发热少，应用抗生素天数少，镇痛剂使用例数少，住院时间短，优于开腹手术。

（2）缺点：费用高于开腹手术，有中转开腹的可能。成熟畸胎瘤或内膜异位囊肿剥除时常易破裂，其内容物有污染腹腔，引起化学性腹膜炎的危险。因此术中要用大量温盐水冲洗腹腔或改为小切口取出囊内容物，尽量避免污染盆腹腔，引起术后化学性腹膜炎的发生。

3. 经阴道手术　卵巢良性肿瘤若直径小于 10cm，排除恶性肿瘤可能后，一般可行阴道手术。

（1）手术方法：将 1∶2000 肾上腺素氯化钠溶液稀释液注入宫颈阴道间隙及阴道直肠间隙。根据肿瘤的位置，选择从阴道前穹隆或后穹隆进入盆腔。进入腹腔后，下推肿瘤或直接钳夹肿瘤，将其全部或部分牵拉至切口处。如瘤体直径小于 6cm，多可于直视下将肿瘤完整剥除。瘤体直径大于 6cm，可先吸净卵巢囊肿内液，待肿瘤缩小后将其牵入阴道内，行囊壁剥除，并修剪剩余卵巢，沿卵巢纵轴缝合卵巢组织。如卵巢肿瘤为畸胎瘤，则于穿刺前应在直肠前壁垫一次性塑料袋，将内容物流入袋中，以免囊液溢漏。如卵巢肿瘤为实性肿瘤，则应尽量向下牵拉肿瘤，将其钳夹，切断及结扎骨盆漏斗韧带，并切除卵巢。

（2）优点：与腹腔镜手术相比，经阴道手术更安全，且手术时间短，腹腔内无肿瘤内容物污染；对肠道功能影响小，术后肠粘连、腹膜炎及肠梗阻的发生率低；手术器械简单，耗材少，可在基层医院进行；腹部无伤口，不影响美观；住院时间短，节约医疗费用。

（3）缺点：实施的可行性与阴道的弹性、卵巢肿瘤大小、部位及活动度有关；对手术医师的手术技巧要求高。

4. 囊肿穿刺术　对于单纯卵巢囊肿及子宫内膜异位囊肿，还可于超声引导下行囊肿穿刺注射硬化剂。于月经干净 3~5 天，阴道超声检查确定囊肿的大小及穿刺的部位和方向，通过导向器进行囊肿穿刺，并抽吸囊液。若囊内液黏稠者，以适量氯化钠溶液反复冲洗囊腔至冲洗液色清或淡红为宜，囊内注入抽吸囊液 2/3 量的无水乙醇冲洗囊腔后，注入等量无水乙醇并留置 15 分钟，再将无水乙醇抽吸干净。

恶性肿瘤为本疗法的绝对禁忌证，因此术前应严格筛选，排除恶性肿瘤的可能，术后抽出液行脱落细胞检查。

本疗法疗效显著，操作简单，对卵巢创伤小，有利于保护卵巢功能，且不良反应少，可以重复使用，不需住院，费用低，易被患者接受。但由于复发率相对较高，适应范围小，因而受到一定局限性。

## 三、妊娠并发卵巢良性肿瘤

妊娠并发卵巢肿瘤及卵巢瘤样病变的发病率报道相差甚大，1：50~1：13000，恶性肿瘤占 2%~13%。据报道在妊娠早期超声发现的卵巢囊肿有 71.9% 可自行消退，如在孕 20 周时仍持续存在者，有 78.6% 为病理性。

绝大多数妊娠期并发的卵巢肿瘤属良性和功能性。妊娠早期卵巢可生理性增大，直径通常小于 5~6cm，呈囊性，一般至妊娠 16 周后，可逐渐缩小或消失，故对于肿瘤直径在 5~6cm 以内非实性者，可结合 B 超判定肿瘤性质，密切随访，若包块逐渐消退，证实包块系生理性囊肿，不必予以干扰。对诊断明确的卵巢肿瘤在妊娠 3 个月内亦暂不作处理，以免手术引起流产，可随访观察。至妊娠 16 周胎盘已经形成时复查，若肿瘤继续存在，可密切随访或行剖腹探查术。对于单纯性及分隔的卵巢囊肿，消退时间不应严格局限于妊娠 20 周内，随诊中 B 超检查是最好的监测手段，B 超既能准确测量肿瘤的大小，也可在一定程度上鉴别良性或恶性病变。如果肿瘤不大，且随诊中无明显变化者，可期待至足月时手术探查；若随诊中肿瘤越来越大，且囊内出现实性成分，则应尽快手术治疗。

1. 手术时间　通常以孕 14~18 周最佳。因为此时胎盘已形成，可替代卵巢的妊娠黄体功能，流产率低，文献报道择期手术的流产率为 1%~4.6%，远低于急诊手术的 14%~40%。

2. 手术方式　可以开腹或腹腔镜下手术，妊娠期间腹腔镜手术注意事项：选择适当穿刺点，随着子宫增大，应将第一穿刺点上移；人工气腹时缓慢充气，腹腔内 $CO_2$ 压力下调到 9~10mmHg，减少 $CO_2$ 气腹对母体血流动力学的影响；使用电凝电切时，边操作，边排放烟雾，减少腹腔对有毒气体的吸收。应选简单、快捷的方法，或者对于单纯性卵巢囊肿，亦可在超声介导下行经阴道或经腹细针穿刺术。

3. 卵巢肿瘤蒂扭转的处理　妊娠并发卵巢良性肿瘤蒂扭转，一经确诊，应立即开腹手术。开腹手术中，除要求动作轻柔、减少刺激子宫外，其他同非孕期卵巢手术需注意的问题相同，如是否伴有腹水，肿瘤的外观性状、质地、内容物等，做出良恶性的初步诊断，必要时做冰冻切片，确定病变的性质。切除蒂扭转肿瘤前，要常规先探查对侧附件情况。良性卵巢肿瘤，扭转时间短的年轻患者，可行卵巢肿瘤扭转还纳术。卵巢肿瘤蒂扭转及手术均可引起流产、早产，术中要求术者动作要轻柔，尽量避免刺激子宫；选择对胎儿无毒不良反应的麻醉药及术后用药；术后给予镇静、保胎治疗及预防感染。

## 第二节　卵巢上皮性肿瘤

### 一、概述

卵巢上皮性肿瘤是最常见的卵巢肿瘤，占原发卵巢肿瘤的60%以上。根据组织学特性，又可分为良性、恶性及交界性。

1. 浆液性肿瘤　是最常见的卵巢上皮性肿瘤，包括良性浆液性囊腺瘤、交界性（或低度恶性潜能）浆液性囊腺瘤和浆液性囊腺癌。

2. 黏液性肿瘤　在卵巢上皮性肿瘤中，黏液性囊腺瘤位居第二，仅次于浆液性肿瘤。同样也包括良性黏液性囊腺瘤、交界性（或低度恶性潜能）黏液性囊腺瘤和黏液性囊腺癌。

3. 子宫内膜样肿瘤　子宫内膜样肿瘤中绝大多数为卵巢内膜样癌，占原发卵巢恶性肿瘤的10%~24%；交界性子宫内膜样瘤较少见，良性子宫内膜样瘤极为罕见。

4. 透明细胞瘤　在上皮性卵巢肿瘤中更为少见，仅占普通上皮性肿瘤的3%左右，多数为恶性，几乎没有良性或交界性透明细胞瘤。

5. 勃勒纳瘤（Brenner tumor）　又名移行细胞瘤，比较少见，约占所有卵巢肿瘤的2%，99%为良性，极少数为交界性或恶性。

6. 混合性上皮瘤　是指上皮性肿瘤中含两种或两种以上的上皮成分，肿瘤按主要成分命名，也分良性、交界性和恶性。良性以浆液／黏液，黏液／勃勒纳瘤多见；交界性以浆液／黏液／子宫内膜样上皮成分混合为多；恶性则以浆液／子宫内膜样／透明细胞混合居多。

7. 未分化癌　由于癌细胞分化太低，组织来源不明，将其命名为未分化癌，因与上皮性卵巢癌有移行，故归属于上皮性卵巢癌。恶性程度高，预后极差。

### 二、上皮性卵巢癌的 FIGO 分期

卵巢上皮性肿瘤的手术—病理分期是根据卵巢肿瘤的性状及扩散部位来分期的。国际抗癌联盟（UICC）有传统的 TNM 分期法，但妇产科医师不擅长此法。国际妇产科学会（FIGO）于1974年对卵巢癌制订了详细的手术病理分期，1986年经再次修正，使用至今，临床医师仍使用这一分期标准。当腹腔液细胞学检查发现恶性肿瘤细胞时，应记述所测标本是腹水还是腹腔灌洗液。如肿瘤包膜破裂，应记述是因手术引起或术前自发性破裂。

Ⅰ期　肿瘤局限于卵巢。

ⅠA　肿瘤局限于一侧卵巢，包膜完整，表面无肿瘤，无腹水。

ⅠB　肿瘤局限于两侧卵巢，包膜完整，表面无肿瘤，无腹水。

ⅠC　ⅠA或ⅠB肿瘤，但一侧或双侧卵巢表面有肿瘤；或包膜破裂；或腹水含恶性细胞；或腹腔冲洗液阳性。

Ⅱ期　一侧或双侧卵巢肿瘤，在盆腔内扩散。

ⅡA　蔓延和（或）转移到子宫和（或）输卵管。

ⅡB　蔓延到其他盆腔组织。

ⅡC　ⅡA或ⅡB肿瘤，但一侧或双侧卵巢表面有肿瘤；或包膜破裂；或腹水含恶性细胞；或腹腔冲洗液阳性。

Ⅲ期　一侧或双侧卵巢肿瘤，盆腔外有腹膜种植和（或）腹膜后或腹股沟淋巴巴结阳性，肝表面转移定为Ⅲ期。

ⅢA　肉眼见肿瘤局限于真骨盆。淋巴结阴性，但组织学证实腹膜表面有显微镜下种植。

ⅢB　一侧或双侧卵巢肿瘤，有组织学证实腹膜表面有种植，其直径<2cm，淋巴结阴性。

ⅢC　腹膜表面种植>2cm和（或）腹膜后或腹股沟淋巴结阳性。

Ⅳ期　一侧或双侧卵巢肿瘤有远处转移。胸水有癌细胞，肝实质转移。

# 三、上皮性卵巢癌的治疗方案

## （一）手术治疗

1. 全面分期手术（comprehensive staging laparotomy）　因卵巢表面无腹膜覆盖，卵巢癌较其他器官恶性肿瘤更容易扩散转移。文献报道肉眼观当肿瘤局限于卵巢时，许多患者已有卵巢外的隐匿性转移，也有文献表明在那些首次未经全面分期手术患者再次行分期手术后，46%~75% 的"早期"患者期别升级，所以对已经无生育要求的卵巢癌患者进行全面的分期手术非常重要。正确的分期对指导治疗和判断预后也很重要。

全面分期手术范围包括取腹水或腹腔冲洗液、切除全子宫和双侧附件、切除盆腔淋巴结及大网膜，必要时腹主动脉旁淋巴结切除和多点活检。详细步骤如下：

（1）切口：从美观出发虽然腹部横切口应优先考虑，但术者更多还是选择腹部正中直切口（自耻骨联合至脐上 4 横指），这样就能充分暴露手术视野，以便更好地探查和切除上腹部的转移病灶。

（2）取腹水：如果有腹水，开腹后首先抽取腹水并送细胞学检查。如果没有腹水，应于盆腔、双侧结肠侧沟和膈下等区域注入 50~100mL 氯化钠溶液做细胞学灌洗。

（3）全面探查：应系统、全面、有序地视诊和触诊整个腹壁及腹腔内的组织脏器。通常从膈下开始，向下方移行，直至盆腔。在探查过程中，应特别留心非妇科来源的原发肿瘤。

（4）局部探查：仔细探查原发卵巢肿瘤，有无累及对侧卵巢，肿瘤包膜是否有溃破，与周围组织是否有粘连，有无肉眼可见的转移病灶。

（5）活检：于最可疑病灶处取活检，术中送冰冻检查确定肿瘤性质。如术中发现肿瘤明显倾向良性，可先行肿瘤剥除，否则即行患侧附件切除。如为双侧卵巢肿瘤，应首先处理恶性可疑大的一侧。

（6）标准手术方式：术中冰冻检查为恶性肿瘤，标准的术式是全子宫和双侧附件切除，双侧卵巢动静脉高位结扎，腹主动脉旁和盆腔淋巴结切除，从横结肠以下切除大网膜、可见转移病灶切除及多点活检。活检部位包括双侧结肠侧沟、腹膜陷凹、盆壁腹面、膀胱子宫反折部以及横膈下区域。

2. 首次手术后再次分期手术（restaging）　这是在充分理解了全面分期手术的意义后提出的一个新的手术名称。由于首次为急诊手术或所就诊医院的医疗技术等原因，部分患者只进行了肿瘤切除或单侧附件切除或子宫和双附件切除，没有进行全面分期手术，手术后亦未接受化疗和其他任何治疗。再次进行的分期手术的手术方式和手术范围与首次全面分期手术相同。

哪些患者需要做再次分期手术呢？以下患者均应进行再次分期手术：

（1）可疑 IA 期或 IB 期分化为 1 级的患者。

（2）可疑 IA 期或 IB 期分化为 2 级选择不行化疗而随访观察的患者。

（3）可疑 IA 期或 IB 期分化为 2 级考虑有可以切除的残留病灶的患者。

（4）可疑 IA 期或 IB 期分化为 3 级或 IC 期考虑有可以切除的残留病灶的患者。

可疑 IA 期或 IB 期分化为 2 级或 3 级或 IC 期考虑无残留病灶的患者，可行再次分期手术或先行 6 疗程化疗。

3. 保留生育功能的手术（fertility preservation laparotomy）　保留生育功能的手术是指不影响治愈率而保留生育功能的手术，即切除患侧附件、大网膜和盆腔淋巴结，保留子宫和对侧附件。上皮性卵巢癌虽然多发生于老年妇女，也可发生在年轻的未生育妇女，文献报道 30 岁以下患者约占 8%。因平均生育年龄普遍推迟，许多患者仍有生育要求，所以对未生育的年轻妇女发生上皮性卵巢癌，尤其是早期卵巢癌后，确实应该考虑保留生育功能。因上皮性卵巢癌死亡率高，且大约 15%"正常外观"的对侧卵巢有镜下浸润，因此对上皮性卵巢癌患者施行保留生育功能的手术仍存在争议。

对于上皮性卵巢癌患者施行保留生育功能的手术应该根据患者的年龄、病理类型及手术病理分期进行谨慎地严格选择。指征如下：

（1）患者年轻，有生育要求。

（2）术后分期为 IA 期。

（3）术后确诊细胞分化程度好。

（4）对侧卵巢外观正常、活检阴性。

（5）腹腔细胞学检查阴性。

（6）"高危区域"（子宫直肠陷凹、结肠侧沟、肠系膜、大网膜和腹膜后淋巴结）探查活检均阴性。

（7）有很好的随访条件。

（8）完成生育后视情况再行手术切除子宫和对侧附件。

（9）术前与患者和家属知情告知。

因某些因素的影响，往往使有指征行保留生育功能手术的年轻患者错过机会。这些因素包括：

（1）因急性腹痛进行的急诊手术，术前术者未考虑到恶性的可能性或缺乏对不同卵巢癌生物学特性的认识，术前未能与患者和家属做详细的知情告知。

（2）患者的首次手术不是在有肿瘤专科的医院进行，经过了不适当的分期和不必要的双侧附件切除术。

（3）因病理诊断错误选择了不合适的术式：在决定是否选择保留生育功能手术时，不能过分依赖冰冻切片检查。当组织学诊断出现困难时，对年轻患者来说即使冒着再进行第二次手术的风险，也要等待明确的石蜡切片报告后再决定合适的手术方式，切忌轻易切除子宫和对侧附件。随着近年来生殖辅助技术的发展也给年轻未生育的卵巢癌患者带来更多的生育机会。供体卵子移植和激素支持疗法可使一个双附件已切除的卵巢癌患者进行正常的子宫妊娠。如果因肿瘤侵犯而切除了一侧附件和子宫，可从患者保留的卵巢中获取卵细胞，并与其丈夫的精子进行体外受精，将胚胎植入代孕者子宫内。所以对那些不适合行保留生育功能手术的年轻未生育的患者，即使传统的卵巢癌手术方式也能给患者带来生育可能。

4. 细胞减灭术（cytoreductive surgery） 细胞减灭术，又称减荷术，是指术者在术中尽最大努力切除原发灶及一切转移瘤，力争使残余病灶 <2cm，即为满意的或成功的细胞减灭术。尽管妇科肿瘤学家一直在坚持不懈地努力寻找早期诊断卵巢癌的方法，但是由于卵巢的特殊解剖位置，大部分患者在首次诊断时已是 FIGO Ⅲ期或Ⅳ期，常伴有盆腹腔的广泛转移，在剖腹探查时，要想完全切除肉眼可见的所有病灶并做全面分期手术往往相当困难，这时术者应尽量切除大块病灶，减少肿瘤负荷，使单个残留病灶直径 <2cm。肿瘤细胞最佳减灭术的标准是指肿瘤残余直径小于 1cm 还是小于 2cm，其意见尚不统一，但多数学者主张以残瘤体积直径小于或等于 2cm 为最佳减灭术的标准，如果超过这个界限，则患者平均生存时间就不可能有明显的延长。

对于绝大多数人类实体瘤来说，只有将所有的肿瘤彻底切尽，手术才有意义，但是对卵巢癌来说，即使肿瘤不能被彻底切除，只要将肿瘤体积尽可能缩减，手术就有意义。

（1）可以通过减少肿瘤负荷的直接作用，来减轻肿瘤对宿主的直接损害：由于肿瘤的增长，机械性干扰胃肠功能，并逐渐加重；小肠浆膜种植即使是最低限度的浸润，也会因肠肌层神经丛的传导障碍而使小肠功能紊乱，导致不全肠梗阻或称"假性肠梗阻"，与外科的不全小肠梗阻相似，影响营养吸收，长期进行性营养不良，这是肿瘤自然发展过程对宿主的损害。通过肿瘤细胞减灭术，使肿瘤体积缩小，直接减轻肿瘤对宿主的直接损害，减少肿瘤对宿主新陈代谢的不利影响，增强患者维持其营养状况的能力，改善患者全身状况，提高患者生活质量，增强患者耐受强力化疗的能力。

（2）增强术后化疗的效果：大块状的肿瘤中含有较多的静止期或非增殖期的细胞，这对化疗很不利。通过大块的肿瘤切除不仅去除了血供差且对化疗不敏感的肿瘤，肿瘤细胞减灭术还可使大量的静止期细胞转向活跃的分裂期，以此来增加化疗的敏感性。临床上 Matthew 等人的研究也对此进行了很好的论证，他们曾分析了近 10 年来有关的 12 篇文献，发现满意的肿瘤细胞减灭术后患者对化疗的完全缓解率达 43%，而不满意的肿瘤细胞减灭术后患者对化疗的完全缓解率仅为 24%。肿瘤细胞减灭术的彻底性直接影响术后化疗的效果。另外，随着肿瘤体积和细胞数量的增加，突变和药物耐受细胞集落形成的概率也随之增加，因此，肿瘤细胞减灭术在理论上另一个重要意义是它既可去除已经形成的耐药细胞集落，同时还可以减少新的耐药细胞株产生。

（3）通过首次细胞减灭术改变患者预后，提高患者的生存时间：这是肿瘤细胞减灭术最重要的临床意义。

早年的研究表明，手术的彻底性或残余肿瘤的数量与生存期有关。早在 1968 年 Munnell 通过回顾性调查研究发现，卵巢癌患者术后残余病灶直径大小与生存时间成反比，与部分切除或仅行活检的患者相比，其生存率提高了，强调手术的彻底性是延长生存时间的关键，率先提出了最大限度手术的原则。以后 Griffiths 和其他学者的研究进一步确定残余病灶直径大小与生存时间成反比关系。残瘤直径小于 1~2cm 者，其生存时间较大块残余肿瘤者明显延长。近 20 多年来，随着细胞减灭术相关理论的发展，人们对这种手术意义的认识更明确。确定残余直径小于 1~2cm 者为最佳肿瘤细胞减灭术。如果超过这个界限，则患者平均生存时间就不可能有明显的延长。

目前晚期上皮性卵巢癌细胞减灭术尚无统一的模式，对手术范围也没有统一的界定，这要根据患者的个体情况和手术医师的手术技巧及医疗水平来决定。在一般情况下，应该竭尽全力尽可能将肿瘤切净或基本切净。如有可能实现最佳减灭术，在患者身体状况允许的情况下就应该不惜切除受累的肠管、脾脏及其他器官，以延长无进展期，提高生存期。为了完成这种手术，有 13%~36% 的病例可能要做肠切除，5% 的病例要做泌尿道切除。判断一个患者能否耐受广泛性手术是困难的，如果不能做出正确的决定，可能会减少治愈的机会或增加并发症的危险。特别是对于像Ⅳ期的晚期卵巢癌，如果认定不可能或很少有希望完成最佳减灭术者，我们通常要避免行这种广泛性手术，而仅仅切除那些能够切除的病灶，而不能切除主要器官，包括肠切除及吻合术，低位泌尿道切除术，以缩短手术时间，减少并发症的发生，术后可通过化疗使肿瘤缩小后再行二次减灭术。

5. 二次减灭术（secondary cytoreductive surgery）　卵巢癌的二次细胞减灭术是指患者在完成全疗程的化疗之后仍存在持续性或复发性病变而施行的手术，包括间歇性二次减灭术、二次探查术中二次减灭术、复发性二次减灭术和进展性二次减灭术，这一定义有别于上皮性卵巢癌的二次手术。卵巢癌二次手术泛指第一次手术后进行的任何二次手术，除二次细胞减灭术外还包括以下手术。

（1）再次分期手术：卵巢癌首次手术时未能充分探查，手术分期可能不准确而再次手术探查，明确手术分期和再次"缩瘤"。

（2）间歇性细胞减灭术：患者首次手术残留大块肿瘤，经短期的诱导化疗之后（通常 2~3 个周期）而施行的手术。尽量切除原发和转移病灶，以提高随后化疗的反应，提高生存期。

（3）二次探查术：在完成了规定的化疗（标准是 6 个疗程）之后临床上无病灶存在而行的手术探查。

（4）姑息性二次手术：患者因疾病进展有明显的症状和体征（如胃肠梗阻）而施行的手术，其目的是在最短的时间内缓解症状。

自从报告表明残余肿瘤直径和存活期之间的负相关关系之后，肿瘤细胞减灭术联合术后化疗已成为晚期上皮性卵巢癌初期治疗的主要手段。虽然首次细胞减灭术效果的前瞻性随机临床试验尚未完成，但是间接证据表明，对患者成功地施行首次细胞减灭术可提高生存期，从首次手术的效果推动人们对二次手术的努力。经过近 10 ~20 年的努力，训练有素的妇科肿瘤医师可成功完成近 60% 的二次细胞减灭术，但由于各种原因，二次细胞减灭术的效果仍有很大的争议，而且难以证实。首先二次细胞减灭术已在不同患者群体中施行，故很难对该手术得出一致的结论。另外，接受二次细胞减灭术的患者由于受到选择标准的影响而结果不同。还有妇科肿瘤医师的技术水平和对手术风险的认识不同也可影响二次细胞减灭术的成功。

总的来说二次细胞减灭术一般包括以下 4 种情况：

（1）间歇性大块肿瘤切除术：指首次细胞减灭术腹盆腔内残留大块肿瘤经短期化疗后进行二次细胞减灭术（间歇性二次减灭术）。

（2）首次治疗后临床病灶隐匿，但在二次剖腹探查手术时发现有可切除的病灶（二次探查术中二次减灭术）。

（3）完成首次手术和化疗后临床上有明显复发病灶而进行二次细胞减灭术（复发性二次减灭术）。

（4）首次细胞减灭术后，初次化疗期间仍呈进展的病灶而进行二次细胞减灭术。

许多学者认为，（1）和（2）组病例最适合施行二次细胞减灭术。越来越多的证据表明，间歇性大块肿瘤切除术确实有利于延长患者的生存期。（2）组患者接受二次探查术时，切除隐匿的病灶亦是可取的，其并发症少，且有利于延长生存期。（3）组病例经选择后亦同样适合于行二次细胞减灭术。（3）组中效果最好的是那些复发前有长时间无瘤期的患者，因为有长的无瘤期的患者对二线化疗药物可能有很高的反应率。Markman 等的报告表明，以前用以铂类为基础的联合化疗患者中，若在二次手术前 24 个月内未做任何治疗者，则对相似的以铂类为基础的二线联合化疗方案有 77%（17/22）的临床完全反应率和 32%（7/22）的手术证实的完全反应率。因此二次细胞减灭术最适合于那些有长的无瘤期的患者。Vaccarello 等报道，二次探查术阴性而后又复发的患者，若能再次手术切除大块肿瘤，使残留病灶小于 0.5cm 者，则生存时间明显延长。从他们的报告中已得到证实，证明以铂类为基础的联合化疗后复发，而在二次手术时能完全切除肿瘤的患者似乎是二次细胞减灭术仅有的明显受益者。已有资料表明，对（4）组患者来说，二次细胞减灭术是无作用的。这些患者的预后都很差，对其施行细胞减灭术将会增加术后并发症发病率而没有长期效益。Morris 等报道，对化疗无反应的患者，理想的细胞减灭术会有短期的生存效果，但对生存期无明显改善。Morris 等的结论是，对这组患者而言，缺乏有效的二线化疗药物是二次细胞减灭术无明显效益的主要原因。因此，妇科肿瘤医师在决定是否施行二次细胞减灭术时，应该清楚患者对术后化疗有无反应。

总之，以下的因素有利于二次细胞减灭术：

（1）完全缓解至复发有较长的时间（12 个月或更长）。

（2）有可能完全切除残留病灶或复发灶。

（3）以往对诱导化疗有反应。

（4）身体状况良好。

（5）患者年龄较轻。

二次手术时发现下列几种情况时应停止继续施行二次细胞减灭术：

（1）下列部位的大块病灶：肝实质内转移，肝门、肾盂处病变及肾静脉以上的腹主动脉旁淋巴结肿大。偶尔，局灶性肝转移者可行部分肝切除或冷冻治疗。

（2）小肠系膜根部被肿块组织包裹和挛缩，小肠袢形成特有的菜花样外观或大部分腹膜表面被弥漫性肿瘤组织覆盖。

（3）膈表面的大块病灶：Kapnick 等报道，膈的大块肿瘤（>5cm）可能侵犯胸部。这些患者的中位存活期仅 8 个月。另外，这些患者的切除通常需要一种合成组织网修补，如 Marlex 网。其手术潜在的严重并发症（如气胸，膈神经损伤）使这些手术弊大于利。

6. "间歇性"细胞减灭术或"中间性"细胞减灭术（interval cytoredution）　对于多数卵巢癌患者，诊断时已属晚期，要想进行满意的肿瘤细胞减灭术，将残余肿瘤直径缩减为 <2cm 是相当困难的。根据文献报道，即使是专业的妇科肿瘤医师也仅能对 35% 的 Ⅲ、Ⅳ 期卵巢癌的患者完成满意的肿瘤细胞减灭术。对于某些估计难以切净或基本切净的晚期卵巢癌病例，先用 2~3 个疗程化疗（又谓新辅助化疗），然后再行肿瘤细胞减灭术，这就是所谓的"间歇性"细胞减灭术或"中间性"细胞减灭术。

"间歇性"细胞减灭术或"中间性"细胞减灭术的临床价值，也是妇科肿瘤医师最关心和争议的问题。欧洲癌症治疗研究组织（the European Organization for Research on Treatment of Cancer，EORTC）最近进行了大样本的前瞻性随机对照研究，来评价"间歇性"细胞减灭术或"中间性"细胞减灭术的意义。结果显示该手术对患者预后有益，不管是疾病缓解期还是总生存期都有较明显的提高。也有文献报道经过新辅助化疗后再行"间歇性"细胞减灭术或"中间性"细胞减灭术可促使减灭术的成功，但对患者预后无明显意义。还有作者认为该术式对后续化疗不利，容易导致化疗耐药的产生，建议一旦明确诊断，应力争尽早完成肿瘤细胞减灭术。总之"间歇性"细胞减灭术或"中间性"细胞减灭术的临价值还不十分确定，有待进一步研究。

7. 二次探查术（second-look laparotomy）　二次探查术在临床上又称二探术，是指晚期卵巢癌患者经过首次满意的肿瘤细胞减灭术后，完成标准而完整的既定化疗方案后，无论是临床上还是影像学和血清学均未发现肿瘤存在的依据，为了全面了解盆腹腔内有无残留病灶，了解化疗效果，决定下一步治疗方案而进行的第二次剖腹探查手术（二探术）。

在 20 世纪 70 年代，像 CT、MRI 和超声波等无损伤检查手段不能检测到腹腔内直径 <1~2cm 的病灶，特别是腹膜、肠系膜、大网膜上的肿块更易遗漏，所以在当时二探术评价卵巢癌的疗效方面起着重要作用，

广为妇科肿瘤医师应用。

对二探术的临床价值，近年来也有较多的争论。早期的资料显示二探术并不提高卵巢癌患者的生存率，但是随着像托泊替康、脂质体、多柔比星、多西紫杉醇（Taxotere，商品名泰索帝）等新的二线化疗药物应用于临床，二探术对患者显示出了治疗作用，尤其是二探术阴性随后巩固治疗和二探术中发现微小残余病灶后实施腹腔化疗的患者，二探术的意义可能会更明显。

首次手术后残留病灶直径的大小和术后的病理分期与二探术中阳性发现相关，所以多数学者主张早期（Ⅰ、Ⅱ期）卵巢癌无须行二探术。不满意的细胞减灭术后，二探术中阳性率为77%，而满意的细胞减灭术后，二探术中阳性率为50%。Ⅲ期卵巢癌患者首次肿瘤细胞减灭术如能切除所有肉眼可见的肿瘤，二探阴性率可达70%以上。然而，二探阴性并不意味着治愈了卵巢癌。因为即使再仔细地二探术也会遗漏隐形的微小病变，有时卵巢癌也会转移到腹腔以外的部位，这些部位二探术是无法发现的。文献报道二探阴性的卵巢癌还会有50%的复发，且一旦复发，预后都很差。在二探术中发现较大的残余灶，约80%的患者在术后36个月内死亡。而二探术为镜下阳性者，预后都很好，5年生存率可达70%，对这部分患者应给予积极的治疗。

随着辅助诊断技术的提高，有望能代替部分二探术，使患者免于一次开腹手术。如不断改进的腹腔镜设备，CT、MRI、PET影像学检查以及可靠的血清肿瘤标志物检查等。所以近年来二探术在临床上的应用价值日益受到妇科肿瘤医师的质疑。

上皮性卵巢癌的腹腔镜手术：随着腹腔镜设备的不断更新和发展以及手术医师操作技术的不断提高，腹腔镜技术在妇科恶性肿瘤中的应用也得到了很快的发展，使过去妇科肿瘤医师们认为腹腔镜手术不能涉足的妇科肿瘤领域，现在已经或者正在成为妇科腹腔镜手术良好或首选的适应证。妇科肿瘤医师们对某些传统的诊断和处理方法提出了挑战。

70年代初期，妇科肿瘤学家开始将腹腔镜应用于卵巢癌的手术治疗，但由于卵巢癌的特有生物学行为，腹腔镜在卵巢癌的诊治中没能像子宫内膜癌和宫颈癌那样得到广泛应用。腹腔镜主要用于早期卵巢癌的诊断和代替部分卵巢癌治疗后的二探术。

腹腔镜在卵巢癌手术应用中缺陷包括：在早期卵巢癌诊断时容易导致肿瘤破裂，促使肿瘤扩散转移；不能扪及胃肠道内的转移或原发肿瘤；遗漏微小病灶而不能准确诊断、准确分期；卵巢癌的首次手术易引起盆腔粘连，使腹腔镜二探术的使用受到限制并且易致肠管损伤；不能直接触诊后腹膜淋巴结的情况。

### （二）化疗

1. 新辅助化疗　新辅助化疗又名先期化疗，是指在明确卵巢癌的诊断后，经术前评估术者认为不能成功进行细胞减灭术的晚期卵巢癌患者，选择相应而有效的化疗方案，先给予患者有限疗程的化疗，然后再行手术治疗，期望通过有限疗程的化疗，有效地减少肿瘤负荷量，提高手术彻底性，改善患者的生存率。

由于术者的技术水平不同，文献报道的晚期卵巢癌患者在初次诊断后能成功进行满意细胞减灭术的比例从17%~87%不等，平均为35%。既然许多患者在首次手术中不能成功进行细胞减灭术，因而有些学者探索在首次减灭术之前短期化疗的好处。这种化疗最早应用于宫颈癌和子宫内膜癌，又称为降分期化疗。近年来新辅助化疗也开始应用于卵巢癌的治疗中，经2~3周期化疗后明显提高了减灭术的成功率。更多疗程的新辅助化疗可能会诱导肿瘤耐药性产生，不利于肿瘤细胞减灭术后的常规化疗的进行。

新辅助化疗的价值主要在于它可大大地改善晚期卵巢癌肿瘤细胞减灭术的成功率，这一点已经得到了多数妇科肿瘤医师的普遍认可，能否延长患者的生存时间，这还有待临床医师的进一步研究。

有学者认为若估计首次肿瘤细胞减灭术不能达到最佳水平，可先行化疗，而不是等待间歇性细胞减灭术。由于术者的手术技巧不同，所以对能否成功进行肿瘤细胞减灭术的判断标准也不一样，只能由参加手术年资最高的医师来决定，但有些新辅助化疗的相对适应证可以参考，包括患者有大量胸腹水，重度营养不良（血清蛋白<2.8g/dl，体重下降超过10%~15%）以及同时存在严重的并发症，如慢性阻塞性肺疾病，心肌缺血或年龄超过75岁，这些患者有发生肺、肾、心及肠诸多并发症及术中、术后发生凝血疾病的高度危险性。此外，锁骨上淋巴结转移，腹主动脉旁大的转移病灶，肾血管以上的腹膜后间隙有转移病灶，多发性肝转移，肾蒂、肝门有转移病灶的患者手术前最好给予2~3个疗程的新辅助化疗。

随着治疗的进步，新辅助化疗将来有可能以多种方式提出讨论，特别是前瞻性随机化研究。如果化疗非常有效，则细胞减灭术可能根本不需要。除非化疗的效果非常好，否则进行理想的细胞减灭术对大多数病例看来是恰当的（同时可以确定肿瘤来源和分期）。

2. 术后辅助化疗　在妇科恶性肿瘤中，卵巢癌对化疗较为敏感，上皮性卵巢癌约有 50% 对化疗有良好的反应，另外卵巢上皮癌常常在盆腹腔广泛种植转移，特别是细小颗粒状癌灶，很难在手术中完全切除干净，即使满意的细胞减灭术也还有肉眼未能发现的转移。卵巢恶性肿瘤患者中除了 FIGO Ⅰa 或 Ⅰb 期高分化上皮癌可以不化疗外，其他期别的卵巢上皮癌在肿瘤细胞减灭术后必须接受多程的正规系统化疗，才能杀灭小的残留癌灶以避免肿瘤复发或延迟复发的时间，这是治疗卵巢恶性肿瘤的基本原则。通过接受正规的系统化疗，卵巢恶性肿瘤患者的长期生存率已有很大的提高，因此，术后辅以正规系统化疗已经成为卵巢恶性肿瘤综合治疗的重要组成部分，由此可见卵巢癌的化疗已由过去的姑息性和一般辅助性治疗地位转变为现在常规综合治疗中不可缺少的重要环节，也是患者术后赖以长期生存的关键性治疗方法。

方案化疗药物和方案：化疗不是随意简单的化学药物的组合，必须强调是"正规的系统化疗"，即应选择作用机制不同、有协同抗癌作用且毒性不相重复的 2~3 个药物配伍组成有效的化疗方案，同时，还应注意药物的剂量、给药途径、间隔时间、化疗疗程数等也必须科学、合理。下面介绍目前常用于卵巢上皮癌的化疗方案：

（1）CP 方案：环磷酰胺（CTX）600mg/m²，静脉推注一次；顺铂（DDP）75~100mg/m²，静脉滴注或腹腔注射，一次，每 3~4 周重复 1 次，连用 6~8 次。这是治疗卵巢上皮性癌的传统经典化疗方案。

（2）TP 方案：紫杉醇 75~100mg/m²，静脉滴注（3 小时内）或腹腔注射，一次；顺铂（DDP）75~100mg/m²，静脉滴注或腹腔注射，一次，每 3~4 周重复 1 次，连用 6~8 次。紫杉醇本是治疗卵巢癌的二线药，对 DDP 耐药的患者经紫杉醇治疗，有效率仍有 22%，GOG 已将 TP 联合化疗作为卵巢癌的一线化疗方案之一，逐渐代替 CP 方案。

（3）CAP 方案：环磷酰胺（CTX）600mg/m²，静脉推注；多柔比星（ADM）50mg/m²，静脉注射，一次，用足 300mg 即为终身剂量；顺铂（DDP）75~100mg/m²，静脉滴注或腹腔注射，一次，每 3~4 周重复 1 次，连用 6~8 次。

（4）PV 方案：顺铂（DDP）75~100mg/m²，静脉滴注或腹腔注射，一次，每 3~4 周重复 1 次，连用 6~8 次；足叶乙甙（VP-16）100mg/m²，静脉滴注或腹腔注射，一次，每 3~4 周重复 1 次，连用 6~8 次。

3. 化疗时间　卵巢上皮癌虽然对化疗有良好的反应性，仍易于转移复发，较长时间的持续性化疗是其治疗的一个特点，但化疗持续多久，即化疗多少疗程对患者的治疗最有益在临床上还未达成共识。化疗期限的长短主要取决于两方面，首先从疾病本身考虑，化疗时间越长越有益，经过充分的化疗，预防或延迟复发，提高生存率。其次从患者的耐受程度考虑，化学治疗的不良反应给患者带来不少痛苦，胃肠道反应、骨髓抑制、肝肾功能损害也较常见，这些不良反应使化疗不得不中断或者必须停止应用。

综合考虑以上两方面，化疗后经过临床、影像学及化验检查结果没有复发的迹象，化疗应当停止。但是有些病灶，并非经物理或影像手段都能得以检测。目前多数作者的看法是术后一年内应完成 8~10 个疗程，然后施行"第二次探查"，若均为阴性发现，可以停止化疗。

4. 化疗途径　上皮癌的化疗，除了全身用药（经静脉或口服）外，还有以下几个途径，或称区域性化疗。

（1）腹腔化疗：因为卵巢上皮癌容易在盆腹腔内广泛转移种植，即使做了细胞减灭术，仍不能排除细小颗粒癌灶的残留。由此可见，卵巢上皮癌采用腹腔化疗应该是合理的，直接的化学药物腹腔内灌注，可使局部获得的药物浓度是静脉注射的 10~1000 倍，可达到杀灭作用。腹腔化疗还可以减轻腹水，且全身反应轻，所以对于一般情况差，难以耐受系统用药及有明显腹水者更适合腹腔化疗。

腹腔化疗的优点：①盆腹腔内局部药物浓度明显增高。②增加了药物与肿瘤的广泛接触和药物对肿瘤的渗透。③降低了血液循环中的药物浓度，同时减少了化疗的不良反应。④药物可通过门静脉吸收，对肝转移有较好的治疗。

禁忌证：①腹腔严重粘连。②全腹放疗史。③病变已超出腹腔范围。

（2）腹腔与静脉双途径化疗：腹腔化疗对盆腹腔内局部病灶的治疗作用明显优于全身用药（静脉化疗

或口服化疗），但对远处转移病灶或病变已超出腹腔范围患者的治疗作用会受到限制，所以在完成一个方案时，腹腔和静脉双途径化疗给药可互补不足，取得较好疗效。

（3）动脉灌注化疗：卵巢上皮癌的化疗多用髂内动脉化疗，目的在于提高髂内动脉血流中的药物浓度、可从腹壁下动脉逆行插管，也可于术中行髂内动脉插管，还可以自股动脉插管。多用于盆腔固定包块的化疗，术前应用使包块缩小，为患者创造手术机会。亦可用于盆腔内的复发肿块的化疗。但对于首次手术后的辅助化疗，其意义尚难肯定。

5. 巩固（或加强）化疗　巩固化疗又称加强化疗或维持化疗，是指经过细胞减灭术后辅助 6~8 疗程化疗结束后半年，再次给予 2~3 疗程的化疗。在卵巢上皮性癌患者经过目前标准的一线化疗后是否有必要常规应用巩固化疗一直存有争议。达到临床完全缓解的患者虽然临床上已无肿瘤存在的客观证据，但体内仍可能残存高达 $1 \times 10^9$ 个癌细胞，只有将癌细胞杀灭至 $1 \times 10^4 \sim 1 \times 10^5$ 个时，残存的癌细胞才有可能被机体自身的免疫系统所杀灭，从而达到根治的目的。从理论上讲，若要防止复发，达到根治效果，单纯一线化疗达到临床完全缓解是不够的，其后的巩固化疗可能有其必要性。为此，近年来国内外开展了一系列临床研究，探讨卵巢上皮性癌巩固化疗的临床应用价值，但结果却显示，巩固化疗用于卵巢上皮性癌的常规治疗目前尚缺乏有力的循证医学依据。尽管有研究显示巩固化疗可使患者的肿瘤无进展生存期延长，但尚缺乏总生存期延长的证据，且是以增加不良反应，降低生活质量为代价。当前，仍应强调卵巢上皮性癌早期诊断和一线化疗规范化的重要性。

6. 放疗　上皮性卵巢癌对放射治疗的敏感性差，但盆腹腔内其他器官对放射的耐受量低，使卵巢癌在放射治疗时往往受脏器耐受量的限制而放射量不足，无法控制残余病灶。仅给予部分控制量，就会有相当一部分患者会发生严重肠道的并发症。文献报道，腹腔放射量 30Gy，盆腔放射量 50Gy，就会有 30% 左右的患者出现小肠梗阻，并需手术处理。另外卵巢癌术后主要依靠化学治疗来杀灭残留的肿瘤细胞，而大面积照射后，骨髓抑制难以及时配合化学治疗，反而影响疗效，因此本病的放射治疗，至今尚有争议。综上所述，只有下列情况可以考虑放射治疗：

（1）Ⅱ期上皮性卵巢癌手术基本切除干净或残余病灶直径在 2cm 以下，可术后加用盆腔放射。

（2）Ⅲ期患者手术基本切除病灶或残余病灶直径在 0.5cm 以下，可加用腹盆腔照射。

（3）晚期病例的姑息性放射治疗，仅可减轻痛苦，稍延长生命。

## 四、上皮性卵巢肿瘤的治疗方案

与宫颈癌不同，上皮性卵巢癌的治疗原则以手术为主，加用化疗、放疗等辅助治疗。

### （一）上皮性卵巢癌的手术治疗

（1）对已经无生育要求的卵巢癌患者进行全面的分期手术非常重要：正确的分期对指导治疗和判断预后也很重要。全面分期手术范围包括取腹水或腹腔冲洗液、切除全子宫和双侧附件、切除盆腔淋巴结及大网膜，必要时腹主动脉旁淋巴结切除和多点活检。对于上皮性卵巢癌患者要求保留生育功能者应根据患者的年龄、病理类型及手术病理分期进行谨慎地严格选择。

（2）首次诊断时已是 FIGO Ⅲ期或Ⅳ期，常伴有盆腹腔的广泛转移，则行细胞减灭术。残瘤体积直径小于或等于 2cm 为最佳减灭术的标准。

（3）对第一次细胞减灭术术后持续性存在或复发性病变施行二次减灭术或"间歇性"细胞减灭术。

### （二）上皮性卵巢癌的化学治疗

有关上皮性卵巢癌的化疗，经过多年的实践和摸索，已有了不少改进。最初在 20 世纪 70 年代单用烷化剂，如噻替哌（TSPA）、白消安等，继而加用抗代谢药物氟尿嘧啶、甲氨蝶呤（MTX）以及抗生素类药物，如放线菌素 D（更生霉素，KSM）等联合用药，仍未能取得较好的疗效。直到 80 年代开始应用顺铂以来，国内外都通过多单位协作，积累大量病例并进行临床分析研究。证明顺铂是治疗上皮性卵巢癌较为理想的药物。通过不同用药方案的对照比较，发现以下几点：①顺铂联合用药比顺铂单一用药好。②顺铂加环磷酰胺（PC 方案）可以取得与顺铂、环磷酰胺及多柔比星（PAC 方案）相同的效果，而前者毒性较后者小。③卡铂取代顺铂也可获类似效果。紫杉醇是 90 年代发现的疗效较好的新抗癌药，由于其独特的作用机制，即促进微管蛋白聚并发抑制其解聚，从而抑制细胞的分裂，故与其他化疗药物无交叉耐药。化疗途径可以采用腹腔化疗、腹腔与静脉双途径化疗和动脉灌注化疗。

### （三）上皮性卵巢癌的放射治疗

不是主要的治疗方法，只有下列情况可以考虑放射治疗：

（1）Ⅱ期上皮性卵巢癌手术基本切除干净或残余病灶直径在 2cm 以下，可术后加用盆腔放射。

（2）Ⅲ期患者手术基本切除病灶或残余病灶直径在 0.5cm 以下，可加用腹盆腔照射。

（3）晚期病例的姑息性放射治疗，仅可减轻痛苦，稍延长生命。

### （四）复发癌治疗

卵巢癌是实体瘤中对化疗较为敏感的肿瘤之一，经过彻底手术再辅以正规的化疗，大部分患者都有良好的反应，但是绝大多数晚期卵巢癌仍容易复发，并可能产生耐药。如何正确处理复发性卵巢上皮癌是当前妇科肿瘤临床最为棘手的问题，至今国内外尚无统一意见。化疗是复发性卵巢癌的主要治疗手段，可以这样认为，只有在没有比较好的二线化疗方案选择余地，才考虑是否再次手术。

在对复发性卵巢癌进行化疗时，为了评估患者的化疗疗效和选择合适的化疗方案，GOG 将复发性卵巢癌患者分成以下 4 类：①复发性卵巢癌（化疗敏感性卵巢癌）：初次采用以铂类为基础的化疗并已获得临床缓解，停药超过 6 个月后出现的复发，认为属于化疗敏感型患者。②耐药性卵巢癌：初次化疗有效，但是，在完成化疗后 6 个月之内出现的复发，应考虑为铂类耐药。③持续性卵巢癌：是指已经完成初次化疗并且明显缓解，但存在残余病灶的患者，又名顽固性卵巢癌。④难治性卵巢癌：初次治疗达不到部分缓解，包括治疗中疾病稳定甚至不断进展的患者。

以上分类法是确定化疗方案的前提，其实在众多研究和临床实践中，常常把耐药性、持续性、难治性的患者归为一组，与铂类敏感的患者分开。总之，复发性卵巢癌的治疗原则是姑息性的而不是为了治愈，尽管二次化疗铂类敏感的患者，可能观察到无疾病进展期与总的生存时间得以延长，耐药性卵巢癌患者，对某些二线药物也能产生暂时有意义的主观或客观的缓解，但是，再次治疗并不具有真正的治愈价值，所以在选择化疗方案和药物剂量时要充分考虑到药物的不良反应，以保证患者的生存质量为前提。

一般认为，对铂类敏感的患者，停铂类化疗的时间越长，再治疗缓解的可能性越大，初次治疗后，无瘤生存超过两年，重新治疗缓解的可能性最大。可选择与一线化疗相似的方案，包括顺铂、卡铂、紫杉醇等，也可选择目前明确有效的二线化疗药物，如和美新、吉西他滨、拓扑替康等，可单药或多药联合应用。

耐药性、难治性卵巢癌治疗相当棘手，预后很差。总的原则是，应该接受可以耐受的单药治疗，或者鼓励参与临床试验，以期发掘并评价新的有效的抗癌药物以及生物治疗方法、姑息放疗或支持疗法，尤其是对活动状态差的患者。持续性卵巢癌或晚期卵巢上皮癌不理想的肿瘤细胞减灭术后，残余灶较大，对治疗缓解的可能性也大，可认为是对化疗有潜在性反应的持续性卵巢癌，治疗的重点在于最大限度地延长无进展生存时间，可以继续使用已经产生疗效的药物，包括增加几个疗程的铂类、单用紫杉醇、紫杉醇联合用药或者选择已经考虑用紫杉醇等非铂类之药物。随着种类繁多的卵巢癌二线化疗药物不断问世，似乎让人们觉得二线治疗选择有很大空间。但是，分析目前资料，总的有效率始终徘徊于 10%~20%，疗效有限而且维持时间短。所以，综合相关的因素，选择某二线方案化疗，两个疗程后就应该认真评价疗效，如果连续两次治疗失败，就不必再盲目尝试，应考虑支持疗法。总之，在复发性卵巢上皮癌的诊治中，还存在大量有争论的问题，目前的治疗策略并不完善，随着研究的不断深入和新的治疗方法的出现，治疗策略也会不断更新。

## 五、交界性上皮性卵巢肿瘤的治疗方案

与上皮性卵巢癌相比，卵巢交界性上皮肿瘤是以上皮异常增生而无间质浸润，低速生长和预后好为特征，约占卵巢上皮肿瘤的 10%~15% 与浸润性上皮癌不同，大多数交界性肿瘤初次诊断时局限于卵巢（Ⅰ期），约占 70%~85%，Ⅳ期患者很罕见。从组织学类型看，最常见的是浆液性和黏液性交界性肿瘤，分别占 50% 及 46%，其他类型较罕见。卵巢交界性上皮肿瘤的手术病理分期同上皮性卵巢癌的 FIGO 分期。卵巢交界性上皮肿瘤与典型卵巢上皮癌相比，另一个特点是发病倾向于较年轻的妇女，其平均年龄为 40~45 岁，

5 年生存率为 90%~100%，10 年生存率大约为 95%。所以其治疗有别于浸润性卵巢上皮癌。

**（一）手术**

与上皮性卵巢癌相同，手术治疗是卵巢交界性上皮肿瘤的主要治疗手段，治愈率高。临床医师根据患者的年龄、肿瘤的组织类型和分期、对生育的要求选择相应的手术方式和范围。

1. 分期手术　卵巢交界性上皮肿瘤没有特别的分期标准，临床上仍按照上皮性卵巢癌的 FIGO 分期标准来分期。对初次诊治的患者如无生育要求与上皮性卵巢癌相同应行全面分期手术，包括腹水或腹腔冲洗液细胞学检查；盆腔、腹主动脉旁淋巴结活检；部分网膜切除；盆腔任何可疑处活检以及两侧腹股沟、子宫、肠窝、膀胱子宫陷凹、盆壁和左横膈处活检。黏液性交界瘤的患者还包括阑尾切除。

大部分患者，到肿瘤专科医院就诊时，已在其他医院经过了不完整的手术，对这部分患者特别是肉眼观局限于卵巢的交界性肿瘤已行手术，但未行手术分期或未行阑尾切除者到底选择什么治疗方案，一直是肿瘤专科医师面临的问题，因为卵巢交界性上皮肿瘤多局限于卵巢生长，发现时多为早期。早期患者淋巴结转移率低，所以完整分期手术显得不像上皮性卵巢癌那么重要。选择治疗方法之前，临床医师必须尽量多搜集资料，首先复习初次手术病理切片，确诊为交界性肿瘤或低度恶性潜能肿瘤；其次临床医师还需要明确初次手术剖腹探查的范围，复习以往的手术记录以了解病变和手术范围；患者腹部瘢痕的大小和位置也可显示初次手术时探查的范围。搜集以上资料的目的在于进一步确定是否为真的交界性肿瘤并确定分期。临床医师可根据以上掌握的资料进行分析，决定是否进行再分期手术。

（1）考虑有病灶残留，不管是否有生育要求均应行再次分期手术。

（2）估计没有病灶残留，患者没有生育愿望且年龄大也要行再次分期手术。

（3）没有病灶残留且初次手术发现肿瘤只局限于单侧或双侧卵巢，其他部位无肿瘤浸润种植的年轻患者可不行再次分期手术，密切随访观察即可。

（4）对初次手术发现肿瘤已有其他部位浸润种植，但手术已切除干净，无病灶残留，也可选择随访观察或按照上皮性卵巢癌治疗。

2. 治疗性手术

（1）保守性手术：是指患侧附件切除术或者患侧卵巢切除术、单纯囊肿（一侧或双侧）切除术、单侧囊肿与对侧卵巢或对侧附件切除术，同时进行完整的手术分期。

保守性手术主要适用于年轻希望保留生育功能的早期（Ⅰ期）患者，尤其是 Ⅰa 期；对 Ⅱ～Ⅳ 期患者如果强烈要求保留生育功能，也可行保守性手术，但要根据术中情况决定术后是否加用辅助治疗。

（2）细胞减灭术：对所有期别的卵巢交界性上皮肿瘤患者，如果没有生育要求，均应行标准的分期手术或细胞减灭术。术后根据情况可选择雌激素替代治疗。手术范围应遵循浸润性卵巢癌的治疗原则，包括腹式全子宫、双附件、大网膜切除、腹腔冲洗液检查、腹膜后淋巴结在内的多处活检及肿瘤切除、黏液性肿瘤还包括阑尾切除、切除肿瘤累及的脏器。

（3）再次灭减术：这是复发性卵巢交界性上皮肿瘤患者的首选治疗方案，也是最有效的治疗措施。卵巢交界性上皮肿瘤多为腹腔内复发，远处转移比较少见，大部分复发灶仍为交界性肿瘤，对化疗不敏感，再次灭减是最佳选择，并且术后长期生存率高。

**（二）化疗**

因交界性肿瘤缺乏足够的有丝分裂活性，对化疗不敏感，所以早期卵巢交界性肿瘤术后不需辅助治疗，这是大多数学者一致的意见。因为早期患者术后辅助治疗不但无益，且有严重不良反应，影响患者的生存质量。对 Ⅱ～Ⅳ 期卵巢交界性肿瘤术后是否需要辅助化疗迄今仍有争议。有学者认为以铂类为基础的化疗证明有效；有学者认为术后加用辅助性化疗不能改善卵巢交界性肿瘤患者的生存率；甚至有学者认为化疗非但无益，反而会带来更严重的不良反应。所以对晚期卵巢交界性肿瘤患者术后是否加用辅助性化疗，可由各肿瘤专科医师根据自己的临床经验决定。

# 六、随访和检测

在妇科恶性肿瘤中，卵巢上皮癌是死亡率最高的，虽然经过理想的肿瘤细胞减灭术和正规系统的联合化疗，70%~80% 的患者可以获得临床完全缓解，但是还是会有 70%~80% 的患者在术后 2~3 年内复发，部分患者产生耐药。加强对卵巢癌的随访检测，及早发现复发，及时调整治疗方案，是卵巢癌治疗过程中的一个重要环节。

**（一）治疗过程中的随访检测**

卵巢癌的正规治疗包括理想的肿瘤细胞减灭术和术后辅助系统的联合化疗，化疗是每隔 3~4 周一次，总共 6~8 疗程，甚至更多，所以卵巢癌的治疗是一个马拉松式的长期治疗，并且化疗常常伴有许多让患者难以承受的不良反应，如果没有专人随访管理，鼓励督促患者定期治疗，可能 50% 以上的患者不能坚持完整治疗，影响疗效。此外，在治疗过程中的随访检测还包括根据患者对治疗的反应定期评价疗效，及时调整治疗方案，才能达到最佳的治疗效果。

**（二）治疗后的随访检测**

卵巢癌患者经过第一阶段的长期治疗后，仍需有专职医师在门诊密切随访检测。

随访间隔时间：术后 1 年内，每个月 1 次；术后第 2 年，每 3 个月 1 次；术后第 3 年，每 6 个月 1 次；3 年以上者，每年 1 次。

主要随访检测内容：

1. 盆腔检查　卵巢癌的复发以盆、腹腔局部复发多见，所以盆腔检查对卵巢癌复发诊断的准确性并不比 CT 和其他检测手段低，特别是对阴道残端的复发，更优于 CT 检查，并且盆腔检查具有价廉、简便、无创、快速等优点，临床医师应该重视盆腔检查的重要性，做到随访每位患者，都行盆腔检查，包括三合诊。

2. 影像学检查　超声、CT、MRI 是临床上普遍使用的影像学检查方法，特别是经阴道超声检查是临床上最常用的诊断卵巢癌复发的影像学检查方法，主要缺点与盆腔检查相同，对上腹腔复发病灶很难发现。CT 检查可弥补超声的不足，对上腹或远处转移病灶起到诊断作用，但 CT 很难发现 1~2cm 的病灶，对空腔脏器的病变和阴道残端复发的诊断率也较低。MRI 却对软组织肿块和 1~2cm 的病灶的诊断均比 CT 好，但价格昂贵，限制了临床普遍应用。

3. CA125　CA125 是目前最常用的诊断和检测卵巢癌的肿瘤标记物，特别是对术前有升高的卵巢癌患者，治疗后随访中，CA125 的轻度升高就要警惕卵巢癌复发，应引起医师和患者的重视，适当缩短随访时间或做一些积极的检查，尽早发现复发病灶，及时治疗。

4. PET 检查　PET（正电子发射体层显像）是一种放射性成像的新技术，在对卵巢癌复发的诊断上要优于 CT，是一种很有价值的新技术。缺点是价格昂贵。

# 第三节　卵巢性索间质肿瘤

## 一、组织分类

卵巢性索间质肿瘤（sex cord strotmal tumors）亦称性索间质肿瘤（gonadal stromal tumors）包括由性腺间质来源的颗粒细胞、泡膜细胞、成纤维细胞、支持细胞或间质细胞（Leydig cells）发生的肿瘤。这些肿瘤可由上述细胞单独形成或由不同细胞以不同的组合形式形成，占卵巢恶性肿瘤的 5%~8%。传统地讲脂质细胞肿瘤（lipid cell　tumors）或类固醇细胞肿瘤（steroid cell tumors）亦包括在性索间质肿瘤这一大类内。以下分类是 Fox. Buckley（1992）改良的 Young. Scully（1984）的分类：

**（一）颗粒 - 间质细胞肿瘤**

由性索的颗粒细胞及间质的衍生成分如成纤维细胞及卵泡膜细胞组成。

1. 颗粒细胞瘤　为低度恶性肿瘤，占卵巢恶性肿瘤的 3%~6%，占性索间质肿瘤的 80%。可发生于任何年龄，肿瘤能分泌雌激素，故有女性化作用。根据病理结构不同又分为成人型和幼女型两个类型。

2. 泡膜细胞瘤　为良性肿瘤，多为单侧实性肿瘤，能分泌雌激素，故有女性化作用。常与颗粒细胞瘤并发存在（以颗粒细胞瘤成分为主者称颗粒 - 卵泡膜细胞瘤，以卵泡膜细胞瘤成分为主者称卵泡膜 - 颗粒细胞瘤）。常并发子宫内膜病变。恶性卵泡膜细胞瘤较少见。根据病理结构不同又分为典型的泡膜细胞瘤、黄素化泡膜细胞瘤和含 Leydig 细胞的泡膜细胞瘤。

3. 纤维瘤　为常见的良性卵巢肿瘤，占卵巢肿瘤的 2%~5%。单侧居多，多见于中年女性。偶见伴有腹水或胸水，称梅格斯综合征（Meigs syndrome），切除肿瘤，胸腹水自然消失。根据病理结构不同又分为含性索成分的纤维瘤、细胞性纤维瘤、纤维肉瘤。

**（二）支持细胞 – 间质细胞瘤（男性母细胞瘤）**

又称睾丸母细胞瘤，罕见。多发生于 40 岁以下的妇女，单侧居多。多为良性，具有男性化作用。根据组成成分不同又分为支持细胞瘤、间质细胞瘤和支持 – 间质细胞瘤。

**（三）其他**

两性母细胞瘤，环管状性索肿瘤，类固醇细胞瘤，不能分类的性索间质肿瘤。

# 二、治疗

对于良性卵巢性索间质肿瘤的治疗应根据手术分期、组织学分类、患者年龄、生育愿望和不同的预后因素选择不同的治疗措施。对于没有潜在恶性的几种性索间质肿瘤患者仅需行手术治疗即可，而对于晚期以及分化差的支持—间质细胞肿瘤或伴有异源性成分的患者，需要加以术后的辅助治疗。

**（一）手术治疗**

对卵泡膜细胞瘤、纤维瘤、两性母细胞瘤、间质黄素瘤、间质细胞瘤、硬化型间质瘤、支持细胞瘤以及分化好的支持间质细胞瘤等良性肿瘤，如果要求保留生育功能，可以仅切除卵巢肿瘤进行组织学检查，如果是绝经期或绝经后妇女需行子宫加双附件切除术。在手术过程中，应像上皮性卵巢癌患者一样，首先对腹水或盆腔冲洗液进行细胞学检查，全面探查腹、盆腔内是否有大的肿块。术前必须对宫颈管和子宫内膜进行检查和监测，以防漏掉宫颈恶性腺瘤和子宫内膜病变。

对于颗粒细胞瘤，中度或低分化的支持间质细胞瘤，环管状性索瘤不伴有 PJS 以及类固醇细胞瘤（非特异型）需要确切的分期手术，首先从高度怀疑的部位多处取活检，并行大网膜切除术以及盆腔和腹主动脉旁淋巴结取样和切除。对于 Ia 期患者如果要求保留生育功能，由于无瘤生存期较长，且对侧肿瘤发生率低，可行患侧附件切除术，保留子宫和健侧卵巢，术后密切随访，分娩结束后再行全子宫和对侧附件切除；如果发现有卵巢外扩散，应切除子宫和对侧的输卵管和卵巢。如果患者无生育要求，可行细胞减灭术。与良性卵巢性索间质肿瘤一样，术前需排除宫颈和子宫内膜病变。

**（二）术后辅助治疗**

与卵巢上皮性肿瘤不同，卵巢性索间质肿瘤症状出现早，初次诊断时 60%~78% 为 I 期，文献报道对于 I 期患者，手术后是否辅以化疗，5 年存活率相同，所以对 I 期无高危因素（术前肿瘤破裂、高分裂象或分化差）的患者，治疗以手术和随访即可；但对于有高危因素的 I 期、II 期以上或复发患者，术后需辅以化疗和放疗。化疗以顺铂、VP–16 和博来霉素（PEB）方案为首选，其次以顺铂、长春新喊和博莱霉素（PVB）方案为次选。

颗粒细胞瘤对放射治疗敏感，照射量较小时即可得到长期控制，许多试验肯定了术后辅助性放疗的作用。特别适用于弥漫型或晚期患者，放疗的有效率可达 50%。虽然对放疗的反应率较高，但化疗和放疗对患者的无瘤生存期和长期生存率的影响还不明确，需要进一步的大样本临床试验。

# 第四节　卵巢生殖细胞肿瘤

# 一、组织分类

20 世纪 70 年代以前，由于生殖细胞肿瘤较少见，组织学表现复杂，对恶性生殖细胞肿瘤缺乏足够了解，诊断及命名很不统一。1977 年，世界卫生组织（WHO）提出了卵巢肿瘤的现代分类系统，确立了国际统一的卵巢肿瘤的组织形态分类。以后，Scully（1988）等进行了补充和修改。

（1）卵巢无性细胞瘤（dysgerminoma of ovary）。

（2）卵巢胚胎癌（embryonal carcinoma of ovary）。

（3）卵巢卵黄囊瘤（yolk sac tumor of ovary）。

（4）卵巢多胚瘤（polyembryoma of ovary）。

（5）卵巢绒毛膜上皮癌（choriocarcinoma of ovary）。

（6）卵巢畸胎瘤（teratoma of ovary）

①成熟型畸胎瘤

A. 成熟型囊性畸胎瘤。

B. 成熟型囊性畸胎瘤恶变。

C. 成熟型实性畸胎瘤。

②未成熟型畸胎瘤。

③单胚层或高度特异性畸胎瘤

A. 卵巢甲状腺肿。

B. 卵巢类癌。

C. 卵巢甲状腺肿类癌。

D. 卵巢黏液性类癌。

④卵巢神经外胚叶畸胎瘤。

⑤卵巢黑色素性神经外胚瘤。

# 二、治疗

## （一）手术

卵巢生殖细胞肿瘤的首选治疗方式是手术治疗，包括首次手术、二次手术和二探术等。

1. 首次手术　疑有卵巢恶性生殖细胞肿瘤的患者初始治疗是采用手术，手术的目的是明确诊断、确定分期和切除肿瘤。术中切除肿瘤后立即取材作快速冰冻切片，明确肿瘤的类型和分级，选择合适的手术方式。由于卵巢恶性生殖细胞肿瘤发病时多处于早期，病变多局限于单侧（无性细胞瘤除外），患者大多数年轻未婚，可行单侧附件切除术，保留对侧卵巢和子宫，以维持其正常内分泌和生育功能。术中必须仔细而全面地探查盆腹腔，常规吸取腹水或腹腔冲洗液做细胞学检查，盆、腹腔进行多处活检包括大网膜、盆腹腔腹膜（右横膈下、结肠旁沟、子宫直肠窝、膀胱子宫反折腹膜）和后腹膜淋巴结（腹主动脉旁及盆腔淋巴结）等处并取活检。然而在纯型无性细胞瘤，应考虑做对侧卵巢活检。如冰冻切片检查显示为恶性病变或一发育不全的性腺，则有应做两侧输卵管卵巢切除术，如为良性囊性畸胎瘤，建议仅行卵巢囊肿剥除术，以保留正常卵巢组织。对于无生育要求的患者可行完整的分期手术。淋巴结转移是卵巢生殖细胞肿瘤转移的重要途径，转移率高达20%，且早期就有淋巴结转移的倾向，转移的淋巴结几乎对化疗无明显反应，主要方法是手术清除。由于腹主动脉旁淋巴结阳性率较高，所以手术时最好包括肠系膜下动脉分支以下的腰淋巴结链。亦有学者主张淋巴结切除要高达整个腰淋巴结。但手术难度大，有一定风险，这一操作是否能提高生存率则为人们所关注。

2. 二次手术　二次手术包括第一次未完成分期手术的患者和需二次减灭的患者。对前者来说，因为生殖细胞肿瘤对化疗敏感并且多有灵敏的肿瘤标志物随访，所以估计为临床 I 期的无性细胞瘤患者或临床 I 期分化 I 级的未成熟性畸胎瘤患者可不再行分期手术，临床密切随访。其他患者需再次分期手术或化疗。

恶性生殖细胞肿瘤二次缩瘤术的作用尚有争论。对一线化疗后，有耐药的孤立病灶存在时，如肺、肝、后腹膜等，是先作孤立病灶切除，还是再选择二线药物治疗？有学者认为最好首次手术一次切净（<1cm），特别是对内胚窦瘤患者而言，不推荐二次缩瘤术，因为二次缩瘤即使很成功，对患者预后也没多大改善。理由是：①对先期化疗药产生耐药性，使之有效化疗药物选择范围缩小。②患者经过两次手术和化疗的打击，使机体免疫功能明显下降。③手术耽误了化疗的及时性和连续性，使残余癌和转移癌得以喘息，并产生耐药，以致最终导致癌瘤不能控制，预后不良。而对卵巢未成熟畸胎瘤患者来说，若首次手术有残余肿瘤经化疗未达完全缓解者或治疗后复发者，应积极进行二次缩瘤术。因为未成熟畸胎瘤具有自未成熟向成熟转

化的特点。这种转化是一个渐进的过程，由低分化向高分化转化，由恶性向良性转化，所需时间大约1年，因此对这些患者进行两次甚至3~4次手术再辅以化疗是必要的，可望使未成熟畸胎瘤转化为高分化甚至是成熟畸胎瘤。

3. 二探术　二探术的目的是为了评估肿瘤治疗的疗效，但是否对临床治疗具有指导意义尚存在争论。如同上皮性卵巢癌，二探术不能改善患者的生存率并且二探术阴性者仍有一定复发的危险。因此，阴性结果不能作为停用化疗的依据，主张尽可能限制二探术。

**（二）化疗**

方案：

VAC：长春新碱1~1.5mg/ m²第1天；放线菌素D400μg/d，第1~5天；环磷酰胺150mg/ m²，第1~5天；每4周1次。

PVB：顺铂20mg/ m²，第1~5天，每3~4周1次；长春碱0.2mg/（kg·d），第1~2天，每3~4周1次；博来霉素20mg/（m²·d），第2天，以后每周1次，共12次。

BEP：博来霉素20mg/（m²·d），第2天，以后每周1次，共12次；依托泊苷100mg/（m²·d）第15天；顺铂20mg/ m²，第1~5天；每3~4周1次。

5-FU 加放线菌素D：5-FU25mg/（kg·d），第1~8天；放线菌素D300μg/d，第1~8天；每4周1次。

20世纪70年代以前，人们曾经尝试多种治疗方案，来试图改善恶性生殖细胞肿瘤的预后，但均告失败。直到1975年采用VAC联合化疗方案，继之于1981年提出PVB方案，1984年提出BEP联合方案，实现了卵巢生殖细胞肿瘤化疗的两次重大突破，使过去几乎无法治愈的卵巢恶性生殖细胞肿瘤成为目前疗效最佳的卵巢恶性肿瘤，预后明显改观。近年来对这些方案的比较研究证明，VAC方案对早期卵巢恶性生殖细胞肿瘤有较好疗效，但依然不是十分理想，特别是对晚期病例的治疗生存率较低。BEP与PVB相比疗效相似，但毒性较低，所以目前国内外已一致公认BEP优于PVB方案，已被誉为金标准方案。

卵巢恶性生殖细胞肿瘤的化疗到底应该持续多久为最佳？尚无前瞻性的对比研究。美国妇科肿瘤学组（GOG）建议如果手术仅大部分病灶切净，化疗至少应在肿瘤标志物正常后再用2个疗程或以上。

**（三）放疗**

卵巢生殖细胞肿瘤根据对放射治疗的敏感性可以分为两大类，一类为对放射治疗敏感性好的无性细胞瘤，另一类为对放射治疗敏感性差的非无性细胞瘤。卵巢无性细胞瘤是一种未分化的肿瘤，对放疗、化疗均高度敏感，以往除极早期外，手术治疗后常规采用盆腔放射治疗，有时辅加腹主动脉旁淋巴结照射。但放射治疗能破坏卵巢功能，使患者产生诸多不适症状，特别是不适合有生育要求的妇女，随着化学药物治疗的发展，以顺铂为基础的联合化疗，尤其是以博来霉素为主的联合化疗临床应用以来，已逐渐取代了放射治疗。不过放射治疗在生殖细胞肿瘤中仍有一定地位，有其独特作用。与化疗可获得同样疗效，且放射治疗对患者经济负担相对比较少，放射治疗剂量较少，不良反应轻，对经济拮据患者是一种很适合的治疗方法。对少数晚期或化疗后残留病灶或复发的患者，放射治疗不失为一种最好的挽救治疗手段。对非无性细胞瘤术后残留病灶，复发或转移病灶，局部照射，能缓解症状，减少患者痛苦，延长生存期。

# 第五节　卵巢转移性肿瘤

其他器官原发肿瘤的癌细胞经过淋巴、血液或直接蔓延等途径转移至卵巢，形成与原发肿瘤组织特征相似的肿瘤，并且两者没有解剖部位关系，均称为转移性卵巢肿瘤（metastasis ovarian tumors）或继发性卵巢肿瘤（secondary ovarian tumor）。由于卵巢丰富的淋巴和血运可能是有利于转移肿瘤生长的因素，不少原发于消化道和乳腺的肿瘤常常首先转移到卵巢。但转移性卵巢肿瘤的确切发病率，不同文献报道的数字差别很大，大约占所有卵巢恶性肿瘤的6%~20%。国外报道更高一些。

# 一、原发灶来源

## （一）生殖道

生殖道的恶性肿瘤，都可能转移至卵巢，约占所有转移性卵巢肿瘤的22%。最常见的是子宫内膜癌转移到卵巢，病理组织学特点有时很难与卵巢内膜样癌相鉴别；输卵管癌可直接蔓延到卵巢，子宫颈癌转移到卵巢的比较少见，外阴及阴道癌转移到卵巢的就更属罕见。

## （二）消化道

卵巢转移性肿瘤约20%~47%来源于消化道，其中90%的原发灶是在胃，少数在肠道，偶见在胆囊，也有找不到原发灶者。临床上将显微镜下表现具备以下三种基本形态：印戒细胞结构、条索状结构、黏液腺癌的转移性卵巢肿瘤称为库肯勃瘤（Krukenberg tumor），肿瘤多为双侧性，中等大，多保持卵巢原状或呈肾形，一般无粘连，多伴腹水。

## （三）乳腺

乳腺癌也是转移性卵巢癌常见的原发病灶之一，占转移性卵巢癌的14%~39%，文献报道约20%的乳癌患者有卵巢转移性癌。乳腺癌的癌细胞通过淋巴下行或血行转移至卵巢。肿瘤多为实性、结节状，卵巢增大不明显，症状隐匿，病程缓慢。所以乳癌患者术后应定期做盆腔检查。

## （四）其他器官

除上述器官外，膀胱癌、肾癌、胰腺癌也可转移至卵巢，恶性淋巴瘤、甲状腺癌等都可转移至卵巢。

# 二、治疗

## （一）手术治疗

在确诊为转移性卵巢癌后，首先应寻找原发癌来源，如果可能，尽量按照常规施行原发肿瘤的根治性切除术，无论是一侧或双侧卵巢转移，在没有其他部位转移时，如果患者病情允许，都应施行全子宫、双附件和大网膜切除术；如果除卵巢外还有盆腔内转移，可按原发卵巢癌行细胞减灭术；如果患者病情不能耐受手术，可行双附件切除术。

胃肠道癌的卵巢转移率很高，有些看来正常的卵巢可能已有隐性转移，所以女性胃肠道癌患者手术中应由妇科肿瘤医师协助仔细探查双侧卵巢，必要时活检，这是因为：早期卵巢转移癌肉眼形态无明显异常，术中仔细触诊双侧卵巢，注意其形态、大小、质地，看其有无转移之可能或切除可疑卵巢送冰冻切片，以发现亚临床转移灶，这对提高早期诊断率十分重要。甚至对绝经期女性胃肠道癌患者手术时一起行预防性全子宫和双附件切除。

乳房癌术后转移至卵巢的间隔时间一般较长，并且患者多无症状，往往不易及时发现，所以如雌激素水平高者，在行乳癌手术后可考虑作预防性卵巢切除。

## （二）化疗

化疗是一种相当重要的辅助治疗手段，可根据原发肿瘤的部位和性质，选择合适的抗癌药物和方案进行辅助化疗，或者根据原发肿瘤对放疗的敏感性决定是否选择放射治疗。若原发肿瘤在乳房还可选择激素治疗。

# 三、预后

本病预后不良，术后生存率很低。文献报道术后中位生存期2~3个月。有学者报告一组胃癌卵巢转移患者，术后平均生存期5.8个月。一组大肠癌卵巢转移者术后平均生存期为14.25个月，较文献报道的生存期要好，可能与本组病例术中、术后辅以较系统的化疗有关。

## 第六节　其他类型卵巢肿瘤

### 一、恶性腹膜间皮瘤

恶性腹膜间皮瘤是一种比较罕见的肿瘤，虽然早在 1870 年就有间皮瘤的报道，但是被人们认识则在 20 世纪 60 年代以后，起源于间皮细胞或间皮下的一种比较原始的先驱细胞。可以发生在任何被间皮覆盖的体腔上皮上，其中以胸膜间皮瘤最为常见，腹膜次之，而在心包膜及睾丸鞘膜则极少见。恶性腹膜间皮瘤是原发腹膜的恶性肿瘤。该病与接触石棉有关，恶性间皮瘤在一般人口中年发生率为 1/100 万 ~2/100 万。

#### （一）治疗

因腹膜间皮瘤发病率低，不易积累治疗经验，制订标准的治疗方法，一般认为先经手术切除肿瘤，然后辅以化疗、放疗。

1. 手术治疗　无论是局限型还是弥漫型，若无手术禁忌证，均应接受手术探查，根据病变的范围可做病变切除、大网膜切除及部分腹膜切除，这样可减少肿瘤负荷，加强手术后化疗或放疗的效果，而且尚可缓解患者的症状。局限型间皮瘤手术效果颇佳。

2. 化疗　恶性腹膜间皮瘤比较少见，没有足够的病例探索有效的化疗方案。化疗药中顺铂、多柔比星、丝裂霉素、环磷酰胺、达卡巴嗪等对间皮瘤有效。近年来一致认为以顺铂为主的联合化疗最为有效，尤其推荐腹腔化疗，腹腔给药的效果是静脉给药的 15 倍。100mg/ $m^2$ 次腹腔化疗，每 28 天为一疗程。

3. 放射治疗　迄今为止，放射治疗似乎是最有效的一种方法。在各种治疗方法中，长期幸存的人数最多。包括腹腔内注射 $^{32}P$ 和全腹外照射。

#### （二）预后

恶性间皮瘤预后较差，多在确诊后 1~2 年内死亡。腹膜间皮瘤预后较胸膜差，儿童较成人差。预后与诊断时临床期别、病理类型有关。上皮型预后较混合型、肉瘤型好。

### 二、卵巢小细胞癌

原发性卵巢小细胞癌（ovarian small cell carcinoma，SCC），是一种非常罕见的常伴有高钙血症的高度恶性的肿瘤。自 1982 年至 1991 年，世界文献报道仅有 36 例，国内仅有极少数个案报道。多数作者认为很可能起源于卵巢体腔上皮、生殖细胞和性索间质这三类常见的卵巢肿瘤中的一类。

治疗和预后：

对 SCC 的治疗包括手术、放射和化学治疗，以手术为主，手术范围一般为全子宫加双附件切除术，少数患者作了腹膜后盆腔淋巴结切除。晚期患者行肿瘤细胞减灭术，术后辅以盆腹腔放射治疗或化学治疗。用过的化疗方案有 PAC、VAC、PVB 等。

无论手术、放疗、化疗或联合治疗效果都不理想，早期病例也不例外。平均存活期为 18 个月。

## 第七节　卵巢囊肿的腹腔镜手术治疗

卵巢囊肿传统的外科治疗方法是通过开腹手术部分或完全切除，如果发现恶性肿瘤还能够正确分期。大多数卵巢囊肿是良性的，绝经前恶性者占 7%~13%，绝经后占 8%~45%。完整的病史和体检可提示囊肿的性质，盆腔超声，尤其阴道超声，可以进一步帮助诊断囊肿病因并指导治疗。

#### （一）术前评估

手术前应该对囊肿的良、恶性进行预测，以确定是否适合行腹腔镜手术。因此，除详尽的病史可以提示卵巢囊肿的性质外，体检可以提供囊肿是否固定，外形不规则或质地特性，所有这些都可能提示恶性。出现腹腔积液或上腹部包块应高度怀疑恶性。

盆腔超声是诊断卵巢囊肿的可靠方法，预示良性包块的精确度为 92%~96%。阴道超声可提供更清晰的图像，并可与腹部超声结合，超声发现囊肿边界不清、有乳头状突起或赘生物、实性区域、厚壁的分隔、腹腔积液或肠管缠结则须高度注意恶性的可能。如可疑恶性，最好行开腹手术。子宫内膜异位囊肿、出血性囊肿、皮样囊肿和持续功能性囊肿经常有特异性的超声表现，结合患者病史和体检，可以选择合适的腹腔镜手术。皮样囊肿在超声上的表现不同，有厚壁回声和提示包括皮脂、毛发、牙齿或骨骼等不同物质的回声。

相关抗原$CA_{125}$水平升高的<50岁患者中，85%有良性肿瘤。许多良性病变包括子宫内膜异位症、结核病、皮样囊肿和输卵管炎均可致$CA_{125}$升高。当与腹部超声和临床体检结合时，尤其是绝经后的卵巢囊肿妇女，$CA_{125}$水平可以进一步帮助决定是否适于做腹腔镜手术。

### （二）手术方法

全身麻醉诱导成功后，消毒和铺巾。膀胱内留置尿管，放置举宫器。常规气腹建立后，放入腹腔镜及辅助性腹腔镜套管在直视下插入，两个位于腹壁两侧，一个位于耻骨联合上或左侧腹直肌外缘。盆腔器官按照前述常规检查。明确诊断后行囊肿剥除或切除。用有齿爪钳钳夹卵巢韧带，侧面旋转暴露卵巢。用单极钳在卵巢门系膜边缘，卵巢包膜最薄部分切一个小口，以暴露下面的囊肿壁。用有齿爪钳钳夹卵巢包膜边缘，腹腔镜剪刀尖插入卵巢包膜和囊肿壁之间，轻轻剥离，用锐性切割或单极电切将卵巢包膜上最初的切口扩大，在囊肿的顶端做一个环行切开。然后助手钳夹卵巢包膜缘，术者钳夹囊壁，轻轻向相反方向牵拉。用剪刀钝性和锐性分离，囊肿从卵巢包膜上切割分离。如果在1个部位遇到困难，可在最初切口的另一部分继续操作，直至囊肿完全脱离卵巢为止。将囊肿放在直肠子宫陷凹，检查卵巢出血点，用单极或双极电凝止血，卵巢切口不必缝合。创面用双极电凝止血。取出剥除或切下的囊肿组织。

如遇巨大卵巢囊肿，且根据囊肿的外观初步判定为良性囊肿的情况下，可以先将囊肿切一小口，置入吸引器，将囊液吸尽，有利于手术操作和囊肿切除。如为巨大囊肿达剑突下时，可于脐上5cm处穿刺第一套管针，便于观察和腹腔镜内手术操作。

如果囊肿在分离时突然破裂，并已确知其为良性，囊肿可用有齿爪钳钳夹并剥离开卵巢包膜。Semm描述了一种卷发技术，即用囊肿随着有齿爪钳反复翻卷，使囊壁脱离卵巢包膜。囊壁可直接通过10mm套管鞘取出。

通过一个10mm套管鞘将标本袋置入腹腔内，囊肿放入袋中，通过任意1个套管穿刺点提出带口，然后刺破囊肿，用连接50ml注射器的14G针头吸出内容物，再把缩小的囊肿壁用Harrison钳通过腹壁取出。患者采取头高臀低位，腹腔和盆腔用生理盐水充分冲洗-吸引。检查手术创面并止血。大的卵巢囊肿还可通过腹腔镜下直肠子宫陷凹切开，从阴道取出。在进行阴道后穹隆切开前，必须认清阴道和直肠之间的解剖关系。前倾子宫用举宫器举起，探棒插入直肠内进一步提示解剖关系，后穹隆用纱布镊夹海绵充填扩张，在突出部位用单极电刀做横切口。完整的囊肿通过直肠子宫陷凹经阴道取出，切口可以经阴道缝合或腹腔镜下用2-0 Vicryl线缝合。

# 第四章
## 异位妊娠

正常妊娠时，孕卵着床于子宫体部内膜。异位妊娠（ectopic pregnancy）是指受精卵种植并发育在子宫体腔以外部位的妊娠，俗称宫外孕（extrauterine pregnancy）。

由于性紊乱、性开放、性传播性疾病、剖宫产、辅助生殖技术的应用等多种因素影响，全世界范围内异位妊娠的发生率均有提高，约占妊娠总数的2%，死亡率约占孕产妇死亡总数的9%~10%，是早期妊娠死亡率最高的疾病之一，是妇产科常见的急腹症。统计资料显示，近几年异位妊娠发病率与20世纪最后二十年相比呈三至五倍增长，在过去20年中美国异位妊娠的发生率增加了6倍，英国增加了4倍。我国内地一些大、中城市的发病率也有成倍的升高，尤其是青、少年发生异位妊娠的案例所占比例也在增加。随着超声诊断技术的普及，以及人绒毛膜促性腺激素（hCG）测定方法灵敏度的增强等，绝大多数异位妊娠已能在早期做出诊断，得到及时的治疗。但对于非典型病例，症状变化多，临床易造成诊断延迟或误诊，甚至死亡，故越来越受到重视。

异位妊娠发生部位以输卵管最为常见，占90%以上，其他部位有卵巢、腹腔、阔韧带、子宫颈、宫角以及残角子宫等。少见的异位妊娠有子宫憩室妊娠、子宫小囊妊娠、子宫壁妊娠、子宫峡部妊娠、子宫切除后异位妊娠、腹膜后妊娠、阴道妊娠、宫内宫外复合妊娠、多胎异位妊娠、持续性异位妊娠、绝育后异位妊娠等，由于近年来国内剖宫产率的上升，剖宫产子宫瘢痕妊娠的报道也日渐增多。

【病因】

1. 延迟或阻止受精卵进入子宫腔

（1）慢性输卵管炎：输卵管黏膜炎症轻者可引起输卵管黏膜粘连和纤毛缺损，影响受精卵的运行受阻而在该处着床。重者可引起管腔完全阻塞而致不孕。

（2）输卵管周围粘连：输卵管病变主要在输卵管的浆膜层或浆肌层，常造成输卵管周围粘连，输卵管扭曲、僵直、管腔狭窄、管壁肌蠕动减弱，使受精卵的运行缓慢。常继发于阑尾炎、腹膜炎和盆腔子宫内膜异位症。

（3）盆腔结核：盆腔结核会导致输卵管病变部位炎症、部分阻塞或狭窄，使其蠕动异常或黏膜纤毛破坏，影响精子或受精卵的输送而致异位妊娠。

（4）输卵管发育不良或先天性缺陷：发育不良的输卵管较正常输卵管细长，肌层薄弱，收缩力差，内膜纤毛薄弱，对精子、卵子或受精卵运送迟缓，容易发生异位妊娠。先天畸形如输卵管憩室、副伞均易发生异位妊娠。

（5）盆腔肿瘤：肿瘤的压迫和牵拉使输卵管变细变长或迂曲，可阻碍受精卵的运行而发生异位妊娠。

（6）既往输卵管手术：输卵管粘连分离术、伞端造口术、再通吻合术和输卵管妊娠保守性手术，均可造成手术部位瘢痕狭窄、输卵管管腔狭窄、部分阻塞或输卵管周围粘连。输卵管结扎术后再通或近端形成瘘管，均可能引起异位妊娠。

2. 胚胎发育异常　胚胎畸形或男方精液中精子计数过低及异常精子数过高，亦可增加异位妊娠的风险。

3. 受精卵的游走　一侧卵巢排卵，受精后经过宫腔移行到对侧输卵管，并在该处植入，称作受精卵内游走。若经过腹腔，被对侧输卵管摄取并植入，称作受精卵外游走。由于在移行过程中孕卵逐渐长大，当不能通过输卵管，即在该处着床时，就发生了输卵管妊娠。

4. 排卵异常　未排出卵巢的卵子受精于卵巢，在卵巢组织内种植和生长、发育，形成卵巢妊娠。以受精卵种植部位为基础，卵巢妊娠分为原发性及混合性两大类：原发性卵巢妊娠指孕卵种植于卵巢上，不论其卵泡内或卵泡外，包括卵巢表面、皮质内、髓质内；混合性卵巢妊娠是指孕囊壁由部分卵巢及其他器官或组织所构成。临床上所见的卵巢妊娠，绝大多数为原发性卵巢妊娠。

5. 输卵管妊娠流产或破裂　输卵管妊娠流产或破裂后胚囊进入腹腔，胎盘附着或种植于其他组织如盆腔腹膜、肠系膜、大网膜和子宫阔韧带等继续发育，形成腹腔妊娠。

6. 内分泌和精神因素　雌、孕激素调节平衡失调或精神因素导致自主神经功能紊乱，影响输卵管的蠕动功能，较易发生异位妊娠。黄体功能不足时孕酮水平低，子宫内膜发育不良，孕酮水平与输卵管蠕动功能有关，浓度低时输卵管纤毛末端向子宫方向活动力低，推动力弱，使卵细胞容易停滞而致异位妊娠。

7. 发生异位妊娠的危险因素　尽管一部分异位妊娠患者未发现明确的诱发因素，但仍有一些危险因素是异位妊娠发生率增加的原因。

（1）盆腔炎性疾病：盆腔炎性疾病是导致异位妊娠发生率增加的最为重要的因素之一。

①国内20世纪80年代后期女性盆腔炎症发病率明显升高，导致了输卵管妊娠发病率的升高。阴道菌群的微生物动态平衡被破坏，优势致病菌种异常繁殖，沿黏膜面上行，并可通过血管、淋巴管或周围组织直接扩散达输卵管和盆腔内组织，致输卵管急、慢性炎症，形成输卵管粘连、封闭、扭曲、狭窄、蠕动减弱或僵硬，管内纤毛细胞与黏膜分离和纤毛定向摆动紊乱，均可不同程度地影响精卵的结合、输送。

②20世纪90年代后性传播疾病在国内成为高发病，其中淋菌性盆腔炎和沙眼衣原体性输卵管炎引起的盆腔广泛粘连，被认为是近年输卵管妊娠发病率大幅度增加的重要原因。研究发现，发生急性输卵管炎以后，异位妊娠发生的危险性增加了7倍，以沙眼衣原体感染所致的输卵管炎症最多见。国内外报道均发现不孕患者输卵管中衣原体检出率高，沙眼衣原体感染可形成瘢痕性输卵管，而导致异位妊娠发生率升高。

③结核性输卵管炎近年发病率已明显下降，但一旦感染，常可致原发不孕及输卵管妊娠。

④多种病原体引起宫内膜炎症、粘连、内膜缺失，干扰孕卵着床而致孕卵异位着床。

（2）盆腔和腹腔手术：多种盆、腹腔手术均可引起粘连，改变输卵管的解剖和生理而导致孕卵游走异常，形成输卵管妊娠。

①输卵管手术：输卵管妊娠时不论是开腹手术或腹腔镜下的保守性手术治疗后，再次发生输卵管妊娠者占8%～15%，最高达40.5%，输卵管结扎术后的复通手术、输卵管-盆腔脏器分离粘连术、输卵管整形术、输卵管通液及子宫输卵管造影术、保守性输卵管妊娠手术和期待治疗增多，也都是输卵管妊娠的综合病因。有过异位妊娠史，再次发生异位妊娠的概率明显增高。一方面，输卵管妊娠保守性手术可造成部分管腔的堵塞或输卵管周围炎症粘连；另一方面，异位妊娠多由炎症所致，而盆腔炎、附件炎等多为不可逆炎症，也可造成部分管腔的堵塞或输卵管周围炎症粘连，从而导致异位妊娠的发生。

②其他妇产科手术：近年来剖宫产率明显上升，人工流产和药物流产后清宫术在年轻未生育女性中比例增加，其他如子宫肌瘤挖除术、宫腔镜手术、卵巢囊肿剥除术等，均可引起子宫内膜损伤和炎症，不利于孕卵着床，成为输卵管妊娠的综合病因。

③外科手术：凡可引起盆腔粘连的外科手术、阑尾炎、肠梗阻或脏器穿孔出血手术，均因增加盆腔炎及粘连而增加输卵管妊娠的概率。

（3）与计划生育有关的因素

①宫内节育器：宫内节育器能防止绝大部分宫内妊娠，但不能有效地防止宫外妊娠。宫内节育器是否引起输卵管妊娠发生率升高一直有争议。多数学者认为未使用过IUD的妇女与使用过IUD的妇女异位妊娠发生概率相等。有研究认为，IUD改变宫腔内环境，干扰孕卵着床部位的子宫内膜，阻碍受精卵着床，并改变子宫及输卵管液，缩短配子的存活时间，以降低精卵结合和受孕的机会。此外，IUD可以激活输卵管的免疫系统，干扰输卵管的免疫功能，并影响其在受精过程中的作用，从而干扰了着床前的生殖过程。此种理论支持了IUD并未增加异位妊娠危险性。但也有学者认为放置宫内节育器避孕失败后异位妊娠的危险显著增高，可能与以下因素有关：a. IUD对子宫的机械性刺激产生的局部组织反应可改变宫腔内环境，引

起宫腔内膜的炎性反应，或类似前列腺素物质的大量分泌，使输卵管蠕动紊乱，甚至产生逆蠕动，从而影响孕卵的运行，增加异位妊娠的机会。b. IUD 的使用可能引起支原体、衣原体及淋病的感染。经宫颈管伸出的 IUD 尾丝，游离在阴道内，可能成为阴道细菌进入宫腔的通道，引起上行感染，使输卵管黏膜充血、水肿、粘连、致管腔不同程度狭窄，失去正常蠕动及拾卵功能，阻碍受精卵在子宫内着床和发育，从而着床在输卵管而发生输卵管妊娠。文献报道，使用 IUD 避孕者患盆腔炎的概率较未使用者高出 3~4 倍，在西方国家，使用 IUD 者发生盆腔炎较未使用者高 5~8 倍。流行病学研究和临床试验表明，不同国家的使用者中异位妊娠率也不同，可能与 IUD 的类型、使用者社会经济地位等有关。不同类型的 IUD 异位妊娠发生率也有一定差异。带铜节育器和释放左旋炔诺孕酮的节育器能够最有效地防止异位妊娠。带铜节育器表面的金属铜经氧化成亚铜与亚铜化合物，进而游离出铜离子。当子宫内膜内铜离子增高时，锌离子含量降低，使许多重要的含锌酶如碳酸酐酶、碱性磷酸酶等酶的活性受到抑制，因而使精子的代谢受到较严重的影响；另一方面，溶酶体活性显著增强，使细胞结构发生破坏，从而破坏精子结构，加强了抗生育作用，因此，放置带铜节育器异位妊娠发生率较普通节育环低。

②口服避孕药：所有的避孕方法都可通过防止妊娠而减少异位妊娠的发生。但复方口服避孕药服用者异位妊娠的发生率最低，可减少 90% 的危险。口服避孕药通过有效防止排卵和受精，以及对盆腔炎的保护作用间接减少异位妊娠发生。但使用低剂量纯孕激素避孕药时，可使输卵管蠕动异常，如排卵未被抑制，易发生输卵管妊娠；使用含有大剂量雌激素的事后避孕药避孕失败而受孕者，约 10% 为输卵管妊娠。紧急避孕的应用在减少非意愿妊娠、降低人工流产率方面起到了积极作用，但随着广泛应用，由此引起的异位妊娠已引起大家的注意，有关于紧急避孕后发生异位妊娠的个案报道。

③输卵管节育：节育导致异位妊娠的原因可能为：a. 输卵管的自发再通；b. 形成输卵管腹腔瘘；c. 结扎过松、结扎不牢、机械性闭塞和黏堵不全使输卵管管腔闭塞不全。d. 绝育术后复通术、输卵管成形术或输卵管妊娠保守性手术，亦可因瘢痕使管腔狭窄，通畅不良而致病。

④人工流产、中期妊娠引产和药物流产后清宫、部分药物流产后阴道流血时间过长伴感染等因素，均可引起子宫内膜损伤和炎症，不利于孕卵着床；也可造成子宫内膜炎症，炎症扩散到输卵管和盆腔而致输卵管及盆腔炎等并发症，均可阻止孕卵着床而发生异位妊娠。人流、药流、自然流产的次数越多，异位妊娠的发生率越高。

（4）辅助生殖技术的应用：文献报道，辅助生殖技术的应用可导致异位妊娠发生率升高 2~3 倍，可以达到 5%，较自然周期高 2 倍以上。由于辅助生殖技术中促排卵及 IVF-ET 等技术的应用，一些在自然妊娠中较少见或不可能发生的异位妊娠，如宫内外同时妊娠、宫外多胎妊娠、双侧输卵管切除术后的输卵管间质部妊娠、宫角部妊娠等也时有发生。输卵管结构和（或）功能改变是导致辅助生殖技术中异位妊娠发生的主要危险因素。此外，由于胚胎移植技术的应用，如操作时宫腔内置管位置不当，将胚胎直接置入输卵管管腔内，受术者头低位可因重力作用使胚胎移入输卵管。用于胚胎移植的黏稠介质含量过高，也可使胚胎移入输卵管，胚胎移植过多也可能发生异位妊娠。

（5）寄生虫：有血吸虫卵感染至输卵管引起异位妊娠的报道。虽罕见，但在血吸虫疫区的妇女应注意。

（6）吸烟：女性吸烟对妊娠的不良影响包括孕卵发育、排卵、拾卵、卵子运输、受精及早期胚胎发育等多方面。吸烟者的异位妊娠发生率高出不吸烟者 40%，并且随每日吸烟量和吸烟史的延长呈上升趋势。吸烟从两方面可能影响异位妊娠的发生率。其一为尼古丁成分能引起输卵管纤毛的逆蠕动而降低输卵管的活动性，推迟卵细胞进入子宫以及胚泡的形成和种植。其二为吸烟可明显增加盆腔炎性疾病的发生率，导致输卵管的解剖结构异常，进而增加了异位妊娠的发生。

（7）吸毒：与吸毒女性的性紊乱生活方式及妇科炎症发病率较未吸毒女性升高有关。

（8）子宫内膜异位症使宫腔内解剖结构改变和微环境改变，干扰排卵、受精、改变黄体功能、输卵管运动障碍、子宫内膜与受精卵发育不同步等多种原因造成不孕，并增加输卵管妊娠发生率。

（9）阴道冲洗：阴道冲洗后易破坏阴道 pH，引起菌群失调；也易引起上行感染，增加盆腔炎症的机会，易患异位妊娠。

（10）性生活：初次性生活年龄早、性生活频繁、性伴侣数量多以及性行为方式如口交、肛交等易致盆腔炎症，是异位妊娠发生的危险因素。

# 第一节　输卵管妊娠

卵子在输卵管壶腹部受精后，受精卵因某些因素在输卵管内运行受阻，而停留在输卵管的某一部位着床、发育，发生输卵管妊娠。其发生部位以输卵管壶腹部最为常见，约占50%~70%，其次为峡部，占20%~25%，输卵管及伞部占17%，间质部较少，约占2%~4%。

## （一）病理

1. 输卵管变化　受精卵在输卵管壶腹部种植最多，其次为峡部、伞部及间质部。受精卵着床后，输卵管壁出现蜕膜反应，但由于输卵管管腔狭窄，管壁较薄且缺乏黏膜下组织，蜕膜形成较差，不利于胚胎发育往往较早发生输卵管流产；输卵管的血管分布不利于受精卵着床，胚胎滋养细胞往往穿破输卵管动脉或小动脉。由于小动脉压力较绒毛血管高，故血液自破口流入绒毛间；同时，输卵管肌层不如子宫肌层厚和坚韧，胚胎滋养细胞容易侵入，甚至穿透输卵管壁而引起输卵管破裂。

2. 子宫变化　和正常妊娠一样，输卵管妊娠时合体滋养细胞产生的hCG使黄体类固醇激素分泌增加，子宫肌层和子宫内膜发生相应的变化，子宫增大、变软，子宫内膜发生蜕膜化，蜕膜化的程度与hCG水平有关。但输卵管妊娠蜕膜下的海绵层及血管系统发育较差。当输卵管滋养细胞活力下降时，蜕膜自宫壁剥离，发生阴道流血，有时可以排出完整的蜕膜管型，排出组织做病理检查无绒毛结构，这一点有助于异位妊娠的诊断。子宫内膜可见有Arias-Stella（A-S）反应，即子宫内膜呈过度增生和分泌状态，内膜腺体增生，腺体细胞肥大，边界消失，排列成团，突入腺腔，细胞极性消失，核深染，胞质有空泡。内膜A-S反应与妊娠有关，并非异位妊娠所特有。

3. 卵巢变化　与正常妊娠相似，卵巢黄体转变成为妊娠黄体，有时还可见到黄素囊肿。

4. 转归和结局　输卵管管腔狭小，管壁薄弱，妊娠时不能形成良好的蜕膜，不利于胚胎的生长发育，常发生以下结局：

（1）输卵管妊娠流产：是输卵管妊娠最为常见的结局，多见于妊娠8~12周的壶腹部妊娠。受精卵种植在输卵管黏膜皱褶内，由输卵管黏膜及纤维蛋白形成的包蜕膜很脆弱。随着孕囊的发育增大，发育中的胚泡突破薄弱的包膜，落入管腔，而发生流产。若整个孕囊剥离落入管腔并经伞部进入腹腔，则为输卵管完全流产，这种情况下出血一般不多。若孕囊部分剥离排出，则为输卵管部分流产，和宫腔内不全流产相似，此时可发生反复出血，形成输卵管血肿或输卵管周围血肿，血液积聚在直肠子宫陷凹，形成盆腔血肿。如果出血量不多，病情稳定，久之，胚胎死亡，血肿机化并与周围组织粘连，临床上称之为"陈旧性宫外孕"。也有部分晚期胎儿发生多种改变，如浸软、木乃伊化或石化，有时并发感染化脓，或形成干性坏疽；偶有感染破溃进入肠管、阴道穹隆，甚至从肠道或阴道排出。

（2）输卵管妊娠破裂：多见于输卵管峡部妊娠，发病多在孕6周左右。随着受精卵发育长大，滋养细胞向管壁侵蚀肌层及浆膜，穿透输卵管管壁引起。输卵管破裂后，由于输卵管肌层及浆膜内血管丰富，破裂后可造成急性大出血，患者迅速进入休克状态。但也有表现为少量反复出血，并形成盆腔血肿。输卵管间质部妊娠虽然少见，但结局几乎都是妊娠破裂。由于间质部肌层较厚，破裂时间晚，常发生在妊娠12~16周，因该处为子宫血管和输卵管血管汇集区，一旦发生破裂，出血量大而迅速，后果十分严重，常常在短时间内发生致命性的腹腔内出血。

（3）继发腹腔妊娠：输卵管妊娠流产或破裂，孕囊排出进入腹腔，多数情况下胚胎枯萎，停止发育；偶尔也可发生胚胎腹腔内继续发育生长，形成继发性腹腔妊娠。当输卵管破于阔韧带前后叶腹膜之间，则可发生阔韧带内妊娠。胚胎脾脏种植也见有报道。

（4）异位复合妊娠：同时存在宫内和输卵管妊娠称之为异位复合妊娠，这种情况十分少见，并常常误诊为单纯输卵管妊娠。随着辅助生殖技术的应用，复合妊娠时有报道。

## （二）临床表现

输卵管妊娠的临床表现与受精卵着床部位、有无流产或破裂，以及出血量多少、时间长短等因素有关。

1. **停经** 多数输卵管妊娠患者在发病前有短期停经史。除输卵管间质部妊娠停经时间较长外，大都在 6~8 周左右。但约有 20%~30% 患者无明显停经史，仅表现为月经周期改变及经血量异常而无明显的停经史。原因是：①部分异位妊娠因滋养层活力低，蜕膜自行变性剥脱而致阴道流血；②将异位妊娠流产、破裂、胚胎死亡、绒毛停止发育、蜕膜组织丧失激素的支持而坏死脱落误认为"月经延迟"；③少数异位妊娠破裂，破裂处血液逆流入宫腔而致阴道流血。常因医师或患者将不规则阴道出血误认为末次月经，或由于月经仅过期几日，不认为是停经，所以仔细询问病史十分重要。

2. **腹痛** 腹痛是输卵管妊娠最常见的症状，其发生率在 90% 以上。输卵管妊娠发生流产或破裂之前，由于胚胎在输卵管内逐渐增大，输卵管膨胀而常表现为一侧下腹部隐痛或酸胀感。当发生输卵管妊娠流产或破裂时，患者感一侧下腹部撕裂样疼痛，常伴有恶心、呕吐。当血液积聚于直肠子宫陷凹处时，可出现肛门坠胀感。出血量较多时呈贫血貌，血液刺激膈肌可引起肩胛部放射性疼痛。

3. **阴道流血** 多见于停经后阴道少量流血，色暗红，淋漓不尽，持续性或间歇性，可伴有蜕膜碎片排出，偶有大量阴道流血。出血可能与胚胎死亡、流产、雌激素撤退有关。

4. **晕厥与休克** 当输卵管妊娠流产或破裂时，由于腹腔内出血和剧烈腹痛，部分患者很快处于休克状态。休克程度取决于内出血的速度及出血量，与阴道流血量不成比例。

5. **盆腔包块** 约 1/3~1/2 患者可扪及盆腔包块，位于子宫一侧或后方，其大小、形状和质地常有变化，边界多不清楚，伴有压痛和触痛。病变持续较久时，肿块机化变硬，边界逐渐清楚。

6. **腹部压痛或反跳痛** 因腹腔内出血激惹腹膜可引起压痛和反跳痛，反跳痛常重于压痛。少数患者出现肩痛，为腹腔内出血量多刺激膈肌引起，称为 Danforth 征。

7. **宫颈举痛** 将子宫颈轻轻上抬或左右摇摆时可引起剧烈疼痛，称为宫颈举痛或摇摆痛，为输卵管妊娠的主要体征之一，是因加重对腹膜刺激所致。若腹腔内出血较多，查体子宫有漂浮感。

8. **体温** 一般体温正常，少数患者因腹腔内出血吸收可出现体温略升高，但不超过 38℃。

## （三）诊断

1. **hCG 测定** hCG 是由两个非共价键相连的肽链组成的糖蛋白激素。其单个亚基不具有生物活性，当连接成完整化合物时始具活性，分子量约为 4.7 万。其主要功能就是刺激黄体，有利于雌激素和黄体酮持续分泌，以促进子宫蜕膜的形成，使胎盘生长成熟。hCG α 亚单位的氨基酸排列与黄体生长激素（LH）α 亚单位相似，故用完整的抗 hCG 分子的抗体测定 hCG 时与 LH 间有免疫交叉反应。但它们的亚单位各不相同。因此为避免交叉反应，目前临床上多采用灵敏度高、特异性强的 β-hCG-RIA 法进行特异的 hCG 检测，定量动态观察 β-hCG 的变化。

正常妊娠受精卵着床时，即排卵后的第 6 日受精卵滋养层的合体细胞开始分泌微量人绒毛膜促性腺激素（human chorionic gonadotropin，hCG）。着床后用特异的 β-hCG 抗血清能在母血中检测中 hCG。妊娠早期 hCG 分泌量增长迅速，约 2 日增长一倍，在受精后 10 日可用放免法（RIA）自母体血清中测出，故成为早期诊断妊娠的最敏感方法。hCG 在妊娠约 8~10 周达最高水平，持续约 10 日后迅速下降，至妊娠中晚期血清浓度仅为峰值的 10% 左右，持续至分娩。产后 2 周恢复至正常月经周期水平。临床上常以 hCG 水平增长的速度协助诊断宫内妊娠与异位妊娠，在妊娠早期检测血 hCG 倍增水平具有宫内妊娠的诊断意义。

正常参考值：

妊娠周数 hCG （IU/L）

0.2~1 周 　5~50

1~2 周 　50~500

2~3 周 　100~5000

3~4 周 　500~10000

4~5 周 　1000~50000

5~6 周 　10000~100000

6~8 周 　15000~200000

8~12 周 　10000~100000

异位妊娠时，受精卵着床在子宫外，蜕膜形成不良，滋养细胞发育欠佳，合体滋养细胞合成、分泌的 hCG 量往往低于宫内妊娠。通常异位妊娠患者更加倾向于出现过早的 hCG 平台期，或者 hCG 水平较低（往往 <2000mIU/ml），且 48 小时倍增小于 66%。如果在怀孕 4 天内，血浆 hCG 水平在 48 小时内倍增小于 50%，往往提示异常妊娠，但并不能鉴别是异位妊娠还是流产。异位妊娠与流产血 hCG 下降各具特点，血 hCG 下降快，半衰期 <1.4 天者约 92% 是宫内妊娠流产；血 hCG 下降慢，半衰期 >7 天者约 86% 为异位妊娠；半衰期 1.4~6.9 天，则两者均有可能，其中 1/3 为异位妊娠。对于异位妊娠被误诊为宫内妊娠行人工流产者，如果宫内吸出物未见绒毛或病理报告内膜呈 A-S 反应，应动态监测 hCG 水平的变化，辅助超声检查，必要时腹腔镜检查明确诊断；若吸宫术后 24 小时 hCG 下降≥ 50%，诊断为异常宫内妊娠的敏感性和特异性分别达 92% 和 100%，由此可排除宫外妊娠。

异位妊娠者腹腔内血 hCG 水平均高于血清 hCG 水平，是因为异位妊娠破裂或流产时含 hCG 的血液直接流入腹腔，保持较长时间。而静脉循环中的 hCG 经肝脏代谢后由肾脏排出，下降迅速。

2. 超声检查 超声检查对异位妊娠的诊断具有重要的临床价值，尤其是早期异位妊娠，通过超声检查往往能提供较多的信息。超声诊断异位妊娠的敏感性为 73.9%，特异性为 99.9%。随着仪器分辨率的提高，尤其是阴道超声及彩色多普勒血流成像的应用，超声诊断异位妊娠的正确率明显提高。异位妊娠的超声表现可见子宫大小正常或稍大，内膜蜕膜样变化，子宫的一侧附件处可探及肿块，肿块边界欠清，边缘不规则，回声类型主要与超声探查时异位妊娠所处的不同阶段而不同，未破型、破裂型、流产型、陈旧型异位妊娠患者的超声声像图表现均有其自身的特点。

（1）破裂型输卵管妊娠：超声声像图表现为大片液性暗区，宫体一侧或子宫后方探查到回声紊乱包块，边界清晰或不清，形态不规则，宫内未见到孕囊。包块内可见圆形或椭圆形无回声区，少数病例可见包块见妊娠囊，内见胚芽组织和原始心管搏动。

（2）未破裂型或流产型输卵管妊娠：超声声像图表现为子宫内膜增厚，宫内无孕囊，子宫周围或一侧附件混合回声包块；在子宫与卵巢间可见输卵管环，该环为增宽的输卵管管壁水肿，与管腔内的妊娠组织及血块共同形成低回声区所致。在输卵管环内可见妊娠光环，约 10% 的病例在妊娠囊内见到胚芽或心管搏动。此外，腹盆腔存在程度不一的液性暗区。

（3）陈旧型输卵管妊娠：超声声像图显示盆腔内形态不规则、无包膜、边缘模糊、内部回声增强的混合性光团，其间可见散在液性暗区。

经腹超声检查和经阴道超声检查是临床上常用的诊断异位妊娠重要的辅助手段。异位妊娠经腹超声诊断符合率 71.4%，经阴道超声诊断符合率 85.7%，准确率为 97.59%。经腹超声具有较大的检查范围，但影响检查结果的因素较多，如膀胱充盈程度、肠胀气、患者过胖等均可影响对正常结构的观察；阴道超声检查异位妊娠图像分辨力高，能更好地显示子宫、卵巢及盆腔肿块的细微结构，对宫内、外妊娠囊、卵黄囊、胚芽、原始心管搏动等细微结构的显示效果好，尤其在异位妊娠早期内出血不多，无回声区只局限于直肠子宫陷凹或子宫周围时，阴道超声检查有较高的敏感性，但检查范围较小，往往不能了解疾病声像图表现的全貌；故破裂型异位妊娠出血量较多的病例，最好能联合经腹部扫查，以补充经阴道检查的不足，进一步提高诊断准确率。阴道超声一般较经腹部超声提前 1~2 周确认宫内妊娠囊，而经腹部超声检查显像要到停经 7 周才能查到胚芽与原始心管搏动。

3. 腹腔镜检查 多数情况下，异位妊娠通过病史、体征、血 β-hCG 测定及超声检查即可对早期异位妊娠做出诊断，但有部分诊断比较困难的病例，可以在腹腔镜直视下明确诊断，并进行手术治疗。对特殊部位的异位妊娠，如卵巢妊娠、宫角妊娠、残角子宫妊娠等可对病变部位做出正确的诊断，同时也可与其他不易鉴别的附件包块等相鉴别。但在极早期受精卵着床部位形态学未发生明显变化前，或盆腹腔粘连的情况下，腹腔镜的假阴性率为 2%~5%。由于腹腔镜检查为有创性检查，故不宜作为常规检查方法。此外，在腹腔大量出血或伴有休克的患者禁做腹腔镜检查。

腹腔镜技术用于妇产科疾病的诊断和治疗已日趋成熟。对于异位妊娠，腹腔镜可详细观察异位妊娠的部位，与周围组织的关系及有无粘连。未破裂型输卵管妊娠着床部位增粗肿胀，多呈暗褐色，局部膨隆，表面血管增生怒张。若腹腔内有出血，凝血块附着病灶，则观察妊娠着床部位较为困难，可用生理盐水冲洗、洗净腹腔内血液，待视野清晰后，再观察诊断。若输卵管妊娠流产，则在患侧输卵管伞端可见活动性出血，伞端周围有积血块；输卵管着床部位先兆破裂时，病灶表面局部有浆液性渗出，输卵管浆膜菲薄；破裂时可见到输卵管局部有不规则破口，有活动性出血或血液渗出，有时可见到绒毛或胚胎阻塞于破口处。盆腹腔积血较多。若进行盆腔冲洗，有时可从吸引液中找到胚泡。

4. 阴道后穹隆穿刺　阴道后穹隆穿刺是一种简单可靠的诊断方法，适用于疑有腹腔内出血的患者。腹腔内出血最易积聚于直肠子宫陷凹，穿刺常可抽出暗红色血液，放置后不凝固，是因为异位妊娠破裂或流产血液流入腹腔，刺激腹膜产生一种纤维酶原激活物，使血液中的纤维酶原转为纤溶酶，促使血液中纤维蛋白溶解。此外，纤溶酶同时能水解多种血浆蛋白和凝血因子，使血液不再凝固。若抽出液体为脓液或浆液性液体，则可排除异位妊娠。若穿刺针头误入静脉，则血液较红，将抽出的血液放置10分钟左右即可凝结。若腹腔内无内出血，或出血很少，或血肿位置较高，或直肠子宫陷凹有粘连时，可能抽不出血液，但也不能完全否定异位妊娠的存在。

临床上常将抽出后的血液滴在白纱布上，若为新鲜静脉血，在纱布上出现一红晕，而陈旧性出血中含有小血凝块。在显微镜下观察，若为新鲜血，镜下红细胞呈串钱状，散在的红细胞很少，而后穹隆穿刺血则存在皱缩的陈旧性红细胞，散在分布，排列呈鱼鳞状。

5. 诊断性刮宫　单靠诊断性刮宫诊断异位妊娠具有很大的局限性，目前很少依靠诊断性刮宫协助诊断。在不能排除异位妊娠或阴道流血较多时，诊断性刮宫目的在于排除并发宫内妊娠流产。将刮宫获取的内膜进行病理检查，异位妊娠的子宫内膜变化无特征性，可表现为子宫内膜蜕膜反应、高度分泌相伴有或不伴有 A–S 反应、分泌相及增生相等多种不同的表现。若无阴道流血，则子宫内膜往往为致密层，呈蜕膜组织；若已有流血且流血时间在 2 周以内，刮宫组织往往取自海绵层，呈高度分泌相，或可见 A–S 反应，若流血时间持续 2 周以上内膜致密层和海绵层已相继脱落，而基底层内膜对激素反应不敏感，故多表现为分泌反应欠佳或者增生相。若刮出组织查见绒毛，则可诊断为宫内妊娠。

6. 孕酮检查　血清孕酮在妊娠 8 周前由滋养细胞及其黄体分泌，比较稳定，12 周后因胎盘形成，孕酮合成能力上升，孕酮水平迅速提高，但在 12 周前维持在一定水平。在这个时期，孕酮水平反映了滋养层细胞的功能。异位妊娠患者滋养细胞发育欠佳，细胞活力下降，使黄体功能不足，从而引起血清孕酮水平明显低于子宫内妊娠者。因此，血清孕酮量的变化情况是衡量黄体功能和胎盘发育是否正常、妊娠正常与否的一个最可靠指标。异位妊娠患者孕酮值只达到正常月经周期黄体期的低限水平，显著低于正常妊娠和先兆流产患者。孕酮检测与动态血 β–hCG 的检测相比，只需单次测定，随机取样，数小时内可获得结果，检测简便、快捷，将血清孕酮测定作为对妊娠者的常规测定，可明显提高异位妊娠的早期诊断率，尤其对 β–hCG 阳性而 B 超宫内、宫外均未见妊娠囊者，联合测定血清孕酮有相当大的诊断价值。目前认为，血清中孕酮 <15.9nmol/L 时，胚泡活性差，可作为筛选异位妊娠和自然流产的标志。

7. 其他　生化标记：除血 β–hCG、孕酮检测外，还有其他一些血生化检测或标记方法可用于协助诊断异位妊娠，包括：雌二醇（$E_2$），血管内皮生长因子（VECF）、激活素（ACT）– 抑制素（INH）、妊娠特异糖蛋白 $\beta_1$（SP1）、妊娠相关蛋白（PAPP–A）、甲胎蛋白（AFP）、肌酸激酶（CK）、肾素、胎儿纤维连接蛋白（FFN）、人胎盘生乳素（HPL）、淀粉酶、子宫内膜蛋白、CA125 等。

**（四）鉴别诊断**

具有典型症状和体征的异位妊娠诊断不难，结合患者病史、体征，实验室辅助检查及超声检查，必要时行腹腔镜检查，多能明确诊断。但由于异位妊娠可发生在生育期的任何年龄，发生部位广泛，孕卵在不同部位发育的时间长短不一，病理过程不尽相同，加上个体差异，使其在临床表现与体征上变化多样，易与多种疾病相混淆，因而临床上异位妊娠误诊率仍较高。误诊的原因涉及多方面、多学科。疾病本身的复杂性与多变性、疾病发生过程的不典型性、临床医生本身知识、经验与技术水平不足、诊断技术设备与手段的不完善等均是造成误诊的原因。

异位妊娠误诊的原因：

（1）病史采集不详，查体不全面。详细的询问病史，特别是月经史和规范的体格检查是降低误诊率的重要环节。对育龄妇女遇有与异位妊娠有关的病史均应详细询问和全面考虑，如盆、腹腔手术操作史、盆腔炎史、人工流产和放置宫内节育器、子宫内膜异位症、分娩与产褥等。对于少数患者因腹痛、头晕而于内、外科就医，由于内、外科医生缺乏对女性病史的详细询问，只重视右下腹痛及消化道症状如恶心、呕吐、胃痛等，未做相关妇科检查，没有进一步结合辅助检查加以鉴别即做出内、外科诊断，将异位妊娠误诊为急性阑尾炎、急性胃肠炎、感染性休克等，从而延误治疗。

（2）过于相信输卵管结扎术后或放置宫内节育器者避孕者，未考虑异位妊娠的可能。由于安放宫内节育器可能并发输卵管炎而发生异位妊娠，输卵管结扎术后可出现再通、瘘管仍存在发生异位妊娠的可能。

（3）辅助检查误导：临床医生过度依赖辅助检查。尿妊娠试验简便、快速，试验阳性有助于排除其他疾患，但假阴性率较高，可达10%左右，故试验阴性不能完全排除异位妊娠，应复查尿妊娠试验或查血 β-hCG。超声检查可以区别孕囊在宫内还是宫外，并了解腹腔内有无积液或包块。但是，由于部分异位妊娠的超声图像不典型及B超的质量和超声检查者经验不足，可能造成误诊。

（4）人工流产手术时未对吸出物仔细检查，或对未见绒毛或仅见可疑绒毛未予重视，也未对患者进行严密随访。对术后患者出现腹痛、出血认为是术后常见症状，未详细询问手术过程均是造成误诊的原因。

（5）医务人员专业知识、技能缺乏，临床思维不当，因症状不典型、病史未掌握或对疾病缺乏全面的考虑，容易将该病与其他疾病混淆。

异位妊娠易误诊需与妇科其他疾病相鉴别的有早期妊娠流产、急性输卵管炎、出血性输卵管炎、黄体破裂、卵巢囊肿蒂扭转或卵巢囊肿破裂；易误诊或与其他科疾病相鉴别的主要有急性阑尾炎、输尿管结石、急性胃肠炎、胃穿孔、菌痢、泌尿系感染等。

异位妊娠根据症状出现的缓急分为急腹症型和稳定型两种临床表现。急腹症型主要表现为突发的下腹剧痛或全腹、胃部的疼痛，可伴有不同程度的休克，全腹压痛、反跳痛和移动性浊音。该型多系输卵管种植部位突然破裂，引起多量的腹腔内出血。常见于输卵管峡部妊娠、输卵管间质部妊娠和卵巢妊娠破裂。稳定型表现为病情进展缓慢，阴道出血不规则，似月经不调，腹痛不明显或不剧烈，多见于输卵管妊娠流产型或破裂后出血暂时停止，胚胎死亡或活力不高，形成包块。对这两种临床表现的生育年龄女性均应高度警惕异位妊娠可能，重视病史的全面采集，尤其是未婚女性隐瞒性生活史者，要耐心个别询问，并给予相应检查，以免误诊。

①急腹症型异位妊娠的鉴别：见表4-1。

②与卵巢子宫内膜异位囊肿破裂的鉴别：近年来对卵巢子宫内膜异位囊肿破裂导致的急腹症报道逐渐增多。卵巢子宫内膜异位囊肿常伴有继发性渐进性痛经、不规则子宫出血和不孕。其与异位妊娠破裂的鉴别诊断如表4-2。

表4-1 异位妊娠的鉴别诊断

| | 输卵管妊娠 | 流产 | 急性输卵管炎 | 急性阑尾炎 | 黄体破裂 | 卵巢囊肿蒂扭转 |
|---|---|---|---|---|---|---|
| 停经 | 多有 | 有 | 无 | 无 | 多无 | 无 |
| 腹痛 | 突然撕裂样剧痛。自下腹一侧开始向全腹扩散 | 下腹中央阵发性坠痛 | 两下腹持续性疼痛 | 持续性疼痛，从上腹，经脐周转至右下腹 | 下腹一侧突发性疼痛 | 下腹一侧突发性疼痛 |
| 阴道流血 | 量少，暗红色，可有蜕膜组织或管型排除 | 先量少，后增多，鲜红色，有小血块或绒毛排出 | 无 | 无 | 无或有如月经量流血 | 无 |
| 休克 | 程度与外出血不成比例 | 程度与外出血成比例 | 无 | 无 | 无或有轻度休克 | 无 |
| 体温 | 正常，有时稍高 | 升高 | 升高 | 升高 | 正常 | 稍高 |
| 盆腔检查 | 举宫颈时一侧下腹疼痛，宫旁直肠子宫陷凹有肿块 | 宫口稍开，子宫增大变软 | 举宫颈时两侧下腹疼痛，仅在输卵管积水处触及肿块 | 无肿块触及，直肠指检右侧高位压痛 | 无肿块触及，一侧附件压痛 | 宫颈举痛，卵巢肿块边缘清晰，蒂部触痛明显 |

续　表

|  | 输卵管妊娠 | 流产 | 急性输卵管炎 | 急性阑尾炎 | 黄体破裂 | 卵巢囊肿蒂扭转 |
|---|---|---|---|---|---|---|
| 白细胞计数 | 正常或稍高 | 正常 | 升高 | 升高 | 正常或稍高 | 稍高 |
| 血红蛋白 | 下降 | 正常 | 正常 | 正常 | 下降 | 正常 |
| 后穹窿穿刺 | 可抽出不凝血液 | 阴性 | 可抽出渗出液或脓液 | 阴性 | 可抽出血液 | 阴性 |
| β-hCG检测 | 多为阳性 | 多为阳性 | 阴性 | 阴性 | 阴性 | 阴性 |
| B型超声 | 一侧附件低回声区，其内或有妊娠囊 | 宫内可见妊娠囊 | 两侧附件低回声区 | 子宫附件区无异常图像 | 一侧附件低回声区 | 一侧附件低回声区，边缘清晰，有条索状蒂 |

表4-2　卵巢子宫内膜异位囊肿与异位妊娠破裂的鉴别诊断

|  | 卵巢子宫内膜异位囊肿破裂 | 异位妊娠破裂（输卵管） |
|---|---|---|
| 妊娠反应 | - | + |
| 下腹痛 | 轻→重 | 重 |
| 不孕症 | +/- | +/- |
| 出血量 | 不太多 | 可以很多 |
| CEA | +/- | - |
| hCG | - | +/- |
| 后穹窿穿刺 | 血黏稠如巧克力状 | +/-，血不暗、不凝 |
| 超声检查 | 圆形，张力大的囊肿可因周围粘连而不规则，子宫直肠穿刺积液、积血 | 宫腔线清，妊娠囊多在输卵管，直肠子宫陷凹有积血 |
| 腹腔镜 | 可见多处灶性出血、充血、瘢痕、卵巢破口及巧克力液 | 可见输卵管外侧发蓝、肿胀 |

③输卵管或附件扭转与梗阻：与输卵管系膜相连的输卵管可单独或与同侧卵巢一起发生扭转，称为输卵管扭转或附件扭转。临床上很少见。其原因有输卵管或输卵管系膜过长、输卵管积水、单角子宫双侧不对称，或卵巢肿瘤，或因妊娠、子宫肌瘤引起的子宫增大，在体位改变、创伤等诱因作用下引起输卵管扭转。亦有20%发生在输卵管及卵巢无明显病变时。其临床表现与卵巢囊肿蒂扭转相似，突发性下腹剧痛，呈间歇性，常伴有恶心、呕吐。患侧附件有压痛或肌紧张，如有输卵管积水等病变，可触及肿块。阴道检查有明显触痛，也可触及肿块。严重者直肠子宫陷凹处积聚渗出液，后穹窿穿刺时可抽得浆液血性液体。但患者很少出现脉搏增快及其他休克症状。并发妊娠者，β-hCG呈阳性，不易与异位妊娠鉴别，主要诊断靠腹腔镜检或剖腹探查术后确诊。

④子宫肌瘤红色变性：子宫肌瘤红色变性是因子宫肌瘤血供障碍，导致肌瘤缺血、坏死、溶血、血栓、栓塞及溶血血液渗入瘤体所致。其发生率在1.9%~25%，其中与妊娠有关占20.3%~34.8%，且多见于妊娠中期。患者可出现严重的腹痛伴呕吐、发热，一般在38℃左右。白细胞增高，检查肿瘤局部有明显的压痛，绝大多数一周左右即可恢复。根据病史、B超、β-hCG等检查可与异位妊娠鉴别。

⑤子宫破裂、穿孔：产科因素引起的子宫破裂，多发生于难产、高龄多产和子宫曾经手术或有过损伤

的产妇。可发生在妊娠早期、中期和晚期，可为自发性、创伤性或病理性等多种情况下的破裂。通过 B 超、β–hCG 及腹腔镜等检查多可鉴别。非产科因素的子宫破裂可为手术操作中医疗器械所导致的子宫穿孔，也可为疾病导致的自发性子宫破裂。后者可见于侵蚀性葡萄胎或绒毛膜癌侵蚀子宫肌层，穿破子宫肌壁，进入阔韧带致阔韧带血肿，进入腹腔引起腹腔内出血，出现腹痛及腹膜刺激征等表现。结合病史、超声检查及 β–hCG 检测可与异位妊娠鉴别。

⑥胎盘早剥、前置胎盘伴植入：胎盘早剥、前置胎盘均属于妊娠晚期出血性疾病，胎盘早剥可表现为妊娠期剧烈腹痛，异位妊娠也有极少数患者妊娠至中晚期，如间质部妊娠、残角子宫妊娠、腹腔妊娠等。其破裂后导致腹腔内出血并伴有剧烈腹痛，通过超声检查显示子宫肌层不连续。有时需通过剖腹探查才能明确异位妊娠破裂部位，才能确诊和鉴别胎盘早剥或胎盘前置伴植入的情况。

⑦膜样痛经：膜样痛经又称蜕膜样痛经，是痛经中比较严重的疾患，多见于青年女性。发生膜样痛经，是因为子宫内膜完整地从宫颈口排出，如果宫颈口狭小，完整的子宫内膜不容易排出，子宫就增强收缩，宫颈口逐渐扩张，子宫内膜才能排出。表现为患者腹部疼痛剧烈，出冷汗，面色苍白，肢冷，恶心呕吐，甚至晕厥。当子宫内膜整块排出后，腹痛即可缓解。膜样痛经为周期性腹痛，β–hCG 为阴性即可鉴别。

⑧胃肠道疾病：急性阑尾炎、急性胃肠炎、胃穿孔、菌痢等胃肠道疾病可出现腹痛、恶心、呕吐等症状，若患者因消化系统症状就诊时，尤其是首诊于内外科时，须高度警惕异位妊娠，结合 β–hCG 及 B 超检查，诊断多无困难。

⑨泌尿道疾病：尿路结石和泌尿系统感染患者可出现一些与异位妊娠相似的症状，如尿频、尿急等，通过详细的病史采集及相应的辅助检查多可鉴别。

**（五）治疗**

输卵管妊娠处理方式的选择取决于年龄大小、有无生育要求、异位妊娠的部位、大小、结局状况，包括出血程度及输卵管损害情况，术者技术水平及手术措施等综合因素决定。手术治疗仍是目前主要的治疗手段。由于阴道超声、血清 β–hCG 测定的应用以及腹腔镜诊治手段的广泛开展使得异位妊娠的早期诊断率得到明显提高，为患者的保守性手术和非手术治疗提供了更多的机会，为早期治疗提供了时间保证，减少了异位妊娠破裂导致腹腔内大出血的危险，降低了死亡率。而越来越多的患者迫切要求保留生育功能，因此，早期诊断、合理处理异位妊娠十分重要。

1. 手术治疗　手术治疗有经腹途径和腹腔镜途径两种，手术方式有根治性方式和保守性方式两种。根治性术式即为输卵管切除术；保守性手术包括伞端妊娠物排出术、壶腹部妊娠线性切开术及峡部妊娠节段性切除术等。采取何种途径和何种方式取决于患者有无生育要求、输卵管妊娠部位、大小、结局状况，包括内出血程度及输卵管壁损害程度，以及对侧输卵管的状况、术者技术水平及手术措施等综合因素决定。

（1）根治性手术：即输卵管切除术，为最基本最常用的术式。该术式可以达到迅速止血、挽救生命的目的，尤其适用于抢救内出血并发休克的患者。对于这种急症患者应在积极纠正休克的同时，迅速开腹，提出患侧输卵管，用卵圆钳钳夹住出血部位，或者用长弯钳夹住患侧输卵管下方的阔韧带和输卵管近子宫端，暂时控制出血，并加快输液、输血，待血压上升后继续手术切除输卵管。切除患侧输卵管前应先探查子宫及对侧输卵管情况。手术方法：用两把血管钳自患侧输卵管伞端系膜向子宫角部钳夹，在两把血管钳间切断，残端以 7 号丝线贯穿缝扎近卵巢端的系膜断端。用系膜周围腹膜或圆韧带包埋系膜残端。对适用于年龄偏大、已有子女无生育要求者，并根据患者要求决定是否同时结扎对侧输卵管；对虽有生育愿望要求保留输卵管者，若因输卵管病灶范围广泛，损害输卵管系膜和血管者，或在保守性手术中输卵管难以止血者，非手术治疗、腹腔镜手术失败者，也应行输卵管切除术。

输卵管间质部妊娠，应争取在破裂前手术，以避免破裂大出血，危及生命。手术需行子宫角部楔形切除及患侧输卵管切除，必要时需切除子宫。

在异位妊娠手术中行自体血液回收，是抢救严重内出血伴休克的有效措施之一，不仅可以节约宝贵的血液资源，自体血中还能提供新鲜的凝血因子和血小板等成分，也可以减少异体输血所致的输血反应和疾病传播的可能性，在一定程度上解决了基层医院血源短缺的问题。自体回收腹腔内血液应符合以下条件：妊娠 <12 周，无胎膜破裂，出血时间 <24 小时，血液未被污染，镜下红细胞破坏率 <30%。每 100ml 血液

中需加入 3.8% 枸橼酸钠 10ml 抗凝，经 6~8 层纱布或经 20μm 过滤器过滤后，再输入体内，为防止枸橼酸钠中毒，每自体输血 500ml 以上者，应补充 10% 葡萄糖酸钙 10~20ml。

（2）保守性手术：指手术清除妊娠产物但保留输卵管的方法。由于高分辨 B 超尤其是阴道探头超声的发展、血清 β-hCG 测定的应用、诊断与治疗性腹腔镜的临床应用，使异位妊娠的早期诊断和治疗成为可能，加上显微技术、手术器械及缝合材料的发展及普及，为输卵管保守性手术创造了有利条件。

保守性手术适应证多用于以下情况：无子女、希望生育者；或者子女小、要求保留输卵管功能的年轻妇女；输卵管妊娠是首次妊娠；既往已切除一侧输卵管，患者病情稳定；输卵管无明显炎症、粘连和大范围的输卵管损伤。但能否行保守性手术还取决于孕卵着床部位、输卵管破损程度和既往输卵管存在的病变。如输卵管已有明显病变或解剖学改变，切除病灶后残留段输卵管长度不足 5cm，陈旧性输卵管妊娠部位有血肿形成或积血、盆腔感染，或严重失血性休克者为保守性手术的禁忌。保守性手术主要有以下几种术式：

①输卵管造口术：是在输卵管系膜的对侧即输卵管游离缘、输卵管妊娠部位表面最薄弱处作一切口，长度相当于妊娠部位最大管径或超过妊娠膨胀部位两端，从切口处轻轻挤压出妊娠组织挤出的方法。搔刮或清创孕卵的着床部位易引起出血，并增加输卵管内膜损伤的机会，因此，不主张搔刮和清创。输卵管切缘有出血者可用 4-0 肠线或 7-0 尼龙线扣锁缝合止血。该方法简单，效果良好，一般术后 4 个月恢复良好，随访做子宫输卵管碘油造影或腹腔镜检查少有瘘管形成。本法适用于输卵管妊娠未破裂型者。

②输卵管切开缝合术：主要适用于输卵管壶腹部妊娠或妊娠部位接近伞端者。方法：将患侧输卵管伞端至输卵管妊娠部位切开，用钝刮匙或刀柄刮净妊娠组织，或吸管吸除妊娠组织，剥离面出血用电凝或缝扎止血。切口用 6-0 或 8-0 尼龙线间断缝合，称输卵管成形术。该法操作简单，但易形成输卵管与周围组织粘连，可在创面部位涂抹透明质酸钠等，减少粘连的形成。

③输卵管伞端妊娠挤出术：当妊娠部位位于伞端、部分壶腹部妊娠接近伞端的患者，可用手指轻轻将胚胎组织从壶腹部向伞端挤压，使胚胎组织自伞端排除。但本法可能有妊娠产物的残留，可能造成持续性异位妊娠，有再次手术的可能，且再次输卵管妊娠的发生率高于输卵管造口术和输卵管切开术。

④输卵管节段切除及端端吻合术：适用于输卵管妊娠破裂型或损伤较严重者以及峡部妊娠及壶腹部近侧段妊娠者。切除孕段输卵管，检查两端输卵管通畅后，两端残端用 6-0 或 8-0 的尼龙线间断肌层缝合 3~4 针，再间断缝合浆膜层 3 针以腹膜化。术中需不断用肝素盐水冲洗术野，防治血凝块阻塞吻合的输卵管腔。吻合后经宫腔注入稀释的亚甲蓝，观察是否通畅。

⑤输卵管伞端成形术：适用于输卵管伞端妊娠。纵形切开输卵管远端，去除妊娠组织后，将输卵管远端黏膜像袖口样外翻，用 8-0 无创伤尼龙线将黏膜外翻缝合于近端浆膜。此术因破坏伞部拾卵功能，日后妊娠效果不佳。

施行保守手术时，应注意术中充分止血。在输卵管整形手术过程中的出血多采用盐水冲清创面，以细针电凝头很准确地凝固出血点，少数亦可用 3-0 无创伤肠线缝扎止血，对于上述方法用后胚胎着床部位仍有出血者，可行管壁浆肌层肠线 "8" 字缝合多能止血。术毕腹腔放置右旋糖酐 500ml 或透明质酸酶或甲硝唑等防止粘连。术后常规应用有效抗生素，或服中草药使输卵管组织尽快恢复功能及治疗对侧潜在的炎症。术后 2 周检测血清 β-hCG，了解妊娠组织是否被彻底清除。术后患者恢复第一次月经后 3~7 天行输卵管通液术。

（3）腹腔镜手术：近年来由于腹腔镜诊断与治疗手段的迅速普及和大力开展，腹腔镜手术逐渐成为诊断和治疗异位妊娠的首选。腹腔镜手术具有微创、术后盆腹腔粘连少，术后恢复快等优点，对于未育、要求保留输卵管功能的年轻女性，腹腔镜治疗异位妊娠已变得尤为重要。

随着异位妊娠的发生率增加及诊疗技术的进步，尤其是腹腔镜下的保守手术的广泛运用，持续性异位妊娠（per-sistent ectopic pregnancy，PEP）的发生率也随之上升。PEP 是指输卵管妊娠保守手术过程中未能完全清除胚囊，使残留在输卵管内的滋养层组织仍继续增殖，血清 β-hCG 血清滴度不下降或反而上升，阴道有不规则流血。PEP 是输卵管妊娠保守治疗后最常见的并发症。发生的高危因素包括：停经时间短，孕龄小，异位妊娠病灶的体积较小，盆腔粘连，术前 hCG 和孕酮水平过高，滋养细胞活性强。研究报道腹腔镜手术有更高的残存滋养细胞的发生率，开腹的输卵管切开术后持续性异位妊娠的发生率为 3%~5%，腹腔镜手术为 5.1%~29%，挤压术或流产型者可高达 12.5%~18%。

治疗持续性异位妊娠有再次手术切除输卵管或输卵管切开清除病灶，以及 MTX 等治疗方式。为预防持续性异位妊娠的发生，线性切开手术时，切口应足够长，注意着床部位的彻底清除，避免绒毛残留；未破裂的孕囊应尽量完整切除病灶；已破裂者，应反复多次冲洗盆腹腔以防止绒毛残留。此外，术后可在病灶局部注射 50mg MTX，杀死残余的滋养细胞，防止持续性输卵管妊娠的发生。

2. 非手术治疗　随着医务人员诊断水平的提高和患者的警觉，高敏感度的放射免疫测定 β-hCG、高分辨 B 超的发展，诊断性和治疗性腹腔镜的应用，80% 的异位妊娠患者可在未破裂前得以诊断，早期诊断为非手术治疗提供了条件和时机。异位妊娠的非手术治疗包括期待疗法和药物治疗。

1）期待疗法：是指对部分低危的输卵管妊娠患者不采取任何手段的干预，只严密监测血 β-hCG 水平的变化，观察患者症状和体征，直至 β-hCG 降至正常。部分早期的输卵管妊娠患者可以通过完全流产后胚囊死亡或溶解吸收自然消退，临床出血少，无明显的临床症状和体征，可选用期待疗法。选择期待疗法的适应证一般是：①无临床症状或临床症状轻微；②异位妊娠包块直径 <3cm；③血 hCG<1000mIU/ml 并持续下降；④无胎心搏动；⑤有随诊条件。治疗期间，密切观察临床表现、生命体征，动态测定血 hCG、血细胞比容，并进行超声波检查。如果连续两次血 β-hCG 不降或升高，或附件包块长大，应立即处理。需警惕个别的病例血 β-hCG 水平很低，但仍有破裂的可能。

2）药物治疗：一些药物可以作用于滋养细胞，抑制其生长发育，促使妊娠组织的吸收、消散。药物治疗主要用于早期异位妊娠，Mol 等的 Meta 分析提示，对于低水平血清 hCG 的患者应用全身性的甲氨蝶呤治疗是一个很好的替代腹腔镜手术的选择。有证据表明，药物治疗避免了手术造成的创伤、痛苦及瘢痕、周围组织粘连和术后并发症等，同时最大限度地保全了患者的生育功能，在长期疗效和短期疗效方面与保守性腹腔镜手术具有可比性，而药物保守治疗比手术方式有更高的日后宫内怀孕概率，可满足患者的生育要求，同时药物保守治疗更为方便经济。药物治疗方法分为全身治疗和局部治疗，药物种类有甲氨蝶呤（MTX）、前列腺素（PC）、米非司酮（RU480）、氯化钾、高渗葡萄糖及中药等等。其中，研究较为深入、应用最广泛、疗效最肯定的药物是甲氨蝶呤。

（1）甲氨蝶呤：MTX 为抗代谢类抗肿瘤药物，是一种叶酸拮抗剂，通过与细胞内二氢叶酸还原酶结合，阻断二氢叶酸转化为具有生物活性的四氢叶酸，抑制嘌呤和嘧啶的合成，从而干扰 DNA、RNA 及蛋白质的合成。妊娠期滋养细胞增生活跃，多处于细胞增殖周期，MTX 能抑制胚胎滋养细胞分裂和增殖，导致胚胎死亡。MTX 对细胞的毒性决定于药物浓度和作用时间。高浓度的 MTX 持续作用较长时间后可造成骨髓和黏膜损害，连续给药的毒性是单次给药的数倍。研究表明，同量 MTX 无论全身用药还是局部给药在血清中能达到同量的 MTX 水平，一般终止妊娠的血药浓度远低于出现毒性反应的阈值，无须解救措施。MTX 现已被美国妇产科医师协会认可为临床治疗异位妊娠的一线药物。

适应证：适用于早期未破裂、无活跃性腹腔内出血的患者。①患者一般情况良好，无活动性出血和输卵管妊娠破裂的征象；②血 hCG ≤ 5000mIU/ml；③无明显的胚胎心脏搏动；④输卵管妊娠包块直径 <3cm；⑤肝、肾功能及红细胞、白细胞、血小板计数在正常范围内，无凝血功能异常；⑥具有良好的随访条件；⑦保守性手术失败后发生持续性异位妊娠的补救措施之一。

禁忌证：①患者出现腹痛症状，表明妊娠部位张力较高，或者输卵管妊娠破裂或流产出血对腹膜产生刺激，或流产时输卵管痉挛收缩所致。②B 超发现妊娠部位胎心搏动，表明胎儿器官和胎盘已发育，一旦破裂，出血往往迅速导致失血性休克。③血 hCG>5000mIU/ml，表明胚胎活性强，滋养细胞增殖活跃，药物治疗失败率增加。④严重的肝、肾疾患或凝血功能障碍不能进行药物治疗。外周血白细胞 >4.0×10⁹/L，血小板 >100×10⁹/L，肝、肾功能需在正常范围方能用药。用药方法及疗效：MTX 给药途径有全身用药和局部用药，目前口服和静脉用药不常用，肌内注射和局部应用已成为临床普遍认同的方法。近年常有报道在超声、腹腔镜、宫腔镜下将 MTX 直接注射至病灶，以及髂内动脉插管栓塞介入化疗。

MTX 口服：0.4mg/（kg·d），连服 5 天为一疗程。目前仅用于保守手术治疗输卵管妊娠失败后的持续性输卵管妊娠的辅助治疗。

MTX 肌内注射：0.4mg/（kg·d），连用 5 天为一疗程。如一个疗程后 β-hCG 无明显下降，间隔一周可开始第二个疗程。异位妊娠单纯肌内注射 MTX 保守治疗，成功率有不同报道，国内报道 90% 以上，国外文献报道为 71.4%~84.5%。

MTX 单次肌内注射：按体表面积计算，MTX 50mg/㎡，单次肌内注射。如给药后 4~7 天，β-hCG 下降 <15% 或继续升高，第 7 天给予第二次药物肌内注射（50mg/㎡），而不需用 CF（甲酰四氢叶酸）解救。

MTX-CF 方案：该方案 8 天为一疗程。MTX 1mg/kg 肌内注射，隔日一次，第 1、3、5、7 天使用，同时使用 CF 以减少不良反应，其用量为 MTX 的 1/10，即 0.1mg/kg 肌内注射，隔日一次，第 2、4、6、8 天使用。给药后 48 小时如果 β-hCG 下降 >15%，可以停药观察，否则继续用药。

MTX-CF 个体减量方案：该方案根据患者的血 β-hCG 水平决定用药。MTX 1mg/kg 肌内注射，一日一次，次日 CF 0.1mg/kg 肌内注射。一次 MTX 和一次 CF 注射为一次化疗剂量，总量共 4 次剂量。每日测定血 β-hCG 和孕酮水平。当 β-hCG 下降 >15% 及孕酮 <1mg/ml 时停用。

MTX 腹腔镜下局部注射：腹腔镜诊断与治疗同时一次完成。在确诊后，将一根 22 号长针从患侧耻骨联合上 3~4cm 腹壁进入，外接注射器，提起患侧输卵管，将 MTX 10~25mg 溶于 2~4ml 注射用水或生理盐水中，注射入输卵管妊娠部位的最扩张段，缓慢推注，注射后停留 1~2 分钟后快速推出针头。文献多有报道在注射 MTX 前先用细穿刺针在输卵管系膜内注入 1：8000 肾上腺素 10~20ml，或将垂体后叶素 6~12U 用 20ml 生理盐水稀释，分 1~3 点注入输卵管系膜内以及输卵管包块的基底部，使系膜血管收缩，以减少出血量，疗效更佳。目前腹腔镜下 MTX 局部注射多用于输卵管妊娠腹腔镜保守治疗后预防持续性异位妊娠的辅助手段。方法为：腹腔镜下行输卵管切开取胚术或输卵管挤压术后，检查无活动性出血，50mg MTX 溶于 3~5ml 注射用水或生理盐水中，注射到患侧输卵管系膜内。研究证实，联合治疗可最大限度地降低持续性异位妊娠的发生，但对再次同侧的异位妊娠并无预防作用。MTX 宫腔镜下局部注射：B 超监视下，宫腔镜下行输卵管插管，对准输卵管口插入导管深 1.5~2.0cm，拔出管芯，再将导管轻柔插入输卵管内，感觉有阻力时停止，经导管缓慢注入溶于注射用水 2ml 的 MTX 40mg，时间约 5 分钟，推注后停留 2~3 分钟，将导管和镜体一同拔出，让患者臀部抬高。

MTX 经阴道或腹部超声引导下局部注射：在阴道或腹部超声引导下经阴道后穹隆穿刺进入异位孕囊内，先抽出孕囊内的液体或部分内容物，局部注射 MTX 10~50mg（溶于 2~4ml 注射用水或生理盐水）。第 4、7 天测 β-hCG，如下降 <15%，需肌内注射 MTX 50mg/㎡。如 β-hCG 下降 ≥15%，则每周复查 1 次。

MTX 单次给药与多次给药成功率无明显差异，但单次用药操作简单，注射次数少，患者所受痛苦较小，减少患者医疗费用，不良反应发生率低，不需解毒，疗效确切，更易被患者接受，尤其对有生育要求的患者，在异位妊娠早期诊断的前提下，有着更广泛的使用前景。

监测指标：因妊娠滋养细胞具有较强的侵蚀性，且患者对药物的反应不一，因此，在保守治疗过程中密切注意观察病情变化和治疗反应，包括患者的临床症状和体征、血 β-hCG 水平的波动、毒性反应等。

临床征象：药物治疗过程中需密切监测患者生命体征，观察自觉症状，了解有无活跃性出血的征象。约有 1/2~1/3 患者用药后会发生腹痛加重，但并无活跃性出血的征象，可能与滋养细胞坏死、溶解有关。滋养细胞坏死后自输卵管管壁剥离，妊娠产物排至腹腔内，刺激腹膜引起腹痛。若患者发生腹痛，需严密观察病情发展，门诊患者改为留院观察。若有内出血征象者，根据患者的一般情况及出血量的多少，决定是否需要手术治疗。

血清 β-hCG 水平：异位妊娠给予药物保守治疗后，能够确切反映疗效的最主要指标是血清 β-hCG 的下降。血 β-hCG 监测在评价治疗效果、及时调整治疗方案、提高保守治疗成功率方面具有非常重要的意义。常为用药后隔日测定 β-hCG，如下降 ≥15%，可改为每周测一次，直至正常。治疗过程中，由于 MTX 在注射后 1~4 天内抑制快速增长的滋养细胞，摧毁胚胎及胎盘绒毛，使异位妊娠流产，在此过程中加快了 hCG 的释放，致使 hCG 在一段时间内有所增高，以后才逐渐下降。故用药前应与患者充分沟通交流，否则会带给患者焦虑，容易产生对医疗的不信任，干扰治疗。需注意即使 β-hCG 下降很低时，仍有输卵管破裂的可能性。β-hCG 降至正常所需的时间与用药前的 β-hCG 水平有关，给药前 β-hCG 值越高，则下降至正常所需的时间越长。

B 超监测：药物治疗不需常规进行 B 超监测。若患者出现腹痛加重，需进行 B 超检查，了解附件区的包块有无增大，直肠子宫陷凹的液体深度有无增加，以此估计内出血量，评估是否需手术治疗。附件区包块消失的时间与用药前的初始包块大小有关，包块越大，所需时间越长。部分患者 β-hCG 降至正常后，附件包块可能仍持续存在，可继续观察。

毒性反应：MTX 在人体内的吸收、分布、生物转化和排泄等存在着很大的个体差异，患者体内的 MTX 血药浓度过高和持续时间过长是导致其不良反应的直接原因。MTX 高浓度维持时间越长，其毒性发生率越高。常见为胃肠道反应，包括食欲不振、恶心、呕吐、口角炎、消化道黏膜溃疡、腹胀、腹痛、腹泻、消化道出血等，其余还有骨髓抑制、肝肾功能损害、神经系统损害、脱发、药物性皮疹等，严重时危及患者生命。多数反应为轻度，少数反应为中度，停药后可自行恢复。若反应较重可减量或停药，也可用 CF 解救。

对妊娠和子代的影响：MTX 于 1965 年开始用于治疗妊娠滋养细胞疾病，多年来，在治疗妊娠滋养细胞肿瘤方面 MTX 的使用及毒性反应的观察积累了大量的经验。而治疗异位妊娠的剂量远远低于治疗妊娠滋养细胞肿瘤的剂量，故 MTX 治疗异位妊娠是安全、有效的。MTX 对以后妊娠无不良反应，并不增加流产率和畸形率，无远期并发症，是安全可靠的。但 MTX 用量超量可引起输卵管超微结构紊乱，导致输卵管表面上皮节律性蠕动能力的下降，通畅度受损，从而出现不孕和再次异位妊娠的后果，因此 MTX 剂量因限定在避免以上情况的最低剂量范围内。Hajeruus 等对 35 篇关于异位妊娠治疗方案的随机对照研究进行循证医学分析发现，MTX 治疗与保留输卵管的腹腔镜手术治疗比较，在输卵管保留、输卵管通畅程度、再次发生 EP 和保留生育功能方面比较，无显著性差异（P>0.05）。

（2）其他药物：米非司酮（RU486）：可通过竞争孕酮受体，拮抗孕酮活性，从而使绒毛组织发生退变，蜕膜组织发生萎缩性坏死，致胚胎死亡。可作为对局部化疗或介入治疗后的辅助治疗酌情使用。国内多与 MTX 联合应用治疗异位妊娠。

中药天花粉结晶蛋白注射液：天花粉最初用于中期妊娠引产。结晶天花粉能迅速选择性作用于绒毛滋养细胞，催化细胞内核糖体失活，抑制细胞内蛋白质合成，导致细胞死亡，绒毛滋养层广泛变性、坏死、细胞解体，纤维素沉着，绒毛间隙闭塞及阻断血液循环，而后加速绒毛变性坏死、促进前列腺素释放而流产。根据研究剂量不同，天花粉治疗异位妊娠的成功率为 86%~93%。天花粉是一种大分子植物蛋白制剂，具有较强的抗原性，可引起过敏反应，过敏性体质者和青霉素过敏者禁用。用药前需做皮肤试验和先使用试探剂量。方法：在常规皮试后试探量 0.05mg 注射于肌内，如无反应，2 小时后给予治疗量 1.2~1.8mg 作臀部肌内注射。为减少副反应，可同时加用地塞米松 5mg 肌内注射，每日 2 次，共 3 天。用药后 48 小时卧床休息，观察生命体征及副反应情况。常见的副反应为发热，头晕，皮疹，全身酸痛等，少数可能产生过敏性休克。

氟尿嘧啶（5-Fu）：5-Fu 是对滋养细胞高度敏感的化疗药物，它可使绒毛变性、坏死，达到杀胚胎的作用。有报道采用宫腔镜下输卵管内注射 5-Fu 250mg/ 次，治疗输卵管妊娠的有效率为 88.24%，血 β-hCG 下降至正常所需时间为 7~14 天。5-Fu 的不良反应是骨髓抑制、过敏反应及严重的消化道症状，并有可能致突变，使用也不及 MTX 方便。

高渗葡萄糖：可引起局部组织脱水和滋养细胞坏死，促使妊娠物吸收，安全有效，无不良反应。可在阴道超声监测下或腹腔镜下将 50% 葡萄糖 5~20ml 注入妊娠部位。但治疗前血 β-hCG>2500mIU/ml 者不能使用该法。

氯化钾：作用于胎儿心脏引起收缩不全和胎儿死亡，故常与 MTX 合用于有胎心搏动者。用药方式为通过阴道超声引导行孕囊穿刺、局部注射氯化钾。

前列腺素（PG）：有文献报道 PCF2a 局部注射成功率可达 84%~92%，在腹腔镜引导下局部注射 PCF2a 治疗输卵管妊娠的成功率为 92%（22/24）。PGF2a 能增加输卵管的蠕动及输卵管动脉痉挛，使黄体产生的孕酮减少。但由于可能导致严重的心血管方面的不良反应，如心律失常、肺水肿等，目前临床上较少使用。

中药治疗：中药用于异位妊娠的保守治疗有数千年的历史，现代临床及药理研究表明有些中药确实有杀胚的作用，如天花粉、蜈蚣等。目前认为异位妊娠属"少腹血瘀症"范畴，其病机多由于气血劳损、脏腑虚弱、风、冷、湿、热之邪犯于冲任或气血瘀滞、情志不畅、房事过度、精浊损于冲任而导致孕后凝聚，孕卵未能移行至胞宫，而居于胞脉，以致胀破脉络，阴血内溢于少腹，有气虚瘀阻、气血虚脱、瘀阻包块，发生血瘀、血蛊、厥脱等一系列症候。中药治疗以活血化瘀为其基本治疗法。临床遣方用药时应注意，既要遵循活血、化瘀、消症的原则，还要结合病情的不同阶段和患者的特殊表现辨证用药。从症状体征，异位妊娠分为休克型、稳定型和包块型。应根据临床分型及症候，辨证施治。未破损期治法以活血化瘀、消症杀胚为主。根据主方可适当给予清热解毒药如加黄芩、双花、连翘等以预防感染，此期以卧床休息为主，逐渐适当活动。已破损期临床慎用中药治法，腹腔大量积液，或盆腔包块较大者，宜手术治疗；休克阶段，内出血多，要注意虚、实两方面，同时兼顾患者体质的寒热，以回阳固脱、补气摄血为主；因输卵管妊娠本身为实症，而内出血、血压下降、面色苍白、出冷汗、脉虚弱又为虚症，要根据患者当时情况，进行分析，如虚症较重，用人参补气，以防血虚，同时佐以活血祛瘀，以促使内出血吸收。病情稳定，盆腔内有明显包块，中药治疗治法以化瘀消症，破坚散结为主。除用主方活血祛瘀外，应加用化坚破积之药物，以消除包块，加用善破症瘕之三棱、莪术等；如包块较硬，加穿山甲、川牛膝，以加强消症散结效果；体质虚弱，加黄芪、党参，以扶正祛邪。异位妊娠中药保守治疗成功的关键在于早期诊断和严格选择患者，在治疗过程中，存在起效慢、疗程长，辨证施治存在主观性、经验性等特点。目前国内多采用中药治疗联合MTX 或米非司酮、天花粉等治疗异位妊娠，均获得较为满意的疗效。

3. 一般治疗 输卵管妊娠流产或破裂常伴有腹腔内出血，出血过多过快可导致贫血，甚至失血性休克，如误诊或抢救不及时将危及患者生命。故需输液输血纠正一般情况，补足血容量；术后补充铁剂，增加营养，使患者早日康复。并发感染者应用抗生素。对出现失血性休克者，因立即输血、输液，抗休克治疗，同时尽快手术止血。

### （六）输卵管妊娠治疗后的生殖状态

输卵管妊娠患者多数未生育，故治疗后的生殖状态逐渐得到越来越多的关注。目前，评价输卵管妊娠的治疗效果主要是观察其生殖状态和并发症。反应生殖状态的指标有宫内妊娠率和足月活产率，并发症包括持续异位妊娠和再次异位妊娠等。

影响生殖状态的因素：

1. 生育史 既往无生育能力低下或不育史者，治疗后宫内妊娠率为 75%~90%，再次异位妊娠率为5%~10%。既往有此病史者，输卵管妊娠治疗后宫内妊娠率为 37%~42%，再次异位妊娠率比前增加 8%~18%。

2. 对侧输卵管情况 对侧输卵管正常者，术后宫内妊娠率和再次异位妊娠率分别为 75%~83% 和8%~9.7%。左右，而对此输卵管有粘连或损伤者为 41%~56% 和 13%~20%。

3. 再次或多次异位妊娠对生殖状态的影响 有文献报道，二次异位妊娠后再次异位妊娠率可达40%，三次异位妊娠后，宫内妊娠率和再次异位妊娠率都只有 26%，而不育者可高达 58%。异位妊娠术后的自然宫内妊娠中 64.4% 发生于治疗后 12 个月内，93.1% 发生于 24 个月内。多次异位妊娠后宫内妊娠率显著下降，再次异位妊娠率升高。而采用体外受精（IVF）后的妊娠与自然妊娠比较，再次异位妊娠率降低，宫内妊娠率可达 30%。因而对于对侧输卵管损伤或缺如及多次异位妊娠者，尤其是术后 12~18 个月仍未自然妊娠的情况下，应采用 IVF 助孕。

4. 开腹手术与腹腔镜手术后生殖状态比较 近年的大量研究表明，开腹与腹腔镜手术对异位妊娠的生殖状态没有影响。Yao 等回顾了 1514 例行保守手术的输卵管异位妊娠病例，开腹手术（n=811）后的宫内妊娠率和再次异位妊娠率分别为 61.4% 和 15.4%，腹腔镜（n=703）术后为 61% 和 15.5%。同样，切除输卵管术后宫内妊娠率和再次异位妊娠率也相似，与开腹或腹腔镜手术途径无关。

5. 输卵管切除与输卵管保留手术后的影响 输卵管保守性手术（线形切开、造口、开窗术、妊娠物挤出术）存在持续性异位妊娠发生率为 5%~10%。

## 第二节　输卵管间质部妊娠

### （一）定义

输卵管间质部妊娠（interstitial pregnancy）是指受精卵种植在潜行于子宫壁内部分的输卵管间质部内发育形成的妊娠。约占异位妊娠的2%左右。由于间质部同时接受子宫及卵巢来源的双重血供，此处血运丰宫，妊娠一旦发生破裂，可在短时间内发生大量腹腔内出血，若处理不及时，可危及患者生命，因此，间质部妊娠是输卵管妊娠中后果最严重的一种，其早期正确诊断、及时处理显得尤为重要。

### （二）病因

1. 炎症影响　输卵管间质部约1cm，短而腔窄，盆腔炎及输卵管病变时使输卵管管腔狭窄，孕卵运送受阻或延迟，孕卵不能到达宫腔而着床于此。

2. 肌瘤压迫　宫角附近的肌瘤压迫，使输卵管管腔变窄。

### （三）分型

输卵管间质部妊娠根据孕卵着床后的生长方向分为三型：①峡部型：孕卵向输卵管峡部方向生长、发育。②子宫型：孕卵向子宫腔方向生长发育，该型由于孕卵周围包绕着较厚的肌层组织，早期很少出现症状，妊娠维持时间较其他两型更长，可晚至妊娠12~14周，有报道最长可维持至21余周。此型一旦破裂，与子宫角破裂无异，可在短时间内发生致命性腹腔内出血。由于此型向宫角发展，位置深，绒毛不易清干净，术后易发生持续性异位妊娠。③纯间质部型：孕卵着床于间质部，在间质部生长发育，不向子宫角或输卵管峡部发展。

### （四）临床表现

常有停经及早孕反应。未破裂时，仅有下腹隐痛。破裂时间较迟，多在停经12周以后发生。一旦发生破裂，可在短时间内发生失血性休克。阴道出血少见。

### （五）诊断

在妊娠8周以前，难以和宫角妊娠相鉴别。停经、血β-hCG阳性、超声示宫内无孕囊，可诊断为异位妊娠。超声尤其是阴道彩超在鉴别宫角妊娠与间质部妊娠中有明显优势：间质部妊娠超声特点是：宫角部位突起包块，内有孕囊，孕囊偏向外侧，极度靠近浆膜层，其周围无完整的肌层，仅有间断的薄肌层围绕，孕囊与子宫内膜线不相连。直视下，包块位于圆韧带的外侧。宫角妊娠的超声特点是：子宫角部查见包块，其内有孕囊回声，孕囊偏向内侧，其周围有完整的肌层包绕，孕囊与子宫内膜线相连。直视下，包块位于圆韧带的内侧。

### （六）治疗

传统的治疗方法是：开腹行子宫角部楔形切除，甚至切除子宫。随着腹腔镜技术的不断提高，作为微创的腹腔镜，已基本取代开腹手术。常见的腹腔镜手术方式有三种：①线型切开取胚术：先于宫底部注射缩宫术20U或垂体后叶素6U，于包块最薄处线型切开，迅速、彻底清除妊娠物后，适度电凝创面，尽快以0/2可吸收线缝合创面，创面周围可注入甲氨蝶呤20mg，以减少持续性异位妊娠的发生。该方法适用于包块直径在3cm以内或包块外突不明显、不易套扎的患者。②输卵管套扎法：适用于可套扎的各种大小的包块，尤其是3cm以上易大出血的包块：切除包块远端输卵管，然后用套圈套扎妊娠包块，收紧后切开包块，彻底清除妊娠组织。对包块内部特别是靠近宫角方向，应充分电凝，既可止血又可破坏残余绒毛，防止持续性异位妊娠的发生。取出妊娠组织后，可切除部分包块组织，但应在套扎线上方1cm以上切除组织以防滑脱。该方法出血极少，但可能在套扎线以下残留异位妊娠组织，特别是子宫型患者，更易发生持续性异位妊娠。防止的方法：在完成套扎、切开、清除、电凝止血后，子宫底注射宫缩剂，剪断套扎线，此时创面一般无活动性出血。充分露包块基层部，彻底清除可能残留的妊娠物后，再行套扎或缝合止血可大大减少持续性异位妊娠的发生。③楔形切除宫角部：直接用电刀或超声刀楔形切除包块和部分宫角，由于该方法可能出血较多，且影响子宫正常形态，现已不推荐使用。④对于已破裂大出血的间质部妊娠，应在抗休克、加强宫缩的同时进行手术，如能套扎，则可明显减少出血，酌情缝合或宫角楔形切除。如不能套扎，应尽快清除妊娠组织，立即缝合止血，必要时行宫角部楔形切除甚至切除子宫。紧急情况下，腹腔镜技术不熟练者，建议直接开腹手术。处理输卵管间质部妊娠的三个减少：①减少术中出血；②减少对子宫的损伤；③减少术后持续性异位妊娠的发生。妊娠部位套扎法，即可减少出血，又可最大限度地减少对子宫的损伤，现已广泛使用。但该方法可能残留部分绒毛，术中对包块底部（向宫角方向）适度电凝，必要时可解除套扎线，彻底清除、电凝可能残存的异位妊娠组织后，酌情再套扎或缝合妊娠部位，可以大大减少持续性异位妊娠的发生。

# 第三节　宫颈妊娠

## （一）定义

宫颈妊娠是指受精卵着床于组织学内口水平以下的宫颈管内，并在此处生长、发育的异位妊娠。是异位妊娠中较罕见但危险的一种类型。占异位妊娠的比例近 1%，其发病率约 1/1000~1/8628 次妊娠。宫颈妊娠若未早期诊断，或因误诊而行刮宫术，有可能发生危及生命的大出血。近年来，由于研究的深入以及超声技术的不断提高，宫颈妊娠的早期诊断率得到了提高，药物治疗（如 MTX）、Foley 尿管压迫、子宫动脉栓塞等保守治疗变得切实可行，有效提高了宫颈妊娠的疗效及预后，死亡率由 40%~50% 降至 6% 以下。

## （二）病因

病因不明，可能与子宫腔内膜损伤、宫腔环境异常、受精卵运行过快或发育迟缓等有关。患者往往有刮宫史、剖宫产史、宫内节育器的使用等病史。

## （三）临床表现

典型表现为停经后的无痛性阴道流血，在妇检或刮宫时可能发生大出血；查体时宫颈膨大、紫蓝色着色，宫颈外口可扩张、边缘较薄，子宫正常大小或稍大，质地往往不软。

## （四）诊断

确诊往往依靠彩色多普勒超声。根据上述临床表现，血 β-hCG 阳性结合既往患者的宫腔操作史或助孕史，再结合超声特点，多可确诊。宫颈妊娠超声诊断标准：①宫腔空虚；②宫颈管膨大；③宫颈内口下方颈管内可见孕囊，孕囊周围有丰富的血流信号，有时可见原始心管搏动；④宫颈内口关闭。

## （五）鉴别诊断

宫颈妊娠容易误诊，需与以下疾病相鉴别：①难免流产和不全流产，子宫大小与孕周相符或稍小于孕周，而宫颈妊娠子宫多正常大小或稍大于正常。彩色多普勒超声显示：宫颈妊娠的孕囊多呈典型的圆形或椭圆形，且孕囊周围有丰富的血流信号，而流产至宫颈的妊娠，其孕囊周围无血流信号，孕囊多呈变形皱缩的锯齿状。20 世纪 80 年代以前，宫颈妊娠的诊断率很低，多误诊为难免流产或不全流产。②滋养细胞肿瘤，多伴有肺部或盆腔其他部位的转移灶，且患者多有葡萄胎妊娠史。③子宫血管畸形，亦有可能发生无痛性阴道大出血，但患者血的 β-hCG 呈阴性，血管造影可确诊。

## （六）治疗

要减少出血，保留患者的生育功能，关键在于早期诊断，早期适当处理。凡确诊宫颈妊娠，严禁直接行刮宫术，必须先杀胚，如药物直接杀胚或栓塞子宫血管阻断血供，待胚胎死亡、局部血液循环不明显后，可以刮宫或期待治疗。

1. 药物治疗　常用药物为甲氨蝶呤（MTX），它能抑制滋养细胞增生，使绒毛变性坏死。全身给药：①单次给药：MTX 50mg/ m² 肌内注射。② 8 日法疗，疗效较肯定，1、3、5、7 天用 MTX 1mg/kg 各肌内注射一次，2、4、6、8 天用四氢叶酸 0.1mg/kg 各肌内注射一次。局部用药：对孕囊大、血 β-hCG 水平高者尤为适用，可作为首选。在超声指引下，将 MTX 30~50mg 注入孕囊，复查超声如仍有胎心搏动，可于孕囊内注入 5mmol/L 的氯化钾液。注意监测血 β-hCG 及孕囊局部血流变化，可酌情行刮宫术，药物治疗失败的高危因素有：①孕周 >9 周；②血 β-hCG>10000U/L；③超声可见胎心搏动。

2. 选择性子宫动脉栓塞术（UAE）　以往宫颈妊娠发生危及生命的大出血时，往往选择子宫全切术，近年来，子宫动脉栓塞术能有效阻断子宫的血供，达到有效止血的目的，因此，UAE 作为急诊止血的方案十分有效。栓塞后的子宫动脉约在两周后再通，不影响生育功能。该方法已在大多数有条件的医院广泛使用，对确诊或高度怀疑的宫颈妊娠先行栓塞术再酌情刮宫。目前，在血管栓塞的同时，常向左右子宫动脉各注入 MTX 各 25mg，达到阻断胚胎血供和药物杀胚的双重功效，更易使异位绒毛坏死，治疗效果更明显。

3. 宫腔镜下异位妊娠清除术　应严格掌握适应证，以免导致大出血。适应证：①孕龄为 4~6 周；②阴道流血量不多；③血 β-hCG 水平不高（一般 <5000U/L）；④超声未见胎心搏动。宫腔镜的优势在于可直视下明确胚胎着床部位，在直视下将妊娠物清干净，同时可对出血部位电凝止血。

4. 双侧髂内动脉结扎术　由于其操作较复杂且创伤大，现已很少使用。仅适用于大出血紧急情况下、其他方法无效、患者坚决要求保留生育能力的情况下使用。

5. Foley 导管球部压迫止血术　该方法简便、费用低，部分患者止血效果明显，可作为其他方法的辅助治疗，在清宫过程中持续少量出血时，该方法止血效果明显。如在清宫过程中发生大出血时，可用 Foley 导管压迫后，酌情行子宫血管介入术（栓塞术）。

6. 子宫全切术　该方法使患者丧失生育功能，现已很少使用。仅适用于无法控制的大出血时，为挽救患者生命不得以才行子宫全切术。

直接刮宫可引起难以控制的大出血，因此确诊的宫颈妊娠严禁先刮宫，而应在杀胚后再酌情行刮宫术。对疑似病例，可在备血、做好动脉栓塞术或子宫全切术准备的前提下行吸宫或钳刮术。操作过程中如遇大出血，宜停止操作，给予宫缩剂，于宫颈管内填塞纱布止血，如仍出血不止，可急诊行子宫动脉栓塞术，必要时行子宫全切术。如填塞有效，则可行药物杀胚或子宫动脉栓塞术以防再大量出血。因宫颈内膜薄、蜕膜化程度差，妊娠组织易植入宫颈间质导致清宫不全，因此，清宫时常规应在超声监测下进行，以求清宫完全。

综上所述，宫颈妊娠一旦确诊或高度怀疑，严禁直接刮宫，以免造成不可控制的大出血。宜先行药物杀胚或子宫动脉栓塞后，待血 β-hCG 下降、超声示胚胎局部血供减少后再酌情行刮宫术，刮宫术应在超声监测下进行，可避免清宫不全和清宫过度。

# 第四节　卵巢妊娠

## （一）定义

卵巢妊娠是指受精卵在卵巢内着床、发育，是一种罕见的异位妊娠，占自然妊娠的比率约为 1：7000~1：50000，异位妊娠中有 0.3%~3.0% 的发生概率。近年来，由于辅助生殖技术的广泛开展，其发生率有上升趋势。因临床症状和体征不典型，孕早期易发生破裂大出血，因此应早期诊断、早期治疗。

## （二）病因

尚不明确。可能：①与宫腔操作、盆腔手术、盆腔炎症等有关；②与宫内节育器（IUD）有关，IUD 能使前列腺素分泌增加，使输卵管发生逆蠕动，受精卵通过输卵管种植于卵巢皮质、髓质或尚未愈合的排卵孔内；③卵子排出前在卵巢内受精而形成卵巢妊娠。

## （三）临床表现

以腹痛为主要表现，腹痛更明显于一般的输卵管异位妊娠，而停经和阴道流血并不突出。体征和辅助检查与输卵管异位妊娠相似。

## （四）诊断

由于卵巢妊娠易发生内出血，一般无明显停经史，往往以下腹痛为主要临床表现，容易误诊为其他急腹症如卵巢囊肿扭转、黄体破裂、急性阑尾炎等。由于卵巢妊娠与输卵管妊娠相比，其临床表现无特征性，因此，二者的术前鉴别诊断较困难，最后确诊要靠腹腔镜及病理检查（病检示绒毛着床于卵巢组织内）。因卵巢妊娠发生早期破裂概率高，且破裂后易发生失血性休克，因此，早期诊断尤为重要。有以下表现，应高度怀疑卵巢妊娠：以下腹痛就诊、血 β-hCG 阳性，但无明确的停经史、无明显的阴道流血，超声显示宫内无孕囊，附件区有占位，盆腔有液性暗区。Spiegelberg 的诊断标准为：①输卵管完整并与卵巢分离（无粘连）；②孕囊位于卵巢内；③孕囊由卵巢子宫韧带与子宫相连；④孕囊囊壁可找到卵巢组织。由于取出的标本在运送处理过程中可能存在差异，因此，卵巢妊娠的最后诊断不只是依靠病理诊断，还应结合临床进行综合考虑。

**（五）治疗**

卵巢组织质脆、缺乏肌性组织，因此易发生破裂，且不易自行止血。卵巢局部血供丰富，一旦破裂出血，往往引起腹腔内大量内出血甚至休克。因此，一旦高度怀疑卵巢妊娠，应尽早手术，可在腹腔镜下行卵巢楔形切除、异位妊娠清除后行卵巢修补术，一般不行卵巢大部切除术，以尽量保留其内分泌及生育功能。

# 第五节　腹腔妊娠

**（一）定义**

腹腔妊娠是指位于输卵管、卵巢、阔韧带以外，种植于腹腔内的妊娠，其发生率约为 1/15000~1/30000。它是一种罕见的异位妊娠，围生儿死亡率高达 75%~95%，先天畸形率高达 50%，胎盘处置不当，可引起大出血。因此对母儿的威胁较大，因无特征性临床表现，不易早期诊断，如处理不及时，可能造成严重后果。

**（二）分类及病因**

分为原发和继发两种。原发性腹腔妊娠是指卵子在腹腔内受精、种植并生长发育，临床上极少见，大多数腹腔妊娠为继发性：①多继发于输卵管妊娠流产或破裂，孕卵落入腹腔继续生长、发育；②子宫肌壁缺陷（如剖宫产后子宫切口愈合不良、子宫憩室等），妊娠后子宫破裂，胎儿进入腹腔继续生长；③卵巢妊娠破裂，胚胎落入腹腔继续生长、发育。

**（三）临床表现**

孕早期一般无典型病症，可有下腹痛、阴道少量流血等，孕中期可有突然下腹剧痛或持续下腹痛等，妊娠晚期，胎动剧烈，孕妇常感不适，扣诊时腹壁下可清晰扪及胎儿，并常可触及一实性团块物，即长大的子宫。胎位多为横位，胎先露常高浮，迟迟不入盆。如胎儿存活，在下腹部可清晰听到母体的血管杂音。

**（四）诊断**

①病史：多数患者年龄偏大，有不孕史，常有可疑的输卵管妊娠流产或破裂史。②上述临床表现、结合以下检查，有助于诊断。B 超，是目前诊断腹腔妊娠的有效手段：a. 子宫均匀长大，宫腔内无妊娠囊或胎体反射；b. 羊水液性暗区接近母体体表。妊娠晚期，可行缩宫术激惹试验（OCT），如果不能监测到子宫收缩，则有助于诊断。

**（五）治疗**

腹腔妊娠一经确诊，应尽早取出胎儿，胎盘是否一并取出，应视情况而定：①胎盘附着于大网膜表面，可切除部分大网膜，同时取出胎盘；②胎盘小部分位于脏器表面，在不影响该脏器功能的同时，行部分脏器切除，如部分小肠切除术，同时一并取出胎儿；③胎盘位于重要的器官（如肝、肠系膜根部）或大血管的表面时，如果强行剥离胎盘可导致严重出血，因此取出胎儿后可将胎盘留置腹腔，胎盘大多能逐渐吸收（但应注意凝血功能），如果发现感染、粘连或肠梗阻，可在胎儿取出后 2~3 个月开腹取胎盘；④胎儿死亡，胎盘血液循环停止，可考虑取出胎儿的同时，取出胚盘。

由于 MTX 可能使胎盘组织迅速坏死，可引起严重的并发症，如毒血症，严重者可危及患者生命，因此，严禁使用 MTX。

# 第六节　阔韧带妊娠

**（一）定义**

阔韧带妊娠是指受精卵着床于阔韧带两侧之间并在此生长、发育。可以认为是孕囊在腹膜后生长的腹腔妊娠。

**（二）原因**

具体原因不明。多数学者认为，阔韧带妊娠是继发于输卵管妊娠流产或破裂，妊娠物脱落种植在阔韧带继续生长、发育。

**（三）临床表现**

与腹腔妊娠相似，妊娠早期常有腹部疼痛，随着孕周的增加，腹痛可能进一步加重，如果发生破裂出血即有急腹症的相关表现。查体：宫颈常回缩，暴露较困难，患侧穹隆常膨出，双合诊时觉患侧阔韧带增厚或触及包块，如果停经月份超过5个月，腹部检查可发现：子宫轮廓不清，胎心音异常清晰。

**（四）诊断**

术前很难确诊，如果停经后腹痛明显，应尽早行腹腔镜探查，以尽快得到诊断与治疗。

**（五）处理**

一旦确诊或高度怀疑阔韧带妊娠，应尽早手术，否则随着妊娠月份的增加，手术剥离胎盘时极易发生不可控制的大出血。因此，在术中应酌情剥离胎盘，如果强行剥离胎盘引起大血时，可将胎盘留于腹腔内让其自然吸收。

微信扫码
◆ 临床科研
◆ 医学前沿
◆ 临床资讯
◆ 临床笔记

# 第五章
## 分娩期并发症

### 第一节　产后出血

#### 一、概述

产后出血（postpartum hemorrhage）是指胎儿娩出后生殖道出血超过500ml（阴道分娩中），早期产后出血发生在产后24小时内，晚期产后出血发生在产后24小时后到产后6周内。出血可能发生在胎盘娩出前、娩出时及娩出后。事实上，在没有并发症的阴道分娩中准确测量平均出血量为600~700ml，而阴道助产和剖宫产可达1000~1500ml。对产后出血量的估计通常存在低估。不论是在发达国家还是发展中国家产后出血都是引起孕产妇死亡的重要原因，特别是在非洲和亚洲的发展中国家，常是孕产妇死亡原因的第一位。产后出血在世界范围内的发生率是10.5%，每年引起13.2万名产妇死亡，产后出血的死亡率为1%。在我国产后出血近年来一直是引起孕产妇死亡的第一位原因，特别是在边远落后地区产后出血引起的死亡占到50%以上。降低孕产妇死亡率，减少和有效处理产后出血至关重要。

#### 二、诊断

在阴道分娩时，胎儿娩出后，生殖道出血超过500ml，在剖宫产时，胎儿娩出后出血超过1000ml应诊断为产后出血。这种传统的定义对于临床的处理并没有太多的帮助，研究表明阴道分娩的平均出血在500ml左右，而剖宫产的平均出血在1000ml左右，按照这种定义有一半孕产妇分娩时会发生产后出血。用能引起低血容量症状时的失血量来定义产后出血可能更为实用，比如，血细胞比容产后较产前降低10%或需要输血治疗，这种情况占到阴道分娩的4%，剖宫产的6%。

##### （一）产后出血的常见病因

1. 子宫收缩乏力　产后止血的重要生理机制就是胎盘附着部位围绕在血管周围的子宫肌纤维的强力收缩，使血管关闭从而达到止血的效果。子宫收缩乏力是指子宫肌纤维收缩不佳，是引起产后出血的最常见的原因（占50%以上）。引起子宫收缩乏力的危险因素有过多的宫腔操作，全身麻醉，子宫过度扩张（双胎、羊水过多），产程延长，多产，子宫肌瘤，手术助产及宫腔操作，缩宫素引产和催产，子宫感染，子宫卒中等。

2. 软产道损伤　会阴切开和（或）产道撕裂伤引起的大量出血占到了产后出血原因的20%。撕裂伤的部位包括子宫、宫颈、阴道及外阴，在急产及阴道助产中比较常见。有时在外阴和阴道的皮下发生血管的撕裂伤，引起皮下血肿，由于没有显性出血，容易被忽略，有时产后几小时后或发生休克了才发现。

会阴切开时如果伤及动脉血管或曲张的静脉可能引起大量的出血，会阴切开的时机选择也很重要，胎儿娩出前切开过早，或是胎儿娩出后未及时缝合，都会明显增加出血量。世界卫生组织建议应有限制地进行会阴切开术，而不应作为一项常规。

产后如果子宫收缩好，持续有新鲜血液流出，应考虑撕裂伤的因素。发现宫颈和阴道撕裂伤需要在良好的暴露下仔细检查，如有撕裂伤应在充分的麻醉下及时修补。

子宫自然破裂十分罕见，在多产、胎位异常、子宫瘢痕和催产素引产这些高危因素存在时应警惕。近年来越来越多剖宫产术后再次妊娠的情况，子宫破裂引起的产后出血有所增加。

3. 胎盘组织残留　胎盘胎膜组织残留造成的产后出血占到 5%~10%，在胎盘植入、手剥胎盘、第三产程处理不正确、未及时发现副胎盘均可造成胎盘组织残留。B 超发现宫腔内高回声团块支持宫内组织残留的诊断。在产后几个小时后或晚期产后出血时，应高度警惕胎盘组织残留，并及时进行 B 超检查。经阴道的彩色多普勒超声检查更为敏感。如超声未见明确的宫内占位，则没有必要进行清宫术。

4. 凝血功能障碍　在一些严重的产科并发症中可能出现凝血功能障碍，如胎盘早剥、死胎、羊水栓塞、重度子痫前期、子痫及败血症。临床表现可能有低纤维蛋白原血症、血小板减少及弥散性血管内凝血。如输血超过 8 个单位可能出现稀释性的凝血障碍。其他的内科并发症也可能引起凝血功能障碍，如白血病、血小板减少性紫癜等。对凝血功能障碍的诊断应重视孕产妇病史的采集和实验室检查。

### （二）产后出血常见的危险因素

在一项对 9598 例阴道分娩的孕产妇的调查中，有 374 例发生产后出血，发生率为 4%，相关的危险因素有：

（1）产程延长（OR 7.56）。

（2）子痫前期（或 HELLP 综合征）（OR 5.02）。

（3）会阴侧切（OR 4.72）。

（4）有产后出血病史（OR 3.55）。

（5）双胎（OR 3.31）。

（6）先露下降停滞（OR 2.91）。

（7）软组织撕裂伤（OR 2.05）。

（8）使用催产素引产（OR 1.66）。

（9）手术助产（OR 1.66）。

（10）会阴正中切开（OR 1.58）。

（11）初产妇（OR 1.45）。

其他一些危险因素还包括：全身麻醉、子宫过度膨大（多胎妊娠、巨大儿、羊水过多）、多产、绒毛膜羊膜炎等。

# 三、治疗纵观

尽管产后出血有近 90% 没有明确的高危因素，但通过加强孕产期的管理，特别是产时正确的处理能减少产后出血的发生。世界卫生组织推荐的积极处理第三产程对预防产后出血的效果已经被多项研究所证实。积极处理第三产程包括及早钳夹脐带、有节制地牵拉脐带（controiled cordtraction），排空膀胱和预防性使用缩宫药物。一项系统评价显示：与期待处理相比积极处理第三产程（在医院里）降低了产后出血的量，平均降低约 80ml；产后出血超过 500ml 发生率由 13.6% 降至 5.2%，出血超过 1000ml 的发生率由 2.6% 降至 1.7%；第三产程时间平均缩短 9.77 分钟。有节制牵拉脐带是积极处理第三产程的重要一环，传统的观点是在第三产程时要等到胎盘有剥离征象时方能协助胎盘娩出。但积极处理时要求胎儿娩出后，脐带停止搏动即钳夹切断脐带，在使用缩宫药物的同时，一手将钳夹的脐带一端握紧，另一只手放在产妇的耻骨联合之上，在牵拉脐带时，上面的手通过反向用力使子宫固定，防止引起子宫内翻，下面的手保持较低的牵拉力量，持续 2~3 分钟，当子宫变得圆硬，脐带变长，下拉脐带使胎盘娩出，而不要等出血（胎盘剥离）时才开始牵拉脐带。在整个过程中上面的手要持续用力保持子宫位置固定，切忌在没有上面的手向反方向推力的情况下，下拉脐带，造成子宫内翻。

宫缩剂的使用在预防产后出血中起到了至关重要的作用，常用的宫缩剂包括缩宫素（催产素）、麦角新碱、前列腺素制剂（米索前列醇片、卡孕栓、卡前列素氨丁三醇针）。多项随机对照试验表明缩宫素是目前预防产后出血效果明确，不良反应少的药物，但缩宫素应注意避免 1 次短时间大剂量使用（负荷剂量），如静脉推注 5U 以上，可能引起低血压、心慌、心悸，特别是在区域麻醉的情况下更容易发生。麦角新碱在高血压和心脏疾患时不宜使用，我国现已停产。米索前列醇使用后腹泻、发热、寒战等不良反应明显，可作为没有缩宫素时替代或应用缩宫素无效时使用。卡前列素氨丁三醇针（欣母沛）价格昂贵，并不适于广泛应用，在应用缩宫素无效的宫缩乏力引起的产后出血的治疗有一定的效果。

# 四、治疗方案

许多处理产后出血的方法还停留在专家的经验和一些个案的报道，缺乏随机对照研究和系统评价，但在目前证据的基础上，也能为我们有效地处理、抢救产后出血的产妇提供有价值的借鉴。国际助产士联盟（ICM）和国际妇产科联盟（FIGO）建议处理产后出血按以下的流程，共11个步骤，每个步骤的第一个字母组成英文单词"止血（HAEMO-STASIS）"。

止血步骤如下：

1. H（ask for help） 呼叫救援帮助，立即组成抢救小组。通知助产士、产科医师、麻醉医师、内科医师、护工及后勤保障部门，组成有效的抢救小组，由在场的职称最高的医务人员作为总指挥，统一协调，并指定专人记录，同时通知血库、手术室做好准备。将产妇转入高危病房或ICU病房。

2. A（assess and resuscitate） 评估（包括生命征、出血量）并开始抢救复苏。立即建立2个14或16号的静脉输液通道，每个通道输入晶体液1000ml，最初15~20分钟内可快速输入1000ml，在第一小时内至少输入2000ml，输液20~30分钟评估休克有无改善，如有改善则以每6~8小时1L的速度滴注晶体液。予面罩给氧，流量为8L/min，并抬高下肢。抽血进行合血、血常规、凝血图（PT、APTT、Fib、D-二聚体）、电解质检查；安放尿管，行尿液分析，记录每小时尿量；监测产妇生命征包括血压、心率、呼吸、氧饱和度及心电图，必要时行中心静脉插管监测中心静脉压。

3. E（establish eliology and check medication supply） 初步确定病因并检查药物准备情况（缩宫素、麦角等），立即备血。在经过补液治疗无改善则进一步处理，有血液应立即使用，危及生命时先输入"O"型Rh阴性血液，PT/APTT>1.5倍正常值，输入冰冻血浆，有的建议每输入6U血液需输入冰冻血浆1L，当纤维蛋白原<1g，输入血浆冷沉淀物，血小板<50×10⁹/L，输入血小板悬液。

4. M（massage uterus） 按摩子宫。让产妇躺在产床或手术台上，一手置于阴道前穹隆，另一手放于耻骨联合之上一起加压，按摩子宫。

5. O（oxytocin inftlsion） 使用缩宫素及前列腺素（经静脉、盲肠、肌肉或直接子宫肌壁）。剂量与方法：①缩宫素5~IOU静脉缓推。②麦角新碱0.4mg静脉缓推。③缩宫素10~20U + 500ml液体，125ml/h静脉滴注。④卡前列素氨丁三醇（PGF₂α）250μg肌内注射，15~90分钟可重复使用，总量不超过2mg。

6. S（shift to operating room） 将产妇转入手术室，排除胎盘等组织残留以及产道的撕裂伤。可继续双手按摩子宫。

7. T（tamponade） 填塞止血。可考虑使用用于胃底静脉出血时的气囊填塞，在条件不具备的地区可使用自制避孕套水囊填塞。纱布填塞也可使用，但失败率在50%左右。在使用缩宫剂治疗无效的情况下，应立即考虑进行填塞试验，以确定是否需要手术干预。使用方法：消毒暴露宫颈后将无菌的单腔气囊放入宫腔，这时静脉持续滴入缩宫素，缓慢注入热的生理盐水可达300~400ml，观察宫颈及引流管没有鲜血继续流出时停止注入。如有效为填塞试验阳性，保守治疗成功的希望有87%，可持续滴入缩宫素，置保留尿管监测生命征，出血量及尿量。6小时后如无继续出血可先放出生理盐水，但不取出气囊观察30分钟，如无出血可取出气囊停用缩宫素。如再次出血可考虑重新注入生理盐水填塞。常规使用抗生素3天。

8. A（apply compression sutures） 实施压迫子宫的缝合。填塞试验阴性，应考虑开腹进行手术止血。最常用的是B-lynch缝合，探查宫腔，清除积血，搬出子宫，用手加压子宫体以估计缝合成功的机会；用0号合成缝线自子宫切口右侧3cm的下缘3cm处进针，经宫腔自切口上缘侧方距4cm出针，拉紧肠线至宫底绕到子宫后壁，于前壁相当部位进针至宫腔，自右侧水平向左侧相应部位穿出至子宫后壁，肠线紧贴宫体表面绕过宫底到子宫前壁下段切口上3cm处进针，通过宫腔在切口左下缘与右侧进针处同一水平出针，拉紧可吸收线，切口下缘左右侧两线端打结，再加压宫体，检查子宫止血良好，缝合子宫切口。

9. S（systematic pelvic devascularization） 系统性的结扎盆腔血管。如果子宫压迫缝合失败，可试行供应子宫血管的结扎，包括双侧子宫动脉，接下来是双侧卵巢韧带远端的输卵管分支。子宫动脉可在打开膀胱腹膜反折下推膀胱后直接结扎，在距子宫侧缘2cm出进针穿入子宫肌层，从阔韧带无血管区出针，缝扎打结。对侧同法处理。如果出血仍持续，可考虑结扎双侧卵巢动脉的输卵管支。如果仍无效，可进一步结扎髂内动脉，这需要手术医师有熟练的技巧并熟悉盆腔的解剖结构。在子宫切除术中常规辨别髂内血管和输尿管可增强产科医师在急诊时处理的信心。双侧髂内动脉结扎后，远端动脉血管的脉压降低高达85%，结扎远端的血流供应减少约50%，这一方法的成功率为40%~75%，对避免子宫切除有很高的价值。可能的并发症有盆侧壁血肿、输尿管损伤、髂静脉撕裂伤、误扎髂外动脉等。

10. I（intervention radiologist） 放射医师干预，如出血继续，有条件的可行子宫动脉栓塞术。

11. S（subtotal or total abdominal hysterectomy） 子宫次全或全切术。选择全切或次全切要看出血的情况，如果出血主要在子宫下段（如前置胎盘），应考虑行子宫全切术。如果子宫收缩乏力则子宫次全切除术更合适。次全切的并发症发病率和死亡率均较低而且时间较短。子宫切除术是处理子宫收缩乏力及胎盘植入的最后手段，但如果患者的血流动力学不稳定或出血量大用药物和其他手术措施根本无法控制的情况下应及早施行。

## 第二节　产科休克

### 一、概述

休克（shock）是由于急性循环功能障碍，全身组织和脏器的血流灌注不足，引起组织缺血、缺氧、代谢紊乱和各种重要脏器功能发生严重障碍的综合征。休克可出现在各种疾病过程中，如不及时予以适当处理，全身组织器官会发生不可逆损害而引起死亡。产科休克是指产科特有的、与妊娠及分娩直接相关的休克，是威胁孕产妇和围生儿生命的重要原因之一。失血性休克占产科休克的首位，亦是造成孕产妇死亡的主要原因，如产后出血、前置胎盘、胎盘早剥、流产、异位妊娠、剖宫产后子宫切口裂开、子宫破裂、软产道严重撕裂伤等。其次是感染性休克，如感染性流产、长时间破膜后的绒毛膜羊膜炎、产后和手术后发生盆腔感染和切口感染、产褥感染、妊娠合并严重血小板减少性疾病所造成的感染等，如不及时处理，可致感染性休克。据统计约有20%的产妇死于感染性休克。此外，孕妇有可能因注入对其过敏的抗生素或不相容的血液制品而引起过敏性休克；妊娠使孕妇的血液处于高凝状态，HELLP综合征等，有导致深静脉血栓形成，肺栓塞的危险性；还有羊水栓塞引起弥散性血管内凝血（DIC），大量微血栓形成，以上两种为产科常见的阻塞性休克；产科休克还包括心脏泵衰竭或心功能不足所引起的心源性休克；手术和麻醉引起的神经源性休克等。

### 二、诊断

（一）临床表现

休克早期表现为烦躁、焦虑或激动；休克晚期，表情淡漠或意识模糊，甚至昏迷。皮肤苍白或发绀、四肢湿冷。

（二）体征

1. 体温　体温的骤然变化，如突然升高至39℃以上，或体温骤降至37℃以下，或伴有寒战继而发生面色苍白、烦躁不安者，常常提示感染性休克即将发生。

2. 脉搏　休克早期，血压下降前，往往细数，随血压下降，更为细数；休克晚期，脉细缓提示病情危重。

3. 呼吸　休克早期呼吸加快，开始出现呼吸性酸中毒时，呼吸深而速；酸中毒加深后，呼吸转为深而慢，出现呼吸困难，提示病情危重。

4. 血压　动脉血压及脉压下降，收缩压<80mmHg或下降20%以上，或原有高血压者收缩压较其基础血压下降30mmHg，同时脉压<20mmHg，伴有尿量减少、四肢湿冷等，则提示已有休克存在。

5. 尿量　尿量每小时低于20~25ml表示血容量不足，为内脏血液灌流量的一个敏感指标。在尿量足够而尿钠低的败血症患者，提示肾脏通过潴留钠以维持血容量，此时尽管尿量正常也应输液。

## （三）中心静脉压监测

在失血性休克中，中心静脉压监测非常重要，正常中心静脉压为 6~12cmH$_2$O，<6cmH$_2$O，表示血容量不足，故中心静脉压监测以及血压变化可供补液、输血量参考。此外计算休克指数可作为低血容量休克的诊断参考。休克指数 = 脉率 ÷ 收缩压。指数为 0.5，表示正常血容量；指数为 1，表示失去 20%~30%（1000~1500ml）的血容量；指数 >1，表示失去 30%~50%（为 1500~2500ml）的血容量。

## （四）实验室检查

1. 血红细胞计数　血红蛋白及血细胞比容。出血性休克时各项指标均降低；感染性休克时，白细胞计数及中性粒细胞明显升高，粒细胞内可出现中毒颗粒。

2. 血气分析　休克时 pH、PO$_2$ 均下降，PCO$_2$ 上升。

# 三、治疗纵观

产科休克一旦发生，贵在及时、迅速、配合、分秒必争地进行急救，对严重出血或感染性休克患者，应立即给予止血、输液、输血、止痛、保持呼吸道通畅和氧气输入、迅速改善血液循环等处理，常能缓和休克的进展，有时甚至可阻止休克的进展和防止休克的发生。近年研究表明，迅速有效地使用液体疗法抗休克，是挽救孕产妇及胎婴儿生命的关键。液体疗法成功与否与选择的液体性质、数量及输液速度密切相关，遵循"需多少，补多少"的原则，贵在及早补充。同时针对病因治疗，方能得到好的治疗效果。

# 四、治疗方案

## （一）急救措施

1. 迅速确定出血来源和阻止继续出血　是治疗失血性休克的关键。根据不同的原因采取相应的措施，积极治疗原发病。

2. 保持有效通气量，经鼻导管供氧　是抢救休克的首要原则。休克时肺循环处于低灌注状态，氧和二氧化碳弥散受到影响，严重缺氧时，可引起低氧血症，低氧血症又加重休克，导致恶性循环。因此，必须保证充足供氧，鼻导管插入深度应适中，通常取鼻翼到耳垂间的长度，氧的流量应保持 5~6L/min。

3. 确保输液通道　可选用静脉输液。若达不到效果可采用套管针，选颈外静脉或颈内静脉穿刺，增加抢救成功率。

4. 补充血容量　扩充血容量是维持正常血流动力和微循环灌注的物质基础，是抗休克的基本措施。现推荐使用平衡液，如林格乳酸钠溶液。适当输全血，需要大量输血时，应按照 3：1 补充新鲜血。当失血量大于 25% 时，必须同时补充电解质。

5. 纠正酸中毒　代谢性酸中毒常伴休克而产生，酸中毒能抑制心脏收缩力，降低心排血量，并能诱发 DIC。因此，在抗休克同时必须注意纠正酸中毒。首次可给予 5% 碳酸氢钠 100~200ml，2~4 小时后酌情补充。有条件最好监测二氧化碳结合力，根据失衡情况给予治疗。

6. 预防心力衰竭　休克发生后，心肌缺氧，能量合成障碍，加上酸中毒的影响，可使心肌收缩无力，心搏量减少，甚至发生心力衰竭。因此，必须严格监测脉搏，注意两肺底有无湿啰音。有条件应做中心静脉监测。如脉率大于 140 次／min，或两肺底部发现有湿啰音，或中心静脉压高达 1.18kPa 以上者，可给予快速洋地黄制剂，一般常用毛花苷 C 0.4mg，加入 25% 葡萄糖 20ml 中，缓慢静脉注射。4~6 小时后可酌情再给 0.2mg 毛花苷 C，以防治心力衰竭。

7. 预防肾功衰竭　当血容量补充已足，血压恢复正常，但每小时尿量仍少于 17ml 时，应适当给予 20% 甘露醇 250ml，于 30 分钟内滴入，以改善肾脏皮质的血流量，产生利尿作用，预防肾衰竭。

## （二）不同类型产科休克的处理不同

1. 出血性产科休克　原则是迅速止血、纠正失血性休克及控制感染。迅速确定出血来源和阻止继续出血。对由于前置胎盘或胎盘早剥引起的产前出血，应先稳定母体情况，然后再选择适当的措施娩出胎儿；对产道撕裂引起的严重产后出血，通常采用缝合和修补以控制出血；异位妊娠破裂流产导致的大出血，应在充分补液的同时迅速手术治疗；对子宫乏力、子宫破裂或胎盘滞留等引起的出血，可选择各种止血药物（如催产素、麦角新碱、卡前列素氨丁三醇）和手术方法（如结扎子宫动脉或髂内动脉、子宫切除法、介入法和改良 B-Lynch 压缩缝合术）以挽救产妇的生命。

1）宫缩乏力引起的产后出血

（1）按摩子宫和缩宫素的应用：常规治疗方法是按摩子宫，助产者迅速用一手置于宫底部，拇指在前壁，其余四指在后壁，作均匀按摩宫底，经按摩后子宫开始收缩，亦可一手握拳置于阴道前穹隆，顶住子宫前壁，另一手自腹壁按压子宫后壁，使子宫体前屈，两手相对紧压子宫并作按摩。必要时可用另一手置于耻骨联合上缘，按压下腹正中部位，将子宫上推，按摩子宫必须强调用手握宫体，使之高出盆腔，有节律轻柔按摩。按压时间以子宫恢复正常收缩，并能保持收缩状态为止，使之高出盆腔，有节律轻柔按摩。在按摩的同时，催产素 20U 子宫体直接肌内注射，20U 催产素加入平衡液 500ml 中静脉滴注，滴速 <80 滴 /min。切忌无限加大催产素的剂量，大剂量催产素可引起血压升高，使冠状血管平滑肌收缩。麦角新碱 0.2mg 静脉推注，作用时间慢，对宫颈、宫体有作用，一般用量为 1mg/d，1 次最大剂量为 0.5mg，如无效，需采取进一步治疗。

（2）前列腺素衍生物的应用：①米索前列醇：是一种新型口服前列腺素 $E_1$（$PGE_1$）的衍生物，吸收后转化为有活性的米索前列醇酸，不但有强烈的子宫收缩作用，而且能增加子宫收缩作用，增加子宫收缩频率，不影响血压，不增加心血管系统的负荷。米索前列醇给药途径主要为口服、舌下含化、宫腔内放置、直肠给药、阴道上药等途径。剂量一般为 200Vg。②卡前列素氨丁三醇（欣母沛）：为甲基前列腺素，其活性成分为卡前列腺素氨丁三醇，是前列腺素 $PCF_{2\alpha}$ 的衍生物，对子宫平滑肌有较强的收缩作用，国外已广泛用于难治性产后出血的治疗。卡前列素氨丁三醇作为一种前列腺素，具有一定的不良反应，最常见的是腹泻、恶心呕吐、血压升高等；唯一禁忌证是过敏。剂量一般为 250~500μg，最大可达到 2000mg。③卡孕栓：主要给药途径为舌下含服、阴道给药、直肠给药。剂量为 1mg。④氨甲环酸：剂量为 0.1~0.3g 加入生理盐水或 5% 葡萄糖液 20~100ml 静脉滴注。

通过如上处理，多能使子宫收缩而迅速止血。若仍不能奏效可采取以下措施。

①填塞宫腔：近代产科学中鲜有应用纱布条填塞宫腔治疗子宫出血者，若需行此术则宜及早进行，患者情况已差则往往效果不好，这是因为子宫肌可能收缩力甚差之故。方法为经消毒后，术者用一只手在腹部固定宫底，用另一只手或持卵圆钳将 2cm 宽的纱布条送入宫腔内，纱布条必须自宫底开始自内而外填塞，应塞紧。填塞后一般不再出血，产妇经抗休克处理后，情况可逐渐改善。若能用纱布包裹不脱脂棉缝制成肠形代替纱布条，效果更好。24 小时后缓慢抽出纱布条，抽出前应先肌内注射催产素、麦角新碱等宫缩剂。宫腔填塞纱布条后应密切观察一般情况及血压、脉搏等生命指征，注意宫底高度、子宫大小的变化，警惕因填塞不紧，纱布条仅填塞于子宫下段，宫腔内继续出血，但阴道则未见出血的止血假象。

②结扎子宫动脉：按摩失败或按摩半小时仍不能使子宫收缩恢复时，可实行经阴道双侧子宫动脉上行支结扎法。消毒后用两把长鼠齿钳钳夹宫颈前后唇，轻轻向下牵引，在阴道宫颈两侧上端用 2 号肠线缝扎双侧壁，深入组织约 0.5cm 处，若无效，则应迅速开腹，结扎子宫动脉上行支，即在宫颈内口平面，距宫颈侧壁 1cm 处，触诊无输尿管始进针，缝扎宫颈侧壁，进入宫颈组织约 1cm，两侧同样处理，若见子宫收缩即有效。

③结扎髂内动脉：若上述处理仍无效，可分离出两侧髂内动脉起始点，以 7 号丝线结扎，结扎后一般可见子宫收缩良好。此措施可以保留子宫，保留生育能力，在剖宫产时易于施行。

④子宫切除：结扎血管或填塞宫腔仍无效时，应立即行子宫次全切除术，不可犹豫不决而贻误抢救时机。

⑤血管性介入治疗：国内对阴道流血多少实行介入治疗尚无统一的意见。一般认为，凡是采用保守治疗方法不能有效止血的产后出血，均适合血管性介入治疗。无绝对禁忌证。相对禁忌证包括对造影剂慢性过敏、严重 DIC、严重的心肝肾及凝血功能障碍。介入治疗的术式有两种：一为经皮双髂内动脉栓塞术（HAE），另一为经皮双子宫动脉栓塞术（UAE），两者均属经导管动脉栓塞术的范畴。目前，在我国选择介入治疗的患者病情危重，因此首选 IIAE；对部分一般情况较好的产后出血患者，或者术者插管技术相当熟练者可选用 UAE 以减少并发症的发生。这种治疗既可达到止血目的又可保全子宫，保留患者的生育功能。具有手术时间短、创伤小、恢复快、止血迅速、彻底、不良反应小和可保留子宫等优点。是治疗产后出血的一种全新有效的方法。

⑥改良 B-Lynch 压缩缝合术：剖宫产出血量大于阴道产，随着剖宫产率的逐年上升，产后出血率也明显上升。产后出血成了我们必须面对的一个严峻问题。宫缩乏力是产后出血最常见的原因，占 90%。胎盘因素也因胎盘剥离面出血而影响子宫收缩，难以有效止血。以往对于保守治疗失败患者，急诊行子宫切除或次全切为最有效的方法。改良 B-Lynch 压缩缝合术操作简单，无须特殊器械和手术技巧，成功率高止血迅速可靠，如及时施行可减少失血及避免子宫切除。此法未发现术后并发症，对子宫收缩乏力性出血与胎盘剥离面出血均为有效的外科止血方法。

B-Lynch 子宫缝线术是英国 Milfon Keynes 医院报道一种新的外科手术控制产后出血的缝线方法，较动脉缝扎技术简单易行。其原理为机械性纵向挤压子宫平滑肌，使子宫壁的弓状血管有效地被挤压，血流明显减少减缓；局部加压后易于使血流凝成血栓而止血；同时因血流减少，子宫肌层缺血，刺激子宫收缩而进一步压迫血窦，使血窦关闭而持续止血。方法：首先将子宫托出腹腔，两手挤压子宫观察出血情况，若挤压后出血基本停止，则行改良缝线术成功的可能性极大。以 1/0 可吸收线从子宫下段切口的左侧中、外1/3 交界处的切缘下方 2cm 处进针，穿过子宫肌层；然后从切口上缘对应部位出针，依次穿过肌层、浆膜层，均不穿透蜕膜层；出针后于宫体中部向宫底方向垂直褥式缝合 1 针，深达肌层，不穿透蜕膜层，缝线绕向宫底，子宫底部再次垂直褥式缝合 1 针（距宫角 3cm），不穿透蜕膜层；出针后将缝线绕过宫底达子宫后壁，于宫体中部与前壁缝合相对应部位向宫颈方向缝合 1 针（同前壁缝合法），出针后在相当于子宫下段切口水平，自左向右水平缝合 1 针，不穿透蜕膜层，进、出针部位相当于中、外 1/3 交界处。同法，继续右半部自后壁向前壁的缝合，但缝合方向相反，最后于切口右侧中、外 1/3 交界处的切缘下方 2cm 处出针。在助手挤压子宫的同时，小心、缓慢地拉紧缝线的两端后打结，使子宫呈纵向压缩状，大致将子宫纵向分为 3 等份。观察子宫出血情况，无出血或出血基本停止，可常规缝合子宫切口后关腹。

⑦压迫髂内动脉和子宫动脉：主要根据髂内动脉和子宫动脉的解剖位置，两手于下腹部压迫子宫同时通过子宫和盆腔组织传递性"压迫髂内动脉和子宫动脉"的方法治疗产后出血。此方法治疗产后出血简单、易行、经济、可靠，是首选而有效的治疗产后出血的方法。

⑧囊压塞术：Condous 等报道，在轻微止痛法或局部麻醉下，用宫颈钳夹宫颈前后唇，把 Seng-stsken Blakemore 食管导管超过气囊处切去导管尾端，并经宫颈放入宫腔，在食管气囊内注入 70~300ml 温热的生理盐水，直到腹部触及膨胀的气囊，子宫收缩好时停止。轻轻牵拉食管导管，使其位置固定，这时观察宫颈口或 Sengstsken Blakemore 食管导管胃腔管无流血或流血很少，则压塞成功。术后加强监护，并缓慢静滴催产素 40U 加 5% 葡萄糖液，在 24 小时内静脉用广谱抗生素，2/3 患者在 12 小时内拔除气囊管，最长放置 24 小时 14 分钟。在监护过程中，阴道出血仍多、血压下降、脉搏增快，说明该手术失败，则气囊管放气，用其他方法治疗。气囊压塞术适用于宫缩乏力的患者。

2）软产道裂伤：止血的有效措施是及时准确地修补缝合。一般情况下，严重的宫颈裂伤可延及穹隆及裂口甚至伸入邻近组织，疑为宫颈裂伤者应在消毒下暴露宫颈，用两把卵圆钳并排钳夹宫颈前唇并向阴道口方向牵拉，顺时针方向逐步移动卵圆钳，直视下观察宫颈情况，若发现裂伤即用肠线缝合，缝时第一针应从裂口顶端稍上方开始，最后一针应距宫颈外侧端 0.5cm 处止，若缝合至外缘，则可能日后发生宫颈口狭窄。阴道裂伤的缝合需注意缝合至底部，避免留下无效腔，注意缝合后要达到组织对合好及止血的效果。阴道缝合过程要避免缝线穿过直肠。缝合采取与血管走向垂直则能更有效止血。会阴部裂伤可按解剖部位缝合肌层及黏膜下层，最后缝合阴道黏膜及会阴皮肤。

3）胎盘因素：治疗的关键是及早诊断和尽快去除此因素的存在。胎盘剥离不全、滞留及粘连均可徒手剥离取出。部分残留用手不能取出者，可用大号刮匙刮取残留物。若徒手剥离胎盘时，手感分不清附着界限则切忌以手指用力分离胎盘；因很可能是胎盘植入，此情况应剖腹切开子宫检查，若确诊则以施行子宫次全切除为宜。胎盘嵌顿在子宫狭窄环以上者，应使用乙醚麻醉，待子宫狭窄环松解后，用手取出胎盘当无困难。

4）凝血功能障碍：若于妊娠早期，则应在内科医师协同处理下，尽早施行人工流产终止妊娠。于妊娠中、晚期始发现者，应协同内科医师积极治疗，争取去除病因或使病情明显好转。分娩期则应在病因治疗的同时，出血稍多即作处理，使用药物以改善凝血机制，输新鲜血液，积极准备做好抗休克及纠正酸中毒等抢救工作。

2. 感染性产科休克

（1）补充血容量并酌情应用血管活性药物：补液量 2000~4000ml/d，选用平衡盐液为主，适量低分子右旋糖酐、清蛋白、血浆等。低分子右旋糖酐以较快速度滴入（4 小时内滴入 500ml，但有肾功能不全出血倾向慎用），多巴胺 10~20mg/100ml，6~12μg/（kg·min）间羟胺 10~20mg/100ml，5~10Vg/（kg·min）静脉滴注或输液泵泵入，视病情变化调整剂量，输液宜先快后慢，先多后少，用 4 小时至 5 天，力争在短时间逆转休克状态。

（2）去除感染病灶：是治疗感染性产科休克的关键。可根据具体情况选用药物或手术方法去除感染源。在消除感染灶之前，宜先以抗生素控制感染，使之局限化。使用抗生素的原则是：①休克发生时应停用、更换或追加休克前已用过的抗生素。②病原菌不明确者应选用广谱抗生素。③病原菌明确者应根据药敏试验选用 2~3 种抗菌药物。④长期大量使用抗生素者需注意预防真菌感染。⑤伴肾功能不良者应慎用具有肾毒性的抗生素。控制感染可联合使用 2~3 种抗生素，主要选用青霉素类、头孢类、喹诺酮类或大环内酯类抗生素。疑有厌氧菌感染加用替硝唑，真菌感染加用氟康唑。

（3）大剂量使用糖皮质激素，氟米松 30~60mg/d，2~3 天。

（4）纠正酸中毒维持酸碱平衡，适当应用碱性药物，一般选用 5% 碳酸氢钠静脉滴注。

（5）及时处理原发病灶，有手术指征予手术处理。

（6）维持重要脏器功能，及时处理并发症（心衰则强心，缺氧则吸氧，脑水肿予脱水等）。

3. 阻塞性产科休克　由肺栓塞引起的阻塞性休克患者，应立即取左侧头低卧位，以避免肺小动脉栓塞进一步加重，有条件者有置入高压氧舱；羊水栓塞引起的产科休克，处理关键是缓解肺动脉高压和改善肺循环。若发生 DIC，应积极治疗原发病，阻断内、外源性促凝物质的来源，是预防和终止 DIC 的关键。产科 DIC 病情凶险，但病因较明确，要抓紧时间，解决分娩问题，阴道分娩条件不成熟，不能迅速终止妊娠者应及时进行剖宫产，对于无法控制的出血则果断地切除子宫，使病情很快得到改善，即使在休克状态下也应在抢救休克的同时行剖宫产或子宫切除。同时补充新鲜血、冰冻血浆、低分子右旋糖酐、纠正酸中毒和水电解，酌情应用小剂量肝素治疗。

4. 过敏性产科休克　过敏性休克是由于抗原物质进入人体后，与相应的抗体相互作用，激发引起广泛的 I 型变态反应，使组织释放组胺、缓激肽、5- 羟色胺和血小板激活因子等，导致全身毛细血管扩张和通透性增加，血浆迅速内渗到组织间隙，循环血量急剧下降引起。若不及时抢救常可危及患者生命，但若急救措施得力，则救治效果良好。救治的关键是逆转血管扩张和支气管痉挛，寻找、证实和去除致敏原。急救药物首选肾上腺素，其作用机制为通过 β- 受体效应使痉挛支气管快速舒张，通过 α- 受体效应使外周小血管收缩，可及时消除过敏引起的哮喘，保护重要脏器的血液供应。联合应用肾上腺皮质激素效果更佳，其作用机制为抑制变态反应降低血管通透性，进一步加强肾上腺素的作用，甚至有报道是抗过敏最有效的药物。一般抢救措施包括：立即去除致敏原，吸氧保暖、平卧、保持呼吸道通畅等。综合抢救措施有：①首选 0.1% 肾上腺素 0.5 皮下注射，3~10 分钟重复 1 次。②立即建立静脉通道，琥珀酸氢化可的松钠 100mg 静脉注射，300mg 加入 5% 葡萄糖 500ml 持续静脉滴注。③多巴胺 40~100mg 加入 5% 葡萄糖 250ml 持续静滴。④心跳呼吸骤停者立即进行心肺脑复苏。

5. 心源性产科休克　常继发于其他类型的休克。因而应注意维持血压，以保证重要脏器（包括心脏本身）的血流灌注。可应用多巴胺、间羟胺与多巴酚丁胺等；需纠治心律失常，补充血容量和应用血管扩张剂，必要时应用合适的强心苷。

（1）利尿剂：减轻心脏前负荷，改善肺瘀血。

（2）血管扩张剂：硝普钠能扩张小动脉和静脉血管，常与多巴胺联合应用，增加冠状动脉灌注压。一般从 10~15μg/min 开始，并逐渐加量。硝酸甘油一般剂量可扩张静脉系统，减轻前负荷，大剂量降低后负荷和左室舒张末压，增加心输出量；通常用量从 10~15μg/min 开始。酚妥拉明为 α- 受体阻断剂，直接松弛血管平滑肌，降低外周阻力，0.05~0.1mg/min 开始静滴，并逐渐加量。用血流动力学监测这类药物时应以 PCWP 不低于 15mmHg 为宜。如患者可以口服，可用血管紧张素转换酶抑制剂（ACEI）类药物。

（3）血管收缩剂：对于有持续性低血压及低心排血量时，可应用交感神经兴奋剂。多巴胺可直接作用

于 α－受体、β－受体和多巴胺受体。小剂量 3~5μg/（kg·min）时可以扩张肾脏血管，保持足够的尿量，同时扩张脑和冠状动脉血管，有正性肌力作用，可降低外周阻力，增加组织灌注；大剂量 8~10μg/（kg·min）可进一步增加心肌收缩力，加快心率及增加外周阻力，减少肾血流。多巴酚丁胺主要兴奋 $\beta_1$ 受体，增加心肌收缩力，减轻后负荷，无血管收缩反应。但不适合有明显低血压的患者。静脉应用剂量为 2.5~10μg/（kg·min）。对于血流动力学恶化、持续性严重低血压、其他措施无效时可以选择去甲肾上腺素或肾上腺素。

（4）磷酸二酯酶抑制剂：氨力农、米力农为非儿茶酚胺类正性肌力药物；增加心肌收缩力及扩张血管。

（5）血管扩张剂与血管收缩剂联合应用：可以在改善心功能的同时减少不良影响。如多巴胺与硝酸甘油合用。

（6）其他药物：纳洛酮在休克状态下有升压作用，1，6二磷酸果糖改善心功能，肾上腺皮质激素的应用有时可起到意想不到的良好效果。对于有感染存在的心源性休克，应恰当应用抗生素治疗。钙离子增敏剂左西孟旦（levosimendan）是一种新型的非洋地黄类正性肌力药物，和其他非洋地黄类正性肌力药物相比，其不增加钙超载和心肌耗氧量，不导致心律失常和细胞损伤，能明显改善血流动力学参数，有正性肌力作用，不损害舒张功能，也不延长舒张时间，对心肌有保护作用，并逐渐成为心肌保护的研究热点。

**（三）分娩时间和方式的选择**

发生休克时，由于子宫—胎盘血流减少而导致胎儿产生窘迫是颇为常见的。虽然立即分娩可避免胎儿死亡，但也可能进一步加重母体的休克状态。在这种情况下，首先应考虑母体的安全。经抢救休克，母体状况获得稳定之后，如果胎儿仍然存活，尤其是对产前出血和宫内感染的孕妇，剖宫产为常选的分娩方式。如果胎儿已死宫内，而延长妊娠所带给母体的危害性低于立即做剖宫产时，则宜选用阴道分娩。

# 第三节　产科DIC

## 一、概述

产科领域的弥散性血管内凝血（disseminated inravascular coagulation，DIC）系妊娠期间在血液处于高凝状态的基础上，由多种产科并发症引起的，以异常凝血和继发性纤维蛋白溶解为主要表现的临床综合征。妊娠期妇女，特别是分娩期孕妇体内凝血、抗凝和纤溶功能均发生明显改变。血凝血因子Ⅱ、Ⅴ、Ⅶ、Ⅷ、Ⅸ、Ⅻ含量有不同程度增加（除Ⅺ和Ⅻ外）。而 AT－Ⅲ和蛋白C、蛋白S下降，血小板略有减少。抗凝及纤溶功能减弱，血液呈现高凝状态，这一生理变化为产后快速有效止血提供了物质基础，但也易导致产科DIC的发生。DIC的病理特点是广泛性血管内凝血与血栓形成，这可能是造成多系统或多器官功能障碍的主要病理机制，其中难以纠正的微循环障碍和休克最为常见，国内统计发生率可高达50%~60%。DIC并非独立疾病，只是疾病发生发展中的一个病理过程，最常见发病诱因为羊水栓塞，其次为死胎、稽留流产、胎盘早剥、前次胎盘、感染、先兆子痫、产后出血及妊娠合并肝病等。DIC起病急骤、发展迅速、病势凶险、治疗棘手，早期诊断和治疗可以降低母婴病死率。

## 二、诊断

**（一）临床表现**

根据病史，结合临床表现及实验室检查，诊断并不困难。

1. 多发性出血倾向　DIC临床主要表现为皮肤瘀斑、瘀点，注射针眼出血，血液不凝，与出血量明显不成比例的休克与循环衰竭，血尿，上消化道出血，阴道壁血肿，休克，呼吸困难，意识障碍，脑疝，阴道流血等。最终呼吸功能障碍、心功能衰竭、肾衰竭。

2. 不易用原发病解释的微循环衰竭或休克　产前、产时及产后发现患者呼吸困难、胸闷、气急、伴随血压下降等主诉及症状，均应立即考虑是否存在羊水栓塞的可能。产妇在分娩过程中突然出现寒战、胸闷、气急、呼吸困难、发绀、伴随血压下降、昏迷等主诉及症状，均应立即考虑是否存在羊水栓塞的可能，应当监测血液中的羊水结晶。羊水栓塞患者约有50%可以发展为DIC。

3. 多发性微血管栓塞的症状和体征  如皮肤、皮下、黏膜栓塞坏死即早期出现的肾、肺、脑等脏器功能不全。

4. 抗凝治疗  有效。

**（二）实验室检查**

1. 血小板计数  $<100 \times 10^9/L$ 有诊断价值，特别是进行性降低。

2. 凝血时间  DIC 早期，即弥散性微血栓形成期，血液处于高凝状态，血液凝固时间缩短。后期继发纤溶为主，血液呈低凝状态，凝血时间延长。

3. 凝血酶原时间（PT）  是外在凝血途径的筛选试验。超过正常对照 3 秒以上有意义。

4. 部分凝血活酶时间测定（APTT）  是内在凝血途径的过筛试验。除因子Ⅶ和Ⅻ外，任何一个凝血因子缺乏都可使 APTT 延长。正常 35~45 秒，超过正常对照 10 秒以上有意义。DIC 的高凝期 APTT 缩短，在消耗性低凝血期 APTI 延长。

5. 纤维蛋白原定量  纤维蛋白原 $<1.5g/L$ 或呈进行性下降，或 $>4.0g/L$。

6. 凝血酶时间（TT）  反应凝血第三阶段的试验，正常 16~18 秒，比正常对照延长 3 秒以上有诊断价值。

7. 其他  优球蛋白溶解时间缩短或纤溶酶原减低；血浆副凝固时间。

# 三、治疗纵观

产科 DIC 一旦发生应尽快处理，以防延误最佳抢救时机而造成严重后果。积极治疗原发病，阻断内外源性促凝物质进入血液循环，是预防和终止 DIC 的关键。去除病因能阻断促凝物质继续进入血液循环，阻断 DIC 的进一步发展。稽留流产、死胎应尽快清宫；重型羊水栓塞或胎盘早剥应尽快行剖宫产术，必要时切除子宫，以阻断促凝物质（胎盘绒毛、羊水等）继续进入母体血液循环。产前 DIC 应尽快结束分娩，如阴道分娩条件不成熟，应尽快剖宫产结束分娩。如产后出血不止，经积极保守治疗无效时应及时果断行子宫切除。纠正引起 DIC 的诱因如补充血容量，防治休克，改善缺氧状态，纠正酸中毒及电解质紊乱等。DIC 时体内凝血因子大量消耗，故应及时补充凝血因子是抢救 DIC 的重要措施。补充凝血因子可输入新鲜全血，血小板，冰冻血浆，纤维蛋白原等。在治疗 DIC 的同时，要密切监测心率、尿量、中心静脉压、血氧饱和度，及时行床边胸片、心电图、血气分析，肝肾功能、电解质等检查。维持水电解质及酸碱平衡，纠正低蛋白血症，保持心、肺、肝、肾、脑等功能。一旦发生 MODS，应及时与 ICU 联合治疗。

产科 DIC 多数发生于分娩后，伴有不同程度的出血、休克。休克与 DIC 可互为因果，DIC 诊断明确时多数已进入消耗性低凝期，甚至纤溶亢进期，此时如已去除 DIC 诱因，治疗的关键为止血及抗休克，纠正缺氧、改善微循环、纠正酸中毒及电解质紊乱，补充新鲜全血和血浆凝血因子、输冰冻血浆、清蛋白，必要时结合实验室检查结果应用抗纤溶药物。给予大量皮质激素，并给氨茶碱、阿托品解除支气管痉挛，加压给氧，多巴胺及间羟胺升压。改善微循环灌流量是防治 DIC 的先决条件。补充全血、低分子右旋糖酐和复方乳酸钠溶液能有效增加血容量，解除小动脉痉挛，降低血液黏度，促使凝聚的血小板和红细胞离散。及时输入新鲜全血、冰冻血浆、清蛋白是补充各种凝血因子和血容量首选和最有效的措施，既可补充大量消耗的血小板及凝血因子达到止血的目的，又能迅速补充血容量达到抗休克的目的，输新鲜血和冰冻血浆最好使用 3 天以内的新鲜血，根据实验室检查补充纤维蛋白原、血小板和凝血酶原复合物。输入血浆在减少容积输入的同时，还能避免红细胞破坏产生红细胞素等促凝物质入血，在出血仍不能控制时，可结合实验室检查结果应用抗纤溶药物，多能在较短时间内控制出血。由于 DIC 发生的纤溶为继发性纤溶，常与微血栓形成同时存在，可消耗纤维蛋白，这是对机体的一种生理保护反应，所以不宜过早使用抗纤溶药物。在改善微循环、积极输血的同时静脉输注纤维蛋白原，首先静脉使用纤维蛋白原 1~2g，用药后 15~30 分钟见到凝血块，出血渐减少。若无凝血块，再重复使用，每次递增 0.5~1g，总量可达 4g。产科 DIC 多为急性失血引起，病情发展迅速，高凝期往往不明显而迅速进入消耗性低凝期及纤溶亢进期，因此在血液不凝固阶段补充凝血因子及纤维蛋白原至关重要。目前对于产科 DIC 时是否应用肝素治疗尚存在争论，主张使用肝素的理由是血管内高凝状态与继发性纤溶同时存在，肝素可以阻断凝血因子的进一步消耗，降低 DIC 的发生率和死亡率，强调肝素是一切 DIC 患者的首选治疗，而且应早用、足量、维持足够长时间。主张不使用的理由是肝素虽为强有力的抗凝剂，但对血管内已形成的血栓不起作用，肝素的抗凝作用有赖于抗凝血酶Ⅲ（AT-Ⅲ）的介入。DIC 时，AT-Ⅲ血浆水平不同程度下降，当下降超过正常的 60% 时，肝素的抗凝作用明显减弱。其次，DIC 早期临床表现无特异性，需动态观察及结合实验室检查结果方能做出诊断，而实验室指标受不同试剂、方法等因素影响，其结果均有差异。3P 试验特异性和敏感性均较差，早、晚期都可阴性，阳性时已是显性 DIC。诊断方法中又缺乏判断是凝血占优势还是纤溶占优势的指标，这种判断对确定治疗方案有极其重要的意义。再次，在具有对照组的临床实验中并未证明肝素对急性 DIC 患者的有利作用。因此，认为 DIC 的主要死亡原因不是血管内凝血，肝素在抑制微血栓形成的同时，还抑制损伤血管，造成损伤血管无法止血，导致 DIC 加重。

# 四、治疗方案

## （一）去除原发病

去除诱因是治疗产科 DIC 的关键。稽留流产、死胎应尽快清宫；重型羊水栓塞或胎盘早剥应尽快行剖宫产术，必要时切除子宫，以阻断促凝物质（胎盘绒毛、羊水等）继续进入母体血液循环。纠正引起 DIC 的诱因，如补充血容量，防治休克，改善缺氧状态，纠正酸中毒及电解质紊乱等。

## （二）抗凝治疗

合理使用肝素是提高治愈率的重要手段。肝素具有强大的抗凝重要作用，可防止微血栓的形成。DIC 确立诊断后，应尽早使用肝素，用于高凝期治疗效果更为显著。肝素 25~50mg（1mg=125U）加于生理盐水或 5% 葡萄糖液 100ml 内静脉滴注 1 小时，4~6 小时后可重复给药 1 次，50mg 加入 250ml5% 葡萄糖液中缓慢滴注。用药过程中可用试管法测定凝血时间，控制在 20~25 分钟。肝素 24 小时总量可达 150~200mg。肝素过量（凝血时间超过 30 分钟）有出血倾向（伤口渗血，产后出血，血肿或颅内出血），可用鱼精蛋白对抗，1mg 鱼精蛋白对抗肝素 100U。不同产科疾病引起 DIC 应用肝素治疗亦有区别。羊水栓塞并发 DIC，必须及早使用肝素，甚至不必等待化验结果。胎盘早剥并发 DIC，则应在补充血容量的情况下，迅速结束分娩，病因去除后，DIC 即可迅速被控制，而无须肝素抗凝治疗。

## （三）抗血小板凝集药物

适用于轻型 DIC 或高度怀疑 DIC 而未肯定诊断或处于高凝状态的患者。双嘧达莫 400~600mg 口服或静脉注射有对抗血小板凝集和黏附作用，不良反应少，安全，病情严重者可配合肝素使用。

## （四）补充凝血因子

在促凝物质不断入血时，不宜补充凝血因子及输血，以免加重 DIC。当病因已去除，在抗凝治疗的基础上，即 DIC 过程停止，而出血倾向严重，或失血过多，贫血时，应补充新鲜血或血浆、纤维蛋白等。库存血超过 7 天，不宜用于 DIC 抢救。

## （五）抗纤溶药物应用

抗纤溶药物在 DIC 早期忌用，只有当继发性纤溶亢进成为出血的主要原因时才可与足量肝素同时应用。处于纤溶亢进时用甘氨酸（4~6g）、氨甲苯酸（0.1~0.3g）、氨甲环酸（0.5~1.0g）加入生理盐水或 5% 葡萄糖液 20~100ml 静脉滴注对抗或抑制纤溶激活酶，使纤溶酶原不被激活，从而抑制纤溶蛋白的溶解。补充纤维蛋白原 2~4g/ 次，达 1.5g/L 为好。

## （六）预防产科 DIC

产科 DIC 发病诱因依次为产后出血、重度妊娠期高血压疾病、羊水栓塞、胎盘剥离、死胎、重症肝炎、前置胎盘等。因此预防产科 DIC，重点是加强围生期保健，特别是对农村地区的孕产妇要增强孕期保健知识，加强产前检查，积极治疗各种产科并发症，同时提高基层医院产科人员的诊疗水平，发现上述有并发症的孕妇及可疑 DIC 患者应及时转诊。对于正常分娩产妇，要严密观察产程进展，发现异常及时处理，同时严格掌握催产素使用指征，把握人工破膜的时机及方法，防止子宫及产道的裂伤，一旦出现产后出血，要积极处理。

## 第四节　软产道损伤

软产道是由子宫下段、子宫颈、阴道、盆底及会阴等软组织所组成的弯曲管道。在妊娠期内软产道发生一系列生理性改变，使其在分娩时能承受一定程度的压力和适当的扩张。如果在分娩过程中所需软产道扩张的程度超过其最大限度，或不能相应扩张，以及分娩时处理不当等，均可导致不同程度的软产道损伤。软产道损伤在产后出血中的发生率为26%~35%，当产妇分娩后出现不明原因的休克，或者大量新鲜的阴道出血时要除外软产道损伤的发生，尤其是多产妇女。临床中要重视导致软产道损伤的高危因素，早期发现和有效止血是关键。同时要给予正确的缝合，以预防远期盆底功能障碍的发生。软产道损伤主要包括：外阴、会阴、阴道和宫颈的裂伤，产道血肿以及子宫破裂。

# 一、外阴、会阴、阴道裂伤

### （一）疾病概述

多发生于会阴部正中线，同时伴有阴道口部的裂伤，常见于初产妇。发生原因包括：

（1）胎儿先露部径线过大，如巨大儿、枕后位、面先露等胎儿以较大径线通过产道或产道狭窄，使胎儿与产道不相适应。

（2）过期妊娠，胎头较硬而不易变形。

（3）产力过强，胎儿娩出过快或产道未充分扩张。

（4）产妇会阴体发育差，坚硬，不易扩张；或会阴体过长、会阴组织肥厚，扩张不足；或会阴陈旧性瘢痕及会阴白斑病变，使会阴缺乏弹性，伸展性差。

（5）产妇骨盆出口狭窄，耻骨弓角度<90°，耻骨弓下段较大，胎儿娩出时胎头后移，使用骨盆出口的后三角区，使会阴体过度受压，强迫伸展而撕裂。

（6）会阴切开术切口过小。

（7）因滞产、营养不良及全身重度水肿而致会阴水肿，均易致裂伤。

（8）保护会阴手法不当，未协助胎头充分俯屈，且未充分使会阴松弛或娩胎肩时未继续保护会阴等，均可造成会阴、阴道裂伤，或过分保护会阴而将胎头推向前方，引起前庭、小阴唇破裂。

（9）产钳助产或手转胎头操作不当可造成阴道裂伤，甚至可继发宫颈、子宫下段裂伤。

### （二）诊断

症状与体征：在分娩过程中外阴、阴道裂伤多在后联合、大小阴唇、阴道口附近黏膜及阴道后联合浅层组织。如为复杂裂伤可使阴道两侧向上达阴道穹隆，深达直肠侧；向下可使会阴裂伤至肛门括约肌，甚至肛管及直肠。

按裂伤程度分为三度。

会阴Ⅰ度裂伤：指会阴皮肤及黏膜、前庭大腺黏膜、阴唇系带等处裂伤，但未累及肌层者。

会阴Ⅱ度裂伤：指裂伤累及骨盆底肌肉和筋膜但肛门括约肌仍保持完整，裂伤多延及阴道侧沟常出血较多。

会阴Ⅲ度裂伤：指肛门括约肌全部或部分撕裂，甚至达直肠前壁者，常伴有更深更广的阴道与盆底组织裂伤，如不及时正确缝合，可遗留大便失禁后遗症。

### （三）治疗纵观

原则上，一经诊断，立即给予修补。如不及时修补或修补不完善近期有出血及感染的可能；远期则可使盆底组织松弛，并可能影响盆底组织功能。要求严格无菌操作，对活动性出血点必须一一结扎，第一针要在裂伤顶端上方0.5cm处进针，以防血管回缩漏缝而引起血肿形成。缝合时，还要注意应由里到外，由深到浅，达到止血并恢复正常解剖结构关系。

### （四）治疗方案

1. 会阴Ⅰ度裂伤　需用丝线或肠线缝合，会阴Ⅱ度裂伤需逐层用肠线间断缝合，皮肤用丝线间断缝合。

如能正确缝合，多数愈合良好。会阴Ⅲ度裂伤缝合，需要先辨清解剖关系，如直肠前壁损伤时，用细丝线或 3/0 肠线间断内翻缝合直肠壁，不穿过直肠黏膜。然后将断裂的肛门括约肌断端查清，用鼠齿钳提起，用 7 号丝线间断缝合 2 针，这是Ⅲ度裂伤缝合的关键。用肠线分层缝合肛提肌及阴道黏膜，应以处女膜为标志，将组织对合整齐。皮肤用丝线间断缝合。术后 5 天内给少渣、半流质饮食，术后给抗生素预防感染。用复方樟脑汀 4ml 或鸦片酊 0.5ml，每日 3 次，共 3 日，以防止粪便污染伤口而影响愈合。3 天后给润肠药使大便软化，保持伤口清洁，严禁灌肠。

2. 复杂外阴、阴道裂伤的处理　如系阴道深层裂伤，主要用纱布压迫止血，可让助手食指进入直肠，在指引下进行深肌层的缝合，以避免缝合时穿透直肠黏膜。肌层缝合完毕后，观察无出血，可继续缝合阴道黏膜、皮下脂肪组织及皮肤。在止血情况下，应用局麻及止痛药，即可完成手术，必要时也可在麻醉医师实施麻醉下进行手术。如出血较多，应迅速检查破裂情况，查清裂伤解剖部位，立即从底层向外用 O 或 1 号可吸收肠线分肌层及脂肪层进行缝合，缝合后，查看如有出血，则进行彻底止血后，再进行第二层缝合。缝合完毕后，要进行肛诊检查，以明确有无缝线穿透直肠黏膜。在不具备缝合复杂裂伤的医院如遇到这种情况，应立即用纱布填塞压迫止血，在保证输液通畅的情况下，迅速转上级医院处理。

## 二、宫颈裂伤

### （一）疾病概述

初产妇分娩时宫颈常有轻度裂伤，深度 <1cm，多无出血，产后可自然愈合，但有可能使宫颈外口松弛，呈"一"字形。裂伤较深时，可发生不同程度的出血，如果不进行正确的缝合会引起产后出血或导致远期宫颈功能不全。困难剖宫产术中子宫切口延裂至宫颈时，应仔细缝合，术后严密监护生命体征，尤其是要及时发现缝合不当引起的腹腔内出血。

### （二）诊断要点

阴道手术助产后均应常规检查宫颈，检查宫颈裂伤应在直视下，用阴道拉钩暴露宫颈，用 3 把卵圆钳交替夹住宫颈并仔细检查是否有裂伤。宫颈两侧肌纤维组织少，撕裂易在此处发生，检查时应注意裂伤一般自子宫颈外口开始，然后向上扩展，可延至后穹隆，甚至累及子宫下段（如子宫下段有裂伤，属子宫破裂）。

其发生原因包括以下几种：

1. 自发性裂伤

（1）宫口未开全时产妇即用力屏气。

（2）宫缩过强，宫颈未充分扩张而被先露部冲破。

（3）相对头盆不称时，宫颈被压在胎头与骨盆之间，因压迫而致水肿、缺血、坏死、脱落。

2. 损伤性裂伤　宫口未开全即行阴道助产术，如产钳、胎头吸引、臀牵引造成宫颈裂伤。

### （三）治疗纵观

第三产程胎盘娩出后，子宫收缩良好，但阴道有持续鲜血流出，应考虑有宫颈裂伤。宫颈裂伤查清后应立即缝合。

### （四）治疗方案

用两把无齿卵圆钳夹持裂口两侧，向下牵引，找到裂伤顶端，用 1 号可吸收肠线间断缝合，第一针必须缝合在裂伤顶端上 0.5cm，使其能缝扎已回缩的血管，最后一针距宫颈外口 0.5cm，以免产后宫颈回缩，引起宫颈狭窄。术后应用抗生素预防感染。失血过多应及时输血。

## 三、产道血肿

### （一）疾病概述

由于分娩造成产道深部血管破裂，而皮肤、黏膜保持完整，血液不能外流，积聚于局部形成血肿称为产道血肿。可以发生于外阴、阴道、阔韧带，甚至达腹膜后，严重者致失血性休克，危及生命。

### （二）诊断要点

1. 产道血肿的类型　按血肿发生的部位分为：

（1）外阴血肿：血肿局限于外阴部，局部肿胀隆起皮肤或黏膜表面发紫，肉眼即可发现。

（2）外阴、阴道血肿：血肿自阴唇扩展至阴道旁组织，常累及会阴及坐骨直肠窝，肉眼仅能发现外阴局部血肿。

（3）阴道血肿：血肿范围限于阴道旁组织，常发生于阴膜黏膜和肛提肌筋膜间的血肿，向阴道内突出。

（4）阔韧带内血肿：阴道上段、直肠或膀胱阴道中隔处血管断裂，在子宫旁及阔韧带内形成血肿，并可沿腹膜后间隙向上延至肾区。

2. 产道血肿的诱因

（1）产程异常：产程过快或产程延长者，当产程过快时，胎头下降的冲力可直接造成组织损伤及组织深部血管受损撕裂，因阴道周围有丰富的静脉丛，并与痔下静脉、痔中静脉及膀胱下静脉丛相连通，一旦撕裂极易发生血肿。文献曾报道 1 例患者阴道分娩总产程 <3 小时，会阴完整，产后 3 天出院，一切正常。产后 10 天，因感到会阴和肛门处坠胀性疼痛而就诊，检查见阴道左侧壁血肿达 20cm×10cm×8cm，经切开清除血肿，缝扎止血后愈合。产程延长时软产道深部血管因长时间受压发生坏死破裂也可引起出血。

（2）产道裂伤或会阴侧切时由于修补缝合技术不佳，止血不彻底，漏缝了已回缩的血管而引起血肿。

（3）凝血功能障碍：如重度妊高征、肝病或血液病合并妊娠，使凝血因子、血小板等减少，分娩时如组织损伤，易发生血肿。

3. 症状　产后自觉阴道、肛门部剧烈胀痛，伴里急后重感，随时间延长而加重，如出血量多时，则有各种程度的失血表现。

4. 检查　外阴血肿可见阴唇膨大，皮肤黏膜表面呈紫色；阴道血肿多使一侧阴道壁向阴道腔膨出，阴道变窄，血肿壁组织十分紧张，表面黏膜呈紫色，触诊时剧痛；阔韧带血肿，由于疼痛症状不明显。往往产妇出现贫血或休克时才发生。在腹股沟韧带区或一侧处，可扪及包块且明显触痛。

（三）治疗纵观

应根据血肿部位及大小，血肿是否继续增大，症状及贫血程度全面考虑。原则上应切开血肿，将腔内血块清除，对活动性出血应用丝线缝扎止血。术后应用抗生素预防感染。

（四）治疗方案

1. 外阴血肿　血肿直径 <5cm，不继续增大，可冷敷，待其自然吸收，同时应用抗生素预防感染；如血肿直径 >5cm 或观察中血肿继续增大，应手术治疗，选用局麻或神经阻滞麻醉，选黏膜侧血肿最突出处切开血肿腔，将腔内血块清除，对活动性出血应用丝线缝扎止血，冷生理盐水冲洗血肿腔，然后用 O 号肠线由血肿底部开始间断或荷包式缝合腔壁，避免无效腔，创面用丁字带加压防止渗血。

2. 阴道血肿　多为阴道黏膜下较深层血管破裂，应切开血肿，去除血块，缝合止血。因为阴道血管似网络交错的吻合枝，给止血带来一定难度，如找不到出血点，只有大片渗血，可用吸收性明胶海绵敷于创面处，然后用"0"号肠线"8"字缝合血肿腔，术毕于阴道内填塞纱布，24~48 小时后取出。术后留置尿管。如血肿延伸至后穹隆，则不要盲目缝合结扎，一定要在麻醉下充分暴露术野，避免伤输尿管，必要时可剖腹探查止血，也可选用血管介入技术。

3. 阔韧带血肿　如阴道血肿累及阔韧带，一侧阔韧带处形成血肿，如病情稳定，全身情况尚好，可仅处理阴道血肿，阔韧带血肿任其自然吸收，用抗生素预防感染。如全身情况差，有失血过多表现，应剖腹探查，寻找出血点结扎，如找不到出血点而又有明显出血，止血无效时应行同侧髂内动脉及子宫动脉结扎。有时产妇分娩后无明显阴道出血，但出现血压下降伴有心率增快等休克表现时，虽然阴道检查未发现软产道损伤，但在纠正休克的同时应行盆腔检查以早期发现侧附件区是否有包块存在，应警惕是否有阔韧带血肿形成的可能，以便早期发现早期处理。

4. 血肿　时间久，可疑感染者，不宜创面缝合，可用消毒纱条填塞血肿 24~48 小时取出，每天换 1 次，直至血肿基本愈合为止，因组织脆弱，适度填塞不宜过紧。

5. 介入治疗　在抢救难治性产后出血患者过程中快速及时有效的处理方法是至关重要的。子宫切除和介入性子宫动脉栓塞术均是产后出血晚期采取的手段。Heaston 等 1979 年报道首例在产后髂内动脉结扎后持续出血的成功应用动脉栓塞止血的病例。此后，UAE 对于控制术后、流产后，以及难治性的产后出血病例。凝血功能正常的情况下，手术的成功率为90%。介入治疗的优势在于保留了患者的生育功能，而且止血确切，因为在血管造影过程中我们可以清晰可见出血的血管，而且与单纯的血管结扎比较，栓塞术可以对小的血管网也进行栓塞。血管造影可以发现平均流速1~2mL/min的血管溢出表现。与子宫切除术比较介入治疗的优势显而易见。既往的研究报道中动脉栓塞作为保留子宫的治疗手段应用于各种类型的产后出血。根据出血的病理生理学基础，不同的疾病选择有所区别。

应用血管性介入治疗产后出血的主要技术为盆腔动脉血管栓塞术，1979年，Heaston首次将该技术应用于产后出血的治疗获得成功，1992年，国内的李选应用该方法成功治疗产后出血。血管性介入治疗技术结束了部分产妇因产后出血常规治疗失败不得不切除子宫的历史，开创了一种治疗产后出血的新技术，为重度产后出血的治疗提供了一个简单、方便、有效、损伤小的方法。随着介入技术的日臻完善，该技术治疗成功率达90%~100%，明显优于盆腔动脉的结扎术。

近年有采用动脉栓塞疗法治疗产道裂伤所致产后出血的报告，产程进展快或胎儿过大，往往可致胎儿尚未娩出时宫颈和（或）阴道已有裂伤。保护会阴不当、助产手术操作不当也可致会阴、阴道裂伤。会阴、阴道严重裂伤可上延达阴道穹隆、阴道旁间隙、甚至深达盆壁。传统治疗方法是寻找出血点、结扎止血、缝合血肿腔隙。而发生腹膜后血肿时则必须经腹、经阴道联合手术，手术困难，且有时创面广泛渗血不能缝合止血或血肿超过24小时不宜创面缝合。相比之下，介入疗法栓塞髂内动脉则简便安全、快速有效。目前，在我国选择介入治疗的患者病情危重，因此产道裂伤所致产后出血的介入治疗术式择，经皮双髂内动脉栓塞术（intemal iliac arterial embolization，IIAE），由于盆腔供血呈明显的双侧性，因此仅栓塞一侧髂内动脉前干将导致治疗失败。

产道裂伤所致产后出血血管性介入治疗的目的是栓塞出血血管，因此栓塞剂的选择是十分重要的。目前临床常用的栓塞剂根据栓塞时间的长短分为：长效栓塞剂（如聚乙烯醇颗粒–PVA、海藻酸钠微球–KMG等）、中效栓塞剂（新鲜吸收性明胶海绵颗粒）和短效栓塞剂（新鲜血凝块等）。根据病情需要在产道裂伤所致产后出血中最常用的栓塞剂为新鲜吸收性明胶海绵颗粒，具体做法是将消毒的新鲜吸收性明胶海绵剪成直径1~3mm大小的颗粒，溶入造影剂和抗生素中进行栓塞。其他的栓塞剂不是栓塞强度过大会导致子宫的坏死，如PVA或KMG，就是栓塞时间较短达不到治疗的目的，如新鲜血凝块。新鲜吸收性明胶海绵颗粒具有以下优点：①吸收性明胶海绵栓塞剂是无毒、无抗原性的蛋白类物质，其海绵框架可被红细胞填塞，在血管内引起血小板凝集和纤维蛋白沉积，并引起血管痉挛而达到较好的栓塞效果。②新鲜吸收性明胶海绵是可吸收的中效栓塞剂，14~19天吸收，约3个月可以完全吸收，子宫动脉复通后可保全子宫的功能最大限度地避免栓塞后并发症的发生。③新鲜吸收性明胶海绵只能栓塞至末梢动脉，不能栓塞毛细血管前动脉及毛细血管床，保证了毛细血管小动脉平面侧支循环的通畅，使子宫、膀胱、直肠等盆腔脏器可获得少量血供，不致出现盆腔器官坏死。介入栓塞髂内动脉方法：在一侧腹股沟处消毒、局麻，扪及动脉搏动后，确定穿刺点。在穿刺针触及搏动后快速进针，拔去针芯，见搏动性血液从针尾喷出，插入导引钢丝。当导管插入一侧髂内动脉后，注造影剂，见到造影剂自血管外溢时，即可注入吸收性明胶海绵颗粒进行栓塞止血。造影示栓塞成功后拔去导管、导丝，局部压迫止血15分钟，加压包扎，卧床24小时以防止穿刺部位血肿形成。介入栓塞髂内动脉无绝对禁忌证。相对禁忌证包括对造影剂慢性过敏，严重DIC，失血性休克，严重的心、肝、肾及凝血功能障碍。

6. 产道血肿的预防

（1）产前预防：产道血肿常常发生于妊娠高血压疾病、巨大儿、胎位不正、双胎等，所经产前应做好围产期保健工作，重视妊娠并发症防治，对于胎位不正的孕妇应在围产期及时纠正；应早期发现合并有妊娠高血压疾病等具有高危因素的孕妇，积极防治及时处理是防治血肿扩展的有效措施。

（2）产时预防：对初产妇、巨大儿、妊娠高血压疾病、急产、胎位不正及胎儿宫内窘迫急需缩短第二产程等产妇，应产时保护好产道，注意预防产道撕裂。如需实行胎吸、产钳等阴道助产，要掌握好时机及时会阴侧切，帮助胎头俯屈，以最小径线在宫缩间歇缓慢娩出，注意保护会阴；胎盘娩出后应及时检查产道，不仅要检查会阴切口，而且要检查阴道右侧壁，以免导致右侧及双侧壁血肿的发生。助产士应提高缝合技术，会阴切口及血肿切开时，缝扎必须超过裂口顶端0.5cm，不留无效腔，对于产道撕裂缝合要彻底。

（3）产后预防：产后血肿多发生在分娩后数分钟至 2 小时。因此要加强产后观察，产后 24 小时，尤其是 2 小时，应严密观察巡视，注意阴道有无明显流血，重视产妇主诉如会阴、肛门坠痛，便急紧迫感，产妇出现不明原因的烦躁不安、面色苍白、脉搏、血压下降等休克表现，应阴道检查和肛门检查，及时发现血肿。

微信扫码
◆临床科研
◆医学前沿
◆临床资讯
◆临床笔记

# 第六章

## 剖宫产术

### 第一节 概述

凡是孕龄达 28 周的妊娠，通过剖腹、切开子宫娩出胎儿的手术可称为剖宫产术，以往也有定义为剖腹切开子宫取出胎儿及其附属物的手术称为剖宫产术。而不足 28 周妊娠时剖腹切开子宫取出胎儿及其附属物的手术称为剖宫取胎术更为确切。实际上，剖宫产术的目的应是为保证母、婴安全，若没有母、婴安全就失去了剖宫产的本来目的。剖宫产术主要用于解决高危妊娠的分娩问题，对于高危妊娠而言，剖宫产术起到了重要作用。近年来随着输血、麻醉及抗生素等相关领域的发展，剖宫产手术安全性已得到了极大的提高。但相对于阴道分娩其出血、感染仍较分娩高，且远期并发症如再次妊娠时子宫切口部位妊娠、胎盘位置异常、胎盘粘连及植入风险也增加。因而，不滥用此术，严格掌握手术指征，规范手术操作极为重要。

剖宫产是产科常见而重要的手术，古典式剖宫产术（子宫体部剖宫产术）因并发症多，目前已极少采用；腹膜外剖宫产术因操作复杂、并发症较多，目前也很少采用；经腹子宫下段剖宫产术是目前临床应用最广泛的剖宫产术式，新式剖宫产术（包括以色列的 Stark 术式和香港的周基杰术式）即是对传统经腹子宫下段剖宫产术的某些步骤进行了一定改进，以达到剖宫产手术更快、更安全的目的。

### 第二节 术前评估及术前准备

了解胎儿宫内情况，如胎儿大小、胎位、胎盘位置、先露高低以及有无手术适应证及有无手术禁忌证，若有内科合并症及并发症，应请相关专业医生共同商定手术中可能出现意外情况的处理对策。详细询问孕妇生育及手术史，充分估计剖宫产术中可能出现的意外情况，如腹腔粘连、胎盘植入、前置胎盘等。

择期手术前禁食大于 6 小时，禁饮水大于 4 小时，皮肤清洁，备血，做好新生儿复苏及抢救准备。

术前常规检查：血、尿常规、血型鉴定及凝血功能检查是最基本的检查项目，必要时根据孕妇的具体情况应行心电图、肝、肾功能等生化检查了解重要脏器功能有无异常。

### 一、手术适应证

（1）胎位不正：横位无法矫正，或胎儿畸形，行毁胎术有困难者。初产妇臀位胎儿体重估计超过 3500g 者。

（2）绝对骨盆狭窄、胎儿过大者或相对头盆不称者。

（3）极低体重儿（小于 1500g），剖宫产较安全。

（4）因患其他疾病生命垂危，需抢救胎儿者。或母亲有其他严重疾病不宜继续妊娠而短期内又无法经阴道分娩者。

（5）胎儿窘迫需尽快娩出胎儿者。

（6）子宫颈未全开而有脐带脱出时。

（7）两次以上胎、婴儿死亡和不良产史。

（8）孕妇血小板减少担心胎儿的血小板也少，若经阴道分娩受挤压而引起新生儿脑内出血。

（9）前置胎盘、胎盘早剥。

（10）其他如瘢痕子宫、软产道梗阻、软产道特殊感染等。

## 二、手术禁忌证

（1）胎死宫内：若胎儿过大或母亲有阴道流血，如前置胎盘、胎盘早剥等情况仍需行剖宫产术。

（2）胎儿畸形：若胎儿畸形阴道分娩有困难者如联体双胎等也可行剖宫产术。

（3）孕妇全身情况不佳、暂不能耐受手术：孕妇合并严重的内、外科疾病，暂时不能耐受手术者，应进行积极有效治疗，待病情好转后再行手术。

（4）严重胎儿宫内窘迫，胎心持续下降到 70 次／分钟以下，剖宫产应慎重，应知情告知胎儿可能在剖宫产手术过程中胎死宫内。麻醉起效后应常规听胎心。

# 第三节 经腹子宫下段剖宫产术手术操作要点

## 一、切开腹壁打开腹腔

剖宫产腹壁切口主要采用下腹正中纵切口和下腹横切口。

### （一）下腹正中纵切口操作要点

1. 切开皮肤和皮下脂肪 在脐与耻骨联合中点之间做纵切口，切口下端距耻骨联合上 1cm 为宜，顺次切开皮肤和皮下组织。

2. 切开腹直肌前鞘和分离腹直肌 钝性分离腹直肌时动作不宜粗暴，避免损伤腹直肌及其下的血管。

3. 打开腹膜 先用手指钝性分离腹膜外脂肪，即可清楚地看到腹膜及其下方的子宫，术者和助手用中弯止血钳（Kelly 钳）轻轻提起腹膜，用刀切开，并用剪刀向上向下扩大切口。

### （二）下腹横切口操作要点

1. 切口位置 一般采用 Pfannenstiel 切口，即耻骨联合上两横指（3cm）的浅弧形切口。切口的长度以 12～13cm 为宜。

2. 切开腹壁打开腹腔 切开皮肤层（表皮及真皮），于中线处切开脂肪 5cm 长，在中线两侧筋膜各切一小口，钝头弯剪沿皮肤切口的弧度向两侧稍剪开筋膜（注意剪刀尖应向上翘，勿损伤筋膜下方的肌肉组织）。

术者和助手分别用两示指从中线向两侧一并撕拉开脂肪及筋膜至与皮肤切口等长；也可先撕开皮下脂肪层后再撕开筋膜层，皮肤及皮下出血用纱布压迫止血，一般不需结扎，少数较大的血管断裂出血者，可用蚊式止血钳钳夹至开腹，多可达到止血的目的。撕拉脂肪层对腹壁血管损伤较少。

术者和助手分别用鼠齿钳（Allis）提起筋膜上切缘中线两侧，示指钝性向脐孔方向从筋膜下游离两侧腹直肌，并用钝头弯剪剪断筋膜与腹白线的粘连；同法用 Allis 提起筋膜下切缘中线两侧，将锥状肌从筋膜下游离。

用 Kelly 错沿中线分离两侧腹直肌，并用手指上下钝分（注意手指应垂直，勿向腹直肌下方弯曲以免损伤其下的血管），如有锥状肌阻挡，应从中间剪开。向两侧钝性拉开腹直肌，暴露腹膜外脂肪，手指钝性分离腹膜外脂，暴露腹膜。

Kelly 轻轻提起腹膜，先用刀切开一小孔或用 Kelly 钳打洞，再用剪刀向两侧各横向剪开 1～2cm（横向剪开的目的是避免撕开时向下损伤到膀胱肌层），然后左右撕开腹膜。

主刀和助手双手重叠放入腹腔，提起两侧腹壁和腹膜，向两侧牵拉以扩大腹壁和腹膜切口，用力应均匀、缓慢、逐渐增强，此时主刀应评估腹壁切口各层大小是否能顺利娩出胎儿，必要时扩大切口。

## 二、暴露和切开子宫下段

1. 暴露子宫下段 观察子宫旋转方向，子宫下段形成情况（宽度和高度），看清子宫膀胱腹膜反折（子宫下段上缘的标志）和膀胱的位置，必要时用右手进入腹腔探查。耻骨上放置腹腔拉钩，充分暴露子宫下段。

2. 切开子宫下段　将子宫扶正，于子宫下段腹膜反折下 2cm 之中线处，横弧形（弧形凹面向上）切开反折腹膜及子宫肌层长 3~4cm，术者用左手示指和右手拇指分别放在子宫切口两端绷紧切口，减少羊水进入切口血窦的可能，待羊水基本吸净后，术者两手指均匀用力，缓慢地向两侧稍呈弧形撕开子宫切口至约 10cm 长。

## 三、娩出胎儿和胎盘

（1）子宫切口扩大后，继续快速吸净羊水，移除耻骨上腹腔拉钩；术者以右手进入宫腔，四指从胎头侧方越过头顶到达胎头后方，托胎头于掌心，手掌要达到枕额周径平面；术者手指以盆底为支点，屈肘向上向孕妇足方用力，同时助手左手向上向孕妇头方提起子宫切缘上份，右手在宫底加压，利用杠杆原理缓慢将胎头娩出子宫切口。

（2）胎头娩出后，术者立即用手挤出胎儿口、鼻腔中液体；继而助手继续向下推宫底，主刀顺势牵引，娩出前肩、后肩和躯干；主刀将胎儿置于头低位，再次用手挤出胎儿口鼻黏液和羊水，助手钳夹切断脐带，胎儿交台下人员处理。

（3）胎儿娩出后，台下人员在静脉输液中加入缩宫素（常规是 500ml 晶体液加入缩宫素 10U，给药速度根据产妇反应调整，常规速度是 250ml/h）以预防产后出血，术者和助手迅速用卵圆钳钳夹子宫切口出血点，要特别注意钳夹好切口两端，以免形成血肿，卵圆钳钳夹困难时可换用 Allis。钳夹切口完成后，子宫肌壁注射缩宫素 10U（前置胎盘、多胎妊娠、羊水过多等产后出血高危产妇，可考虑直接宫壁注射卡前列腺素氨丁三醇 250μg）。

（4）给予宫缩剂后，不要急于徒手剥离胎盘，耐心等待胎盘自然剥离后牵引娩出，以减少出血量。娩胎盘时要注意完整娩出胎膜，特别注意子宫切口边缘及宫颈内口上方有无胎膜残留。

（5）胎盘娩出后，检查胎盘胎膜是否完整，并用卵圆钳钳夹纱布块擦拭宫腔 3 次，蜕膜组织过多者，可用有齿卵圆钳伸入宫腔悬空钳夹清除之。

## 四、缝合子宫

用 1-0 薇乔（VICRYL Plus）可吸收线，分两层连续缝合。第一层从术者对侧开始，先用两把 Alllis 钳夹好切口顶部，在其外侧 0.5~1cm 作"8"字缝合后，打结，不剪断缝线，然后全层连续缝合至术者侧，最后一针扣锁缝合，也要超出角部 0.5~1cm。第二层从主刀侧向对侧将浆肌层（包括反折腹膜）做连续包埋缝合，应在第一层缝线中间进针，缝到对侧后，与第一层保留的缝线打结。

## 五、关腹

（1）关腹前先检查子宫及双附件有无异常，如发现异常则相应处理。彻底清除盆腹腔积液，仔细清点纱布器械无误。

（2）以 2-0 号可吸收线或 1 号丝线连续缝合腹膜。

（3）检查、止血，以 2-0 号可吸收线或 4 号丝线间断缝合腹直肌 2~3 针。

（4）以 2-0 号可吸收线或 4 号丝线间断或连续缝合腹直肌前鞘或筋膜。

（5）以 2-0 号可吸收线间断缝合皮下脂肪。

（6）以 4-0 号可吸收线皮内缝合或 1 号丝线间断缝合皮肤。

（7）切口覆盖纱布，按压宫底，挤出宫腔内积血。

## 第四节  并发症防治

### 一、切口感染的预防

国内外大量研究表明，伤口感染多为患者自身皮肤表面的细菌所致，因而，手术前的皮肤消毒要严格规范。如按不同消毒剂要求进行，同时要保证足够的消毒范围，因为术中常有羊水外溢造成污染范围扩大。腹壁缝合时要注意对合整齐，不留死腔，止血彻底。

### 一、子宫切口血肿的预防

子宫切口血肿是剖宫产术中比较多见的并发症，若术中规范操作多可避免。首先，子宫切口第一针应缝合在切口顶端外侧 0.5~1cm，以防回缩的血管漏扎。其次，打结宜紧勿松。

### 三、避免子宫切口愈合不良

在缝合子宫切口时打结应松紧适度以达到止血为度，针距一般以 1.5cm 为宜，子宫切口上下段对合整齐，尤其是对于子宫上下段厚薄不一更应注意，因为子宫切口下段多较薄，缝合时可以切口下缘全层与上缘子宫肌层对合缝合。

### 四、避免胎儿损伤

胎儿损伤多为切开子宫先露部误伤、胎儿娩出时骨折等。前者可以小心切开子宫切口，切开方法采用"漂切法"，即用刀腹分次轻轻划开（切勿用刀尖做深切，以免损伤胎儿，对羊水过少及再次剖宫产时尤其应小心），边切边用左手示指触摸感觉，当感觉仅有极薄的肌纤维未切开时，改用 Kelly 钳划开肌纤维及胎膜，助手立即吸羊水。必要时适度上推胎先露以助形成小的羊膜囊，这样可以避免胎儿损伤。胎儿娩出时动作应轻柔，不用暴力，按正确的分娩机转娩出胎儿。

## 第五节  手术难点与技巧

剖宫产术使用得当对于减少母儿并发症、保证母婴健康发挥了重要作用，若使用不当也会导致严重的母婴并发症。这些并发症的发生多与手术中突发的困难有关。因此要重视剖宫产手术中的一些突发困难的处理及防范对于减少母婴不良预后有重要意义。以下就常见的突发困难分别进行讨论。胎儿娩出困难是剖宫产术中发生最多的问题，常见的原因有麻醉效果不佳使得肌肉松弛度不够，腹壁及子宫切口选择不当、胎儿过大、胎儿过小，胎头高浮、胎位异常、胎头深陷等。当然术者的经验及手术操作技巧也是重要的影响因素之一。通常即使子宫切开只要没有多量出血，且没对胎儿进行刺激，一般胎儿在宫内不会有太大危险，当然原有胎儿宫内缺氧另当别论。因此，在娩出胎儿前应吸尽羊水，预防羊水栓塞。娩出胎儿一定要沉着、稳健、宁慢勿快，避免急躁、粗暴，切忌一见胎头就急欲娩出而行暴力引起胎儿损伤和子宫切口的撕裂。一旦失败反而增加胎儿宫内缺氧的机会。

（一）胎头深陷的处理

何为胎头深陷，这对于不同经验的医生可能会有不同的定义，通常在剖宫产中娩出胎儿时，由于胎头过低致使术者无法或很困难从胎头侧面顺利把手伸入到胎头的顶部（底部），导致胎儿娩出困难者即可考虑是胎头深陷。胎头深陷的原因多数是由于产程中宫口已经扩张到 5cm 以上，头先露时颅骨的最低点已下降到坐骨棘水平以下。剖宫产率越低的地区或医院这种情况发生率越高，发生胎头深陷的多数产妇是在产程发动后进行剖宫产的。宫口扩张越大、先露越低发生这种情况的机会也就越大。

在经验不足时多数术者的处理方法是强行或用暴力把手伸入胎头侧面再强力进入先露底部，有时勉强会成功，但这种做法的最大危险是，极易造成子宫下段切口的撕裂，这种撕裂可以是切口延长性撕裂，也可能是切口纵向性撕裂。前者可能会造成阔韧带撕裂而出现严重出血，甚至损伤输尿管。纵向性撕裂可致切口缝合困难，且影响子宫切口的愈合。有时术者与助手轮流操作以求快速娩出胎儿，但这种做法，若不是由于术者或助手的技术问题，有时也同样会发生上述错误。加上反复操作会加重对胎儿的刺激，使得胎儿的自主呼吸增加，从而增加胎儿羊水吸入及胎儿宫内缺氧的风险。有时术者勉强把手插入胎头与骨盆之间，但用力方向不对也难以娩出胎儿，且会导致严重的子宫撕裂。正确的处理方法应该是，术前应对胎头深陷有所预估，在阴道分娩试产过程中，如产程已进入活跃期尤其是在进入第二产程先露较低时，产程进展不顺改行剖宫产者就应想到有胎头深陷的可能。这时手术应由技术比较熟练的医生进行，台下备用助产士或医生以备必要时协助。

1. 调整体位，使头低臀高　此法适用于深陷的胎头与骨盆壁之间可以容下术者四指时，术者上半身弯曲右肩适当向术野靠近（术者立于产妇右侧为例），使右臂与子宫的长轴平行，以利右手四指插入胎头与骨盆之间，等待宫缩间隙期以持续缓慢的斜向上的力量使胎头逐渐移动至子宫切口处，若无法判定子宫收缩与否，应把手置于胎头下方，向前上方用力需持续达 1 分钟以上，多数情况下会发现胎头突然松动。这与子宫收缩间隙期到来有关，有时术者操作数秒或数十秒不成功又更换术者再次进行操作。上述困难依旧，反而增加胎儿宫内缺氧的风险。一旦胎头上移，则按常规即可轻易娩出胎儿。本法的原则是使胎头缓慢水平地退出骨盆腔，若违背平行原则，一是胎头上移困难，二是因手臂紧压子宫切口的下缘，使其张力增加，导致娩出胎儿过程中切口撕裂。

2. 上推胎肩法　若在子宫切开前预估到有可能胎头深陷，可以用手触摸胎头位置，再次证实胎头深陷，这时子宫下段切口应适当向上移到子宫体与子宫下段交界下 2cm，这里子宫肌层较厚，切开后扩张性较好，在娩出胎儿时不易撕裂。子宫切开后，可发现切口下是胎儿的肩部，进一步证实胎头深陷。此法适用于深陷的胎头与骨盆壁之间难以容下术者四指时。术者先用双手示指和中指分置左右胎肩，以持续斜向上的力量上拉胎肩，使胎头从盆腔脱出至切口水平，再娩出胎头，同样持续用力的时间也可以达到 1 分钟以上，胎儿多会在宫缩间隙期向上松动，接着以常规方法娩出胎儿。

3. 阴道内上推胎头法　估计出头困难者，术前外阴阴道消毒，在切开子宫前，台下助手应做好上推胎头的准备。术中确实困难者台下助手用手指持续向上用力推动胎头，胎头松动后再由台上娩出胎儿。

4. 使用单叶产钳　若术者对产钳操作比较熟练，也可用单叶产钳助娩胎儿，用剖宫产出头产钳插入胎头下方，持续缓慢用力逐渐将胎头撬出切口。忌用大角度暴力上撬胎头，以避免子宫下段的严重撕裂。

### （二）胎头高浮的处理

胎头高浮与胎头深陷相反，多见于择期剖宫产术，尤其是在未足月胎儿偏小时更易发生。有时术者用力不当，把正常位置的胎头上移过多后也可造成胎头高浮。通常的做法是，需在切开子宫前有所预估，适当把子宫下段切口位置取高一些，这样可以减少多数胎头高浮。切开子宫后尽可能待羊水流净后，助手应先在宫底施加一定的持续性的推力，使胎头下降至切口下方后，主刀再进手取胎头，主刀和助手一定要充分利用杠杆原理，多可顺利娩出胎头。若胎儿过大，胎头高浮用上述方法难以起效时也可使用双叶产钳助娩。更应注意用双叶产钳助娩时应动作稍缓慢以免子宫切口撕裂。对于胎儿过小的胎头高浮，术者也可以用手进宫腔，抓取胎儿足部行内倒转后以臀位娩出胎儿，有时反较头位更方便娩出胎儿。这种情况在胎儿越小时成功可能性越大。对于胎儿偏大者不宜用此法。

### （三）出血多时手取胎盘的技巧

子宫收缩差，胎盘尚未剥离时，最好不要手剥胎盘，以免出血过多，这时首先应该尽快使子宫收缩，待子宫收缩后再行手剥胎盘。若子宫收缩差胎盘已有部分剥离且出血多时，术者可用左手（左立位者用右手）伸入腹腔置于子宫底部，按压子宫底部及体部，也可稍做按摩后分别用拇指和小指压迫左侧和右侧的子宫动脉，可以明显减少因子宫收缩乏力引起的出血，且可促进子宫收缩。这时若子宫收缩仍不满意，可用宫缩剂后，使子宫满意收缩后再行手剥胎盘。

## 第六节　手术相关问题的研究与探讨

### 一、腹壁切口选择

腹壁切口无论是横切口还是纵切口，都可选择，一般纵切口肌肉损伤小，故术后膜壁粘连较横切口更少。但横切口美观、愈合快，尤其对腹壁脂肪厚的孕妇更为适用。因此，腹壁切口应依据产妇的个体要求以及产妇的病情来选择。对一些可能出现危重并发症孕妇如凶险性前置胎盘、妊娠合并巨大卵巢囊肿、合并凝血功能障碍者等建议选择下腹正中纵切口。对于横切口有多种选择，可以选择耻骨联合上缘切口、耻骨联合上 2~3cm、下腹皮下脂肪横行自然皱褶处（骨盆线处也称 Pfannenstiel 切口），也可用双侧髂前上棘连线下 2~3cm 的横切口，此为 Stark 式式的切口（Joel-Cohen 切口），但位置太高，不太美观；而周基杰术式的切口（耻骨联合上 1~2cm）位置太低，增加手术困难，初学者操作较难。此处恰在阴毛线水平或稍下方，术后阴毛遮盖后美观，但个别产妇因为此位置毛孔多，瘢痕有时反而可能较明显。因此，一般仍推荐骨盆线切口。切口的大小应根据胎头双顶径的大小来选择，对于异常胎位者如臀先露、横位等可以适当选择较大切口以避免后出头困难。

### 二、子宫下段切口的选择

子宫下段切口常采用子宫下段横切口，传统手术方法是适当下推膀胱，在膀胱后方的子宫下段切开子宫，这种术式对膀胱功能有一定的影响，增加膀胱子宫的粘连，同时，切口撕裂延长时可增加损伤膀胱、输尿管及血管的机会。近年来国内外学者均推荐不下推膀胱，在子宫体与子宫下段交界处下方 2cm 处选择切口，可以减少上述损伤的机会，且切口愈合良好，并减少子宫切口出血量。子宫下段纵切口现临床很少采用，由于下段较短，手术切口不能延长，胎儿娩出困难，切口只能向上延至子宫体下部，使子宫肌肉损伤，增加下次手术风险。因此这种切口只能用于孕周较小时，一般建议在足月妊娠时不采用此类切口。

### 三、子宫切口缝合问题

目前，子宫切口缝合大概有两种缝合方法，即单层缝合法及两层缝合法。有大量循证医学证据表明，子宫切口两层缝合法有利于子宫切口愈合，国外曾有学者进行一项大样本回顾性研究显示，子宫切口单层缝合再次妊娠时子宫破裂的风险比双层缝合明显增加。目前尚无证据表明单纯连续缝合和连续扣锁缝合之间的近远期有何差异，但因单纯连续缝合更为简单易行，故推荐应用。

### 四、腹膜缝合问题

缝合腹膜可能会增加部分腹膜牵拉痛，而不缝合腹膜这种疼痛会减少，但目前有更多的文献支持缝合腹膜再次手术时腹腔内的粘连会比不缝合腹膜更少，因而建议应缝合腹膜，但不必过分收紧缝线。这更符合外科手术原则。

# 第七章
## 宫腔镜手术治疗

### 第一节　宫腔镜治疗适应证和禁忌证

**（一）适应证**

一般讲当怀疑有任何子宫病理情况需要诊断及治疗时都是宫腔镜的适应证。

1. 子宫异常出血

（1）诊断：①绝经前患者。②绝经后患者。

（2）治疗：①活体检查和（或）直接刮宫。②息肉摘除。③黏膜下肌瘤切除。④子宫内膜切除。

2. 异物

（1）诊断：①鉴定有无，是何物。②定位。

（2）治疗：①取出宫内节育器或残存的部分节育器。②取出吸引导管头。③取出骨化的妊娠物。④取出其他异物。

3. 不孕和（或）反复发生的流产

（1）诊断：①子宫粘连。②子宫畸形。③输卵管间质部堵塞。

（2）治疗：①松解粘连。②切除子宫完全或不完全纵隔。③置输卵管导丝复通输卵管。④可做输卵管内授精治疗。

4. 产前诊断

（1）代替胎儿镜检查。

（2）直接取绒毛标本。

5. 避孕治疗

（1）填充堵塞子宫输卵管口。

（2）破坏子宫输卵管口。

**（二）禁忌证**

禁忌证很少，且常常是相对的。

（1）急、慢性子宫输卵管感染者：但造成感染的宫内节育器则又是宫腔镜的适应证。

（2）活动性出血或月经期不宜做宫腔镜：但疑为宫内膜息肉则又是宫腔镜的适应证。

（3）妊娠期不宜做宫腔镜：但须了解胎儿情况作产前诊断时又可作为胎儿镜使用。

**（三）术前准备**

（1）检查时期，最宜在月经周期的早期卵泡期，此时子宫内膜较薄，血管较少，容易看清。

（2）摘除子宫内大的息肉或切除黏膜下肌瘤的术前准备，宜术前使用激素治疗，用达那唑（400~800mg/d）或促性腺激素释放激素类似物（诺雷清、达菲林、亮丙瑞林等）1~3个月，可使息肉和肌瘤变小、血管减少。若行子宫内膜切除术可使内膜变薄，能更大程度完全切除内膜。

（3）宫、腹腔镜联合手术，可帮助松解子宫粘连，切除子宫膈，摘除肿瘤，切除子宫内膜，导丝疏通输卵管等操作，以防止或减少子宫穿孔等并发症的发生。

（4）宫颈管内口粘连严重狭窄者术前可用昆布扩张宫颈便于操作，术中用 B 超引导，减少和避免子宫穿孔。

### （四）并发症

宫腔镜手术并发症并不常见，但常严重，应引起高度警惕，做好预防，及时识别和有序、有效合理地处理。

1. 与膨宫介质有关的并发症

（1）水中毒：当膨宫液过量，超压[（20kPa（150mmHg）]时容易发生，致使血管渗透压降低，心动过缓，先为高血压后为低血压，肺水肿、脑水肿。症状表现恶心、呕吐、头痛、呼吸困难、视力障碍、激动、认识障碍、嗜睡及癫痫发作，严重者昏迷、心血管崩溃及死亡。处理是立即停止膨宫及宫腔镜操作。

纠正原则是利尿排出过量的液体，纠正低钠血症。

（2）$CO_2$ 是一种较安全的膨宫介质，但过快注入大量 $CO_2$，可发生致命的心律失常和心跳停止。因此输注 $CO_2$ 速度不能过快，量不宜太多。每分钟输注 $CO_2$ 速度不应超过 100ml。

（3）气栓：气栓是宫腔镜的一种不常见但危及生命的并发症。曾有报道，5 例病例 4 例死亡，1 例永久性脑损伤。

发生原因是宫腔镜操作时子宫的静脉通道是开放的，室内空气经窥阴器通过阴道及宫颈或通过宫腔镜操作系统进入宫腔，临床表现依空气量、患者体位、气泡大小而不同，若突然发现急性心血管／呼吸症状，如显的心动过缓、低血压、氧饱和度明显降低、发绀或心搏停止应高度怀疑气栓。

在轻度头低臀高位时，气体积聚在心脏及肺支气管段，右心压力增加，左心搏出量降低，心脏听诊可闻及典型的"水车轮"杂音，是由于气体与血流混合而产生的杂音，并可由心脏吸出泡沫状血液，气泡进入微循环可出现晚期 DIC 表现。若头的位置高于心脏时，气栓的主要靶区是脑，出现癫痫发作、昏迷、麻痹、视觉障碍、感觉异常等。

气栓最早的临床体征是因肺血流减少而一次呼吸末尾 $CO_2$ 量急剧下降。

若怀疑 $CO_2$ 或空气栓塞时，应立即停止注气及一切操作，取出子宫器械，用纱布填塞开放的子宫颈及阴道，将患者置于头低足高位，以保护脑部。急救复苏包括 100% 氧气吸入及静脉输液直至患者能转移到一个高压氧治疗的病区，及时抢救处理挽救生命。

2. 与手术操作有关的并发症

（1）子宫穿孔：一旦怀疑子宫穿孔应立即停止宫腔镜手术操作，此时有指征进行腹腔镜检查，明确穿孔位置及大小，有无盆、腹腔脏器损伤和内出血，依情况进行双极电凝止血和必要时行脏器修补术。

（2）盆腔脏器损伤：较为少见，当子宫穿孔未及时被发现，继续操作，有可能造成肠管、膀胱及血管的损伤，甚至发生阔韧带血肿。或因电切子宫肌瘤、子宫内膜，激光治疗时激光光能、电能造成肠管、膀胱烫伤。

当有怀疑时应做腹腔镜检查加以确诊，并进行相应的手术处理，术中、术后应加强抗感染措施，避免发生严重感染的后果。

## 第二节　宫腔镜检查术

## 一、手术概述

20 世纪 70 年代，随着纤维光学、冷光技术、膨宫设备和能源的开发与利用，宫腔镜技术得到迅猛发展。如今，纤维宫腔镜和各种连续灌流式宫腔镜显著降低了诊断的侵袭性，以直观、准确成为妇科出血性疾病和宫内病变的首选检查方法。手术宫腔镜及其介导下的各种操作，创伤小、恢复快、不影响卵巢内分泌功能，被誉为治疗宫腔内良性病变的理想手术方式，技术的成熟使手术适应证日益拓宽，已经成为现代妇科诊治领域中不可缺少的内容。

1. 宫腔镜设备　①镜体结构：窥镜（接物镜、中间镜、接目镜）；鞘套（镜杆、鞘套）；闭孔器；附件（活检钳、异物钳、微型钳、吸管和导管、标尺、电凝电极和圈套切割器）。②光导纤维。③光源。

2. 宫腔镜类型

（1）全景式宫腔镜：可以通过镜体观察宫腔全貌。分为硬管式宫腔镜和软管式宫腔镜。硬管式宫腔镜：由一根 35cm 的纤维光导望远镜和不锈钢外套组成，一般宫腔镜直径 4~6mm，外套管 7~8mm，有时需扩张宫口才能放置，某些检查镜还可同时进行操作。软管式宫腔镜：又称软管型纤维宫腔镜。①优点：纤细，创伤小，无须麻醉和扩宫；前端可弯曲，适合前倾、后屈子宫；插入部带刻度，可代替探针。②缺点：因导光束与镜体连体，消毒及操作不便；置入管纤细易损坏；当宫腔过大时不易掌握方向。纤维宫腔镜最适人群：无自然分娩；子宫、宫颈畸形；围绝经期和绝经后。硬管式宫腔镜检查的失败率是纤维宫腔镜的两倍。

（2）接触式宫腔镜：又称 Marleschki's universal hyteroscope，1966 年由 Marleschki V 首先报道使用。接触式宫腔镜的器械和操作系统都比较简单。但它不能很准确和全面地评估整个宫腔的情况，因此仅适应于宫颈管内膜检查和全景式宫腔镜检查后对内膜病理可疑处进行检查。目前它仅适应于子宫内膜血管的观察，并不列为常规检查。

（3）照明装置：除光导纤维外，光源分氙灯和卤素灯。

（4）膨宫装置：$CO_2$ 宫腔镜充气机、液体膨宫机。

（5）图像转播：视频系统的组成：光学转换器——连接目镜与 CCD 摄影头的组合件；CCD 摄像机；彩色监视器；图像记录系统。

（6）辅助器械：窥器、宫颈钳、探针、刮匙及取环钩等。

# 二、宫腔镜手术概要

## （一）宫腔镜检查的适应证

（1）绝经前及绝经后异常子宫出血如月经过多、过频，经期延长，不规则子宫出血；子宫内膜炎、子宫内膜癌、子宫内膜息肉、子宫黏膜下肌瘤等引起的出血。

（2）宫内节育器及宫内异物的定位及试取。

（3）子宫内膜异常增生的诊断及随访。

（4）评估输卵管碘油造影及其他影像学（如：B 超、CT、MRI）发现宫腔异常者。

（5）诊断宫腔畸形、宫腔粘连并试行分离。

（6）不孕、不育原因不明的女性不孕或习惯性流产者，可发现子宫腔内及宫颈管的小病变。

（7）早期诊断宫颈癌及子宫内膜癌。

（8）筛查宫腔镜手术的适应证。

（9）特殊药物引起的内膜改变：如他莫昔芬。

（10）阴道脱落细胞学检查发现癌或可疑癌细胞，不能用宫颈来源解释者。

（11）性交后试验，经输卵管插管吸取输卵管液检查活动精子。

## （二）宫腔镜治疗的适应证

（1）宫腔镜下疏通输卵管口。

（2）宫腔镜下选择性输卵管插管通液。

（3）宫腔镜下经输卵管插管注药治疗输卵管妊娠。

（4）宫腔内异物取出术。

（5）黏膜下肌瘤摘除术。

（6）嵌顿宫内节育器取出术。

（7）子宫纵隔切开术。

（8）宫腔粘连分离术。

（9）宫腔镜下输卵管插管进行粘堵绝育，以及精子、卵子、受精卵注入用于辅助生殖技术。

（10）子宫内膜切除术。

## （三）宫腔镜治疗的禁忌证

尚无明确的绝对禁忌证，以下为相对禁忌证：

（1）阴道及盆腔感染。

（2）多量子宫出血。

（3）想继续妊娠者：①不孕症患者的月经后半期，以免损害巧遇的受孕；②宫内孕希望继续妊娠者（绒毛活检例外）。

（4）近期子宫穿孔。

（5）宫腔过度狭小或宫颈过硬，难以扩张者。

（6）浸润性宫颈癌。

（7）患有严重内科疾患，难以耐受膨宫操作者。

（8）生殖道结核，未经抗结核治疗者。

（9）血液病无后续治疗措施者。

### （四）术前准备

1. 详细询问　病史，全面仔细地体格检查了解患者的一般情况及妇科常规检查。若一般情况良好，可在门诊行宫腔镜检查术，若患者并发症较多，因门诊监护条件较差，可住院在手术室行宫腔镜检查，以确保患者的安全。

2. 常规化验检查　以及心、肺、肝、肾功能检测。

3. 宫颈准备　术前 3h 米索前列醇 400μg 置阴道后穹窿，能够起到软化宫颈的作用，使之易于机械性扩张，大大减少患者的痛苦。

4. 心理准备　向患者介绍宫腔镜检查的过程，减少患者的心理负担及焦虑感。

5. 检查时间　一般以月经干净后 5~7d 为宜，此时子宫内膜为增生早期，宫腔内病变容易暴露，观察效果最满意。不规则阴道出血的患者在止血后任何时间均可检查。

### （五）宫腔镜检查及手术的麻醉及镇痛

诊断性宫腔镜可不用麻醉，对于尚未生育的患者可选用静脉全身麻醉，宫腔镜检查时间较短，一般不需要气管插管。

手术性宫腔镜可根据术者经验及术前对手术难度的评估选择麻醉方式，一般静脉全麻即可，若手术难度较大，所需时间较长，则可选用硬膜外麻醉或插管全麻。

### （六）宫腔镜检查的操作步骤

1. 体位　患者术前需排空膀胱，取截石位，但与 B 超联合检查时需适度充盈膀胱。

2. 消毒　0.5% 碘附或消毒液常规消毒外阴及阴道，放置阴道窥器后再次用消毒液消毒阴道及宫颈，探宫腔深度，必要时扩张宫颈。

3. 置镜检查　镜检前必须排空镜体内的空气，液体膨宫压力为 100mmHg，特殊情况下可暂时达 120~150mmHg，流速 200~300ml/min；$CO_2$ 膨宫压力为 8~10kPa（60~80mmHg），流速 20~30ml/min。

4. 待宫腔充盈后　视野明亮，可转动镜体并按顺序全面观察宫腔。先检查宫底和宫腔前、后、左、右壁，再检查子宫角及输卵管开口。注意宫腔形态、有无子宫内膜异常或占位性病变，必要时定位活检，最后在缓慢退出镜体时，仔细检查宫颈内口和宫颈管。

5. 常规定位　行内膜诊刮术。

## 三、手术要点

### （一）术中监护

常规监护，应注意患者的生命体征（呼吸、心率、血压、体温）及症状，比如是否有胸闷、烦躁、青紫、嗜睡、颜面水肿等；预防并发症的发生。

### （二）宫腔镜 B 超联合检查

1. 适应证

（1）凡有宫腔镜检查适应证者；

（2）盆腔包块，了解其与子宫的关系；

（3）根据肌瘤与子宫肌层的关系和对子宫腔形态的影响，术前评估肌瘤存在的数目、大小、位置、有无变性及确定宫腔镜手术方式。

2. 宫腔镜 B 超联合检查的优点　宫腔镜 B 超联合检查可以发现单纯宫腔镜检查所不能发现的宫腔外的病变，如子宫畸形、宫壁和宫外病变、壁间肌瘤、子宫腺肌病、子宫浆膜下肌瘤、附件肿物等，提高了诊断的准确率。B 超的向导作用提高了宫腔内操作的成功率，增加了手术的安全性。宫腔镜超声联合检查使妇科医生涉足超声领域，更有利于对病情做出正确的诊断。

**（三）术中特殊情况的处理**

1. 宫腔膨胀不良　常见于宫颈功能不全、膨宫压力不够、子宫穿孔。可用宫颈钳夹持宫颈，调整膨宫压力；可疑子宫穿孔时，应立即停止手术，给予相应的处理。

2. 视野不清　常见于膨宫压力较低、宫腔内出血、窥镜紧贴子宫壁。可提高膨宫压力、充分止血，微调内窥镜目镜。

# 四、术后处理

（1）术后 6h 内密切观察血压、脉搏、心率变化。

（2）抗生素预防感染可口服抗生素 3~5d。

（3）术后一周根据内膜病理结果决定下一步的处理。

（4）保持持外阴清洁，术后禁止性生活 2 周。

（5）术后腹痛主要为子宫痉挛收缩所致，一般疼痛不重，不需处理，个别疼痛较重者，可给予镇痛剂。

（6）发热术后可因灌流液的吸收出现一过性的体温升高，多于 24h 内消退。症状明显者，可给予解热药。

（7）注意观察阴道出血情况，若出血多可用缩宫素 10 单位肌注，或选用止血药。随着宫腔镜技术的不断发展，这种直观、准确的微创诊治方法将逐步深入到妇科临床的各个领域，造福更多的妇女。

# 第三节　宫腔镜治疗

**（一）适应证**

一般讲当怀疑有任何子宫病理情况需要诊断及治疗时都是宫腔镜的适应证。

1. 子宫异常出血

（1）诊断：①绝经前患者。②绝经后患者。

（2）治疗：①活体检查和（或）直接刮宫。②息肉摘除。③黏膜下肌瘤切除。④子宫内膜切除。

2. 异物

（1）诊断：①鉴定有无，是何物。②定位。

（2）治疗：①取出宫内节育器或残存的部分节育器。②取出吸引导管头。③取出骨化的妊娠物。④取出其他异物。

3. 不孕和（或）反复发生的流产

（1）诊断：①子宫粘连。②子宫畸形。③输卵管间质部堵塞。

（2）治疗：①松解粘连。②切除子宫完全或不完全纵隔。③置输卵管导丝复通输卵管。④可做输卵管内授精治疗。

4. 产前诊断

（1）代替胎儿镜检查。

（2）直接取绒毛标本。

5. 避孕治疗

（1）填充堵塞子宫输卵管口。

（2）破坏子宫输卵管口。

微信扫码

◆临床科研
◆医学前沿
◆临床资讯
◆临床笔记

## （二）禁忌证

禁忌证很少，且常常是相对的。

（1）急、慢性子宫输卵管感染者：但造成感染的宫内节育器则又是宫腔镜的适应证。

（2）活动性出血或月经期不宜做宫腔镜：但疑为宫内膜息肉则又是宫腔镜的适应证。

（3）妊娠期不宜做宫腔镜：但须了解胎儿情况作产前诊断时又可作为胎儿镜使用。

## （三）术前准备

（1）检查时期，最宜在月经周期的早期卵泡期，此时子宫内膜较薄，血管较少，容易看清。

（2）摘除子宫内大的息肉或切除黏膜下肌瘤的术前准备，宜术前使用激素治疗，用达那唑（400~800mg/d）或促性腺激素释放激素类似物（诺雷清、达菲林、亮丙瑞林等）1~3个月，可使息肉和肌瘤变小、血管减少。若行子宫内膜切除术可使内膜变薄，能更大程度完全切除内膜。

（3）宫、腹腔镜联合手术，可帮助松解子宫粘连，切除子宫膈，摘除肿瘤，切除子宫内膜，导丝疏通输卵管等操作，以防止或减少子宫穿孔等并发症的发生。

（4）宫颈管内口粘连严重狭窄者术前可用昆布扩张宫颈便于操作，术中用B超引导，减少和避免子宫穿孔。

## （四）并发症

宫腔镜手术并发症并不常见，但常严重，应引起高度警惕，做好预防，及时识别和有序、有效合理地处理。

1. 与膨宫介质有关的并发症

（1）水中毒：当膨宫液过量，超压[20kPa（150mmHg）]时容易发生，致使血管渗透压降低，心动过缓，先为高血压后为低血压，肺水肿、脑水肿。症状表现恶心、呕吐、头痛、呼吸困难、视力障碍、激动、认识障碍、嗜睡或癫痫发作，严重者昏迷、心血管崩溃及死亡。处理是立即停止膨宫及宫腔镜操作。

纠正原则是利尿排出过量的液体，纠正低钠血症。

（2）$CO_2$是一种较安全的膨宫介质，但过快注入大量$CO_2$，可发生致命的心律失常和心跳停止。因此输注$CO_2$速度不能过快，量不宜太多。每分钟输注$CO_2$速度不应超过100ml。

（3）气栓：气栓是宫腔镜的一种不常见但危及生命的并发症。曾有报道，5例病例4例死亡，1例永久性脑损伤。

发生原因是宫腔镜操作时子宫的静脉通道是开放的，室内空气经窥阴器通过阴道及宫颈或通过宫腔镜操作系统进入宫腔。临床表现依空气量、患者体位、气泡大小而不同，若突然发现急性心血管/呼吸症状，如明显的心动过缓、低血压、氧饱和度明显降低、发绀或心搏停止应高度怀疑气栓。

在轻度头低臀高位时，气体积聚在心脏及肺支气管段，右心压力增加，左心搏出量降低，心脏听诊可闻及典型的"水车轮"杂音，是由于气体与血流混合而产生的杂音，并可由心脏吸出泡沫状血液，气泡进入微循环可出现晚期DIC表现。若头的位置高于心脏时，气栓的主要靶区是脑，出现癫痫发作、昏迷、麻痹、视觉障碍、感觉异常等。

气栓最早的临床体征是因肺血流减少而一次呼吸末尾$CO_2$量急剧下降。若怀疑$CO_2$或空气栓塞时，应立即停止注气及一切操作，取出子宫器械，用纱布填塞开放的子宫颈及阴道，将患者置于头低足高位，以保护脑部。急救复苏包括100%氧气吸入及静脉输液直至患者能转移到一个高压氧治疗的病区，及时抢救处理挽救生命。

2. 与手术操作有关的并发症

（1）子宫穿孔：一旦怀疑子宫穿孔应立即停止宫腔镜手术操作，此时有指征进行腹腔镜检查，明确穿孔位置及大小，有无盆、腹腔脏器损伤和内出血，依情况进行双极电凝止血和必要时行脏器修补术。

（2）盆腔脏器损伤：较为少见，当子宫穿孔未及时被发现，继续操作，有可能造成肠管、膀胱及血管的损伤，甚至发生阔韧带血肿。或因电切子宫肌瘤、子宫内膜，激光治疗时激光光能、电能造成肠管、膀胱烫伤。

当有怀疑时应做腹腔镜检查加以确诊，并进行相应的手术处理，术中、术后应加强抗感染措施，避免发生严重感染的后果。

# 第四节 宫腔镜手术并发症诊断与治疗

## 一、宫腔镜手术并发症诊断

### （一）膨宫介质及药物相关的并发症

1. 空气栓塞 罕见，仅发生于大量空气逸入宫腔，且子宫壁血管开放时，空气进入血管后经下腔静脉入右心室，致心脏缺氧，导致心脏骤停或急性右心衰竭。临床表现为短暂烦躁、胸闷、胸痛、气急、发绀和休克；心前区听到典型风车样杂音，从右心室可抽出泡沫样血液。

2. $CO_2$ 致并发症 快速、高压、无节制使用 $CO_2$ 膨宫可能引起心律不齐、心力衰竭、$CO_2$ 酸中毒等。偶尔可发生 $CO_2$ 气栓，以致死亡，$CO_2$ 栓塞是一种罕见而且完全能够避免的并发症。

3. 其他膨宫液体 山梨醇液用于糖尿病患者可诱发高血糖，应检测血糖水平。溶血想象罕见，发生于大量吸收者，需及时监护肝肾功能。甘氨酸液膨宫时，如果甘氨酸进入血循环，会引起恶心、眩晕和高输出量心力衰竭；其代谢物可诱发脑病、昏迷，甚至死亡。由于甘氨酸进入体内小于 30 分钟即分解，致使低渗液稀释血浆发生低钠血症、水中毒、肺水肿和脑水肿等严重并发症。

高黏稠度液体（国外主要用右旋糖酐 –70，国内有使用羧甲纤维素钠者）膨宫，可引起皮疹、哮喘、急性成人呼吸窘迫综合征等甚至死亡的变态反应，现多主张停用甚至弃用。

大量 5% 葡萄糖液进入血循环可引起高糖血症和低钠血症。

任何加入膨宫液或者经宫腔镜输卵管管内注射的药物，可能引起的不良反应应予关注；国内已有经宫腔镜输卵管疏通治疗药物中加入庆大霉素时，发生胸闷、发绀、窒息、呼吸心搏骤停等变态反应并致死的报道。

### （二）宫腔镜检查的并发症

1. 损伤 操作时可发生宫颈裂伤、子宫穿孔等。子宫穿孔可能发生在探针探查宫腔、扩张宫颈管或宫腔镜插入时，若宫腔镜插入宫颈管后即在膨宫状态直视下推进入宫颈内口，则极少发生子宫穿孔。对于怀疑癌肿、结核、哺乳期或者绝经后妇女易造成子宫穿孔者，操作时尤宜谨慎。

2. 出血 宫腔镜检查术中出血可以通过提高膨宫介质的压力以压迫宫腔壁来止血，出血多发生在膨宫介质压力消失以后，一般宫腔镜检查后可有少量阴道出血，多在一周后干净。但是检查后出血时间过长者应注意预后感染。

3. 感染 子宫内膜似乎对感染有特殊的抵抗力。子宫肌炎，是一个并不常见的并发症，患者可出现低热、腹痛、白细胞增多等，宫颈分泌物培养可有细菌生长，严重者可出现败血症。

4. 心脑综合征 由于扩张宫颈和膨宫从而导致迷走神经张力增高，临床上可出现头晕、胸闷、流汗、苍白、恶心、呕吐、脉搏和心率减慢等症状，多数心动过缓为一过性的，可以自然缓解或者给予阿托品即可。

5. 子宫内膜异位和癌细胞扩散的可能风险 理念上由于宫腔镜检查时必须膨宫，有使内膜细胞或者癌细胞经输卵管逆流、扩散的风险。因此月经干净后早期宫腔镜检查，可减少其发生风险。对于怀疑有子宫内膜癌或癌前病变者，除应严格掌握其适应证和禁忌证之外，操作时宜避免过度扩张宫颈，低压膨宫和尽量缩短检查时间。

### （三）宫腔镜手术的并发症

1. 机械性宫腔镜手术

（1）损伤：指经宫腔镜使用手术器械，特别是剪刀等，由于分解困难、致密的宫腔粘连或切开较厚或阔的子宫纵隔时，由于剪切解剖层次或结构失误，而导致切入肌层，形成宫壁假道甚至子宫穿孔。多因手术医师经验不知、膨宫欠佳、视野不清情况下强行操作或者病例选择或术前准备不充分而发生。

（2）输卵管穿孔：主要见于输卵管间质部插管或者输卵管全程导管疏通时的子宫角或峡部穿孔，少量穿孔部位小且多在输卵管游离缘侧，往往无出血，但对疗效的判定与预后相关，故对此应予警惕。

2. 宫腔内电、激光手术

（1）术时和近期并发症：电能或激光损伤：其本质对直接作用的组织是热灼伤，因功率大小和持续作用时间的长短而使组织蛋白变性、坏死直到烧焦和气化以及造成灼伤不同的面积和深度；虽然止血效果好，但组织愈合较机械损伤为慢。宫腔镜电或激光，包括套圈电切、滚球电凝或激光子宫内膜去除术和黏膜下肌瘤切除术等的子宫孔率较低。严重的腹腔内脏器的灼伤，特别是肠损伤，多发生在子宫穿孔后仍然电极通电累积肠段，若一旦发现穿孔，应立即停止操作；未及时察觉的子宫穿孔，子宫壁灼伤过深累及肠管，急腹症多在术后 7~14 天内，由于灼伤肠管组织坏死脱落，肠内容物溢入腹腔而引发；最可怕的是被忽视的迟发性肠穿孔，虽然罕见，但是后果严重，甚至因救治不及而死亡。关键在于早期识别和及时处理，若有上述怀疑，应适时做腹腔镜检查，必要时行剖腹探查及修补。

术时或术后 24 小时内出血和感染：由于手术创面较大、较深，放出血较检查性宫腔镜多见，发生率为 0.5~4.0%。术后感染表现为下腹或盆腔痛，恶臭白带、体温 >38℃以及白细胞升高和血沉加快等。

（2）远期并发症

1）术后晚期出血：指术后 3 个月以后子宫出血多者，除对症处理外，应全面检查，包括盆腔 B 超、宫腔镜复检和血凝实验检查等，以排除凝血障碍和肌瘤复发等。

2）宫颈内口和宫腔粘连：此时宫腔积血导致周期性腹痛，多因子宫内膜去除术达宫颈内口或以下，可能引起该部瘢痕粘连，当子宫腔内仍有内膜组织，月经来潮时形成宫腔积血。临床表现往往于术后预期月经来潮时无出血或少量出血伴腹痛，亦有呈周期性下腹痛或症状轻微的，症状明显时作阴道或盆腔 B 超示宫腔内积液有助于诊断。扩张宫颈管和内口（在腹部 B 超引导下操作更安全准确），若有暗红色不凝血流出即可确诊，且有治疗作用。

3）持续性盆腔痛或痛经：甚至较术前加重，首先需考虑到子宫腺肌症的并存。可是仅凭临床症状和妇科检查往往很难做出诊断，因为月经过多和痛经虽然提示存在子宫腺肌症，但大约有半数患者缺乏临床症状。综合 B 超和血 $CA_{125}$ 测定对于子宫腺肌症亦难确诊；虽有经 B 超引导穿刺可疑子宫部位活检方法的报道，但亦非可靠且欠实用，唯有切除子宫的标本组织学检查才能做出确诊。

4）术后意外妊娠：子宫内膜切除术后虽然较低受孕能力，但并非可靠的绝育避孕方法。已有术后妊娠，包括宫内和宫外的报道，应予警惕，以免贻误诊断和治疗。此外，宫内妊娠可能由于宫内瘢痕粘连而造成流产或清除宫内容物时手术困难，因而术后因坚持避孕；甚至有人建议为保险起见同时行输卵管结扎术。

5）子宫内膜去除术后残存内膜的癌变：由于术后可能引起宫颈管内口狭窄、宫内瘢痕粘连，特别是如果恶变源自瘢痕下隐窝内腺体组织。易致诊断贻误和困难。目前，国外已有报道子宫内膜去除后确诊为子宫内膜癌者，应予警惕。建议在术后 3 个月做阴道 B 超检查以确定宫腔内膜基线的厚度，其后每年检查一次，如果内膜厚度增加，特别是超过 5mm 时，应予高度怀疑。子宫内膜去除术后有异常子宫出血者，需进一步检查。对于所有接受子宫内膜去除术后的患者，无论是否有月经来潮，需行雌激素替代治疗，包括围绝经期综合征的治疗者，必须定期给予适量的孕激素以保护和减少内膜细胞癌变的机会。

**（四）与麻醉和手术体位相关的并发症**

根据宫腔镜手术的难度、复杂性、潜在危险、是否需要监护（如腹腔镜、B 超等）以及患者的状态和意愿，可考虑选择局部麻醉、静脉麻醉、硬膜外麻醉或全身麻醉等。实施麻醉时，均可能出现相应的麻醉并发症。

宫腔镜所需特定的体位（膀胱截石位等）、手术时间过长或者粗暴搬动患者，可能引起神经损伤、肌肉扭伤或软组织损伤等。如，前臂过度外展，可引起臂丛神经损伤；膀胱截石位搁脚时间过长或受压过大，可引起腓总神经受压致足垂，也有可能诱发静脉血栓等。对于老年和高血凝状态者，当术后出现小腿肿痛等症状时，应及时排除下肢静脉血栓形成，防止肺、心、脑栓塞。

# 二、宫腔镜手术并发症治疗

**（一）膨宫介质及药物相关的并发症**

1. 空气栓塞　气体栓塞是手术中严重、罕见但致命的并发症。也是近几年中国宫腔镜致死的主要原因。宫腔镜手术过程中气体栓塞原因包括电刀使组织气化和室内空气导入宫腔。一旦空气进入静脉循环，右心的泡沫阻碍血流，使肺动脉压上升。在空气栓塞发生早期，呼气末 $CO_2$ 压力下降，最后循环衰竭，心搏骤停。由于右心压力升高程度高于左心，成年患者中已关闭的卵圆孔有 15% 重新开放，进而导致大脑和其他器官栓塞。如若患者呈头低臀高位，使心脏低于子宫水平，以致静脉压降低，如子宫肌壁深层大静脉窦开放，并与外界相通，外界空气可被吸入静脉循环，再加上膨宫机向宫腔注入膨宫液的正压，使宫腔与中心循环间存在明显的压力差，则更加重该过程，宫腔内压超过静脉压时可出现无症状、有症状和致命的空气栓塞。气体栓塞发病突然，发展快，其首发症状均由麻醉医师发现，如呼气末 $CO_2$ 压力突然下降，心动过缓，脉搏血氧饱和度（$SPO_2$）下降，心前区听诊闻及大水轮音等。当更多气体进入时，血流阻力增加，导致低氧，发绀，心输出量减少，低血压，呼吸急促，迅速发展为心肺衰竭，心搏骤停而死亡。1997 年 Brooks 收集全球气体栓塞 13 例报道，9 例（69.23%）死亡。21 世纪以来美国、丹麦和中国台湾地区报道 4 例，均经抢救存活。

（1）处理立即阻止气体进入，取头低臀高位，并转为左侧卧位，100% 氧气正压吸入，必要时气管插管。放置中心静脉压导管。如有心肺衰竭，立即进行心肺复苏，胸外按摩，恢复心室功能。注入大量生理盐水，促进血液循环。如一切措施失败，可剖胸直接按摩心脏及抽出气栓。如可以维持，及时送高压氧舱治疗。

（2）预防阻止室内的空气进入静脉系统：包括术前排空注水管内的气体，避免头低臀高位，降低宫腔内压，减少子宫内创面血管暴露和组织气化后形成气体，减少无意中造成宫颈裂伤。避免长时间将扩张的宫颈直接暴露于空气中。如膨宫使用静脉输液装置，利用液体静压的物理原理，瓶内液体受大气压的作用，使液体流入输液管形成水柱，当水柱压力超过宫腔内压力时，则瓶内液体输入宫腔。如为玻璃瓶装膨宫液，需将输液管针头和通气管针头均由玻璃瓶口插入液体中，如果两个针头距离过近，有可能使大量气体进入输液管并进入宫腔，成为栓塞的气体来源，不容忽视。

2. TURP 综合征　单极宫腔镜电切（第一代）使用非电解质灌流液，大量吸收可引起体液超负荷和稀释性低钠血症，患者首先表现心率缓慢和血压增高，然后血压降低、恶心、呕吐、头痛、视物模糊、焦虑不安、精神紊乱和昏睡。如诊治不及时继而出现抽搐、心血管功能衰竭甚至死亡。

（1）处理术后：血钠离子浓度下降至 120~130mmol/L，静脉给予呋塞米 10~20mg，限制液体入量。每 4 小时检测 1 次血钠离子浓度，直到超过 130mmol/L 为止。血浆钠离子浓度低于 120mmol/L 或出现明显脑病症状者，不管血钠离子浓度如何，均应给予高渗氯化钠治疗，一般常用 3% 或 5% 的氯化钠溶液，补给量按以下公式计算：所需补钠量 =（血钠正常值－测得血钠值）×52%* × 体质量（* 指人体液总量占体质量的 52%）。

举例：如患者体质量为 60kg，测得血清钠为 125mmol/L。应补钠量为：所需补钠量 =（142－125）×52%×60=530.4mmol/L。因每毫升 5% 氯化钠溶液含钠离子 0.85mmol。所需 5% 氯化钠 =530.4÷0.85=624ml。开始先补给总量的 1/3 或 1/2，再根据神志、血压、心率、心律、肺部体征及血清钠、钾、氯的变化决定余量的补充。切忌快速、高浓度静脉补钠，以免造成暂时性脑内低渗透压状态，使脑组织间的液体转移到血管内，引起脑组织脱水，导致大脑损伤。有报道 20 例在手术后期停止 10min 的甘氨酸灌注，可减少进入血管内液体的 38.75%~85.81%，平均 67.09%。可能由于凝血块封闭了血管，防止灌流液进入体循环。等离子双极宫腔镜电切可使用生理盐水灌流，不会发生低钠血症，但仍有体液超负荷的危险，已有因使用生理盐水而忽略液体控制导致肺水肿和死亡的个例报道。

（2）预防术前：宫颈和子宫内膜预处理有助于减少灌流液的回吸收。术中尽量采取低压灌流，宫腔内压≤平均动脉压水平；避免切除过多的子宫肌层组织，手术时间不超过 1 小时，手术达 30 分钟静脉推注呋塞米 20mg。严密监测灌流液差值，达 1000~2000ml 时尽快结束手术，检测血中电解质浓度。有报道，在受术者宫颈 3 点和 9 点处分别注射 10ml 垂体后叶素稀释液（垂体后叶素 10IU ＋生理盐水 80ml），使其子宫强烈收缩并持续至少 20 分钟，灌流液过度吸收的危险是采用安慰剂对照组的 1/3。

**（二）宫腔镜手术的并发症**

1. 子宫穿孔　处理首先仔细查找穿孔部位，根据有无邻近器官损伤，决定处理方案。子宫底部穿孔可用缩宫素及抗生素进行观察。子宫侧壁及峡部穿孔可能伤及血管，应立即剖腹探查。穿孔情况不明者，应行腹腔镜检查，以观察有否出血及来源。穿孔处出血可在腹腔镜下电凝止血，破孔较大者需缝合。有报道，2116 例宫腔镜手术有 34 例子宫穿孔，其中 33 例（97%）术中发现处理，无后遗症。预防措施包括以下。

（1）常规术前宫颈预处理：用宫颈扩张棒或米索前列醇软化和增强宫颈扩张效果，可避免置入器械时用力过强。

（2）超声腹腔镜监护：实时超声监护下宫腔镜操作，可预防和发现子宫穿孔。对于解剖学意义上的小子宫（宫深 <6cm），宫颈狭窄，子宫中隔，有多次剖宫产史或宫腔粘连者进行手术时，超声监护有导向作用。腹腔镜监护有助于明确诊断，进行透光试验可预防子宫穿孔，一旦穿孔可及时缝合。

（3）操作技巧：视野不清时一定不能通电，TCRE 原则上每个部位只切一刀，子宫内膜去除术（EA）通电时滚球或汽化电极必须循轴滚动。TCRM 如肌瘤较大，电切环容易伤及肌瘤对侧的肌壁，引起穿孔，术前应予药物预处理，缩小肌瘤体积。子宫穿孔应警惕邻近脏器损伤，以肠管损伤最为常见，术后如出现腹痛或腹膜炎症状，应尽早剖腹探查。有宫腔镜手术子宫穿孔史者日后妊娠有产科子宫破裂的危险，应向患者交代。

2. 术中出血　子宫是多血器官，子宫肌壁富含血管，其血管层位于黏膜下 5~6mm，大约在子宫肌壁内 1/3 处，有较多的血管穿行其间，切割过深达血管层时，可致大量出血，且不易控制。

（1）宫腔镜术中出血可分为 3 类

1）小静脉出血：为创面渗血，70mmHg（1mmHg =0.133kPa）的宫内压即可止血，可缓慢降低宫。内压，看清出血点后，用电切环、滚球或滚筒电极，40~60W 的凝固电流电凝止血。

2）大静脉出血：量多但无波动，可放球囊导尿管，注水 10~50ml，压迫宫腔止血 6 小时，一般能够充分止血。

3）动脉出血：需立即放置注水球囊压迫止血，应有子宫动脉阻断或子宫切除的准备。有作用电极伤及髂血管的报道，血压突然下降，紧急剖腹是唯一能挽救生命的方法。

（2）宫颈管出血：由于扩张宫颈时撕裂或操作时损伤，必要时缝合止血。子宫峡部宫壁较薄，侧壁切割过深，可伤及子宫动脉下行支。因此，有建议切割终止在子宫峡部或用滚球电凝宫颈管。

（3）宫腔镜手术中子宫出血的高危因素：有子宫穿孔、动静脉瘘、植入胎盘、宫颈妊娠、剖宫产瘢痕妊娠和凝血功能障碍等。减少出血对策包括术前药物预处理，减少血流和血管再生；术中应用缩宫素、止血剂和联合腹腔镜监护及行预防性子宫动脉阻断术等。

3. 感染　发生率 0.3%~3.0%。文献中有宫腔镜检查或手术后输卵管积水、宫腔积脓、输卵管卵巢脓肿、宫旁及圆韧带脓肿、严重盆腔感染、盆腔脓肿、肝脓肿、腹膜炎、菌血症、中毒性休克的个例报道。可见宫腔镜术后感染虽然罕见，但仍可发生，故对有盆腔炎症者术前应预防性应用抗生素。

**（三）宫腔镜术后晚期并发症**

EA 术的远期并发症在于术后宫内瘢痕形成和挛缩，任何来自瘢痕后方持续存在或再生内膜的出血均因受阻而出现问题。如宫腔、宫角积血，子宫内膜去除—输卵管绝育术后综合征（PASS），经血倒流，子宫内膜癌的延迟诊断和妊娠等。目前 EA 治疗异常子宫出血（AUB）的应用日益广泛，以致许多育龄妇女选择 EA，而 EA 明显增加产科并发症。Mukul 等报道 1 例 EA 术后宫腔粘连，致胎儿多发畸形。Kucera 等报道 1 例 TCRS 术后妊娠，分娩第二产程子宫破裂。另 2 例分别为 TCRS 和 EA 术后，于妊娠中期大出血。Hare 等复习各种 EA 术后妊娠 70 例，31 例有并发症，包括围产儿死亡、早产、胎盘粘连、先露异常等，71% 剖宫产。Krogh 等随访 310 例 TCRE 术后患者，其中 91 例因月经过多而行子宫切除，其中 24% 患有张力性尿失禁，而单纯做 TCRE 者仅 14%（P=0.03），认为 TCRE 术后子宫切除与术后张力性尿失禁有关。Giarenis 等报道 1 例 EA 术后宫颈妊娠，用甲氨蝶呤保守治愈。Sentilhes 等收集的各国文献，有 18 例宫腔镜术后妊娠子宫破裂，其中 TCRS 和经宫颈宫腔粘连切除术（TCRA）16 例（89%），妊娠时间距离手术时间平均 16 个月（1 个月 ~5 年）。子宫破裂的时间为 19~41 孕周，4 例胎儿和 1 例产妇死亡。认为 TCRS 增加了妊娠后子宫破裂的危险。Henriquez 等研究经宫颈子宫内膜息肉切除（TCRP）4 年后近 60% 的病例因持续或复发性 AUB 需进一步处理。Persin 等报道 283 例 TCRP 的远期并发症，31 例（10.95%）超声发现子宫内膜病变，需再次手术，2 例（0.17%）发现子宫内膜癌。Mc Causland 等研究 50 例完全滚球 EA 术后随访 4~90 个月，2 例宫角积血，3 例 PASS。促性腺激素释放激素激动剂（CnRHa）或宫腔镜解压，只部分有效，因症状复发行子宫及输卵管切除。

# 第八章
## 妇科疾病的中医治疗

### 第一节　月经先期

月经周期提前 7 日以上，即月经周期不足 21 日，连续 2 个周期以上者，称月经先期。古称先期经行、经早、一月经再行、不及期而经先行、月经趱前等。相当于西医学月经失调中的月经过频。宋代《普济本事方》指出本病的病机为"阳气乘阴，则血流散溢……故令乍多而在月前"。《女科济阴要语万金方》云："妇经事谓之月水，以其一月一至也，若一月二至者血热也"，"女人经事参前而来者，血热也"。薛己《校注妇人良方》云："每月一至，太过不及皆为不调，阳太过则先期而至。"《景岳全书·妇人规》认为"所谓经早者，当以每月大概论，所谓血热者，当以通身藏象论，勿以素多不调而偶见先期者为早，勿以脉证无火而单以经早者为热"。黄元御《四圣心源》云："先期者木气之疏泄，崩漏之机也"，"其通多而塞少者，木气泄之，故先期而至"。《女科指掌》云："先期而至日趱前，血热阴虚土不坚，怒气伤肝及劳役，固经凉血始安然。"

### 一、致病机制

以血热为多，血热又有虚实之分。实热多有素体阳盛，或过食辛辣助阳之品；或情志伤肝，肝郁化火；或瘀血阻络，气机逆乱，久蕴成热。虚火多由形瘦阴亏生热，热伏冲任，下扰血海，血海不宁而下行，则经血早泄。此外，尚有饮食、劳倦、思虑过度损伤脾气，脾虚失于统摄；或先天禀赋不足，或多产房劳伤肾，肾虚失于闭藏，冲任不固，则不及期而经先行。

### 二、诊断与鉴别诊断

#### （一）诊断

月经周期缩短，少于 21 日而有规律性者，即可诊为月经先期。如每月提前不过 5~6 日，或偶见 1 次，余无所苦不应诊为先期。

#### （二）鉴别诊断

经间期出血常发生在月经周期第 12~16 日，出血量较少，或表现为透明黏稠的白带中夹有血丝，出血持续数小时以至 2~7 日自行停止。经间期出血较月经期出血量少，临床常表现为出血量一次多一次少的现象，结合基础体温（BBT）测定，即可确诊。

### 三、辨证论治

常见病因有脾气虚弱、肾气不固、肝经郁热、阴虚血热、阳盛血热、血瘀 6 种。宜结合月经的量、色、质及全身症候进行辨证。患者形盛体壮，面红口渴，经血量多，深红或紫而有块，气秽者，属实热；颧红口干，经血量少，色紫，质稠，为虚热；经血淡，质清稀为气虚；经行不爽，经血有凝块，为瘀血内停；经血紫红，质稠，胸腹胀满，脉弦数，为郁热。治疗原则宜热着清之，虚者补之，有瘀者化之。

### （一）脾气虚弱证

1. 病因病机　素体脾虚，或久病伤气，或劳逸失常，思虑过度，损伤脾胃，中气不足，失于摄纳，冲任不固，血失统摄，致月经先期而至。

2. 临床症候　月经周期提前，经量多，色淡质稀，神疲乏力，倦怠嗜卧，气短懒言，或脘腹胀闷，食少纳呆，少腹空坠，大便溏，舌淡红，苔薄白，脉虚缓无力。

3. 辨证依据

（1）每次月经周期不足 21 日，色淡质稀。

（2）体倦乏力，食少，大便溏，或有脾胃损伤史。

（3）舌淡，苔白腻，脉虚缓。

4. 治疗原则　健脾益气，摄血调经。

5. 方药选用

（1）补中益气汤（《脾胃论》）：心悸失眠者，加炒枣仁、远志；经血量多者，加乌贼骨、茜草；腹痛者，加白芍。

（2）归脾汤（《济生方》）。

### （二）肾气不固证

1. 病因病机　先天禀赋不足，肾气虚衰；或胎产房室过频，耗损肾气，肾失封藏，冲任失约，以至月经先期。

2. 临床症候　月经提前 7 日以上，经血量多，色淡质稀，腰脊酸冷，下肢疲软，手足不温，小便清长，夜尿频频，舌淡暗，苔薄白，脉沉细而弱。

3. 辨证依据

（1）月经提前 7 日以上，色淡质稀。

（2）见于青春期或绝经期前。

（3）腰脊酸冷，小便清长。

（4）舌淡，苔薄白，脉沉细。

4. 治疗原则　补肾益气，固冲调经。

5. 方药选用

（1）归肾丸（《景岳全书》）：经血多者，加乌贼骨；不眠者，加珍珠母。

（2）固阴煎（《景岳全书》）加续断、枸杞子。

### （三）肝经郁热证

1. 病因病机　情志所伤，肝气郁结，久而化火，热伏冲任，扰及血海，血海不宁。

2. 临床症候　经期超前，量多少不定，色紫红有块，质稠，头晕目眩，胸胁胀满，少腹胀痛，精神抑郁，心烦易怒，口苦咽干，喜叹息，舌暗红，苔黄，脉弦滑数。

3. 辨证依据

（1）经期超前，量多，色紫红有块。

（2）精神抑郁，心烦易怒，胸胁胀满，口苦目眩。

（3）舌暗红，苔黄，脉弦数。

4. 方药选用

（1）丹栀逍遥散（《内科摘要》）。

（2）清肝达郁汤（《重订通俗伤寒论》）。

（3）化肝煎（《景岳全书》）。

### （四）阴虚血热证

1. 病因病机　素体阴虚，或久病耗伤津血，或多产房劳，精血两亏，阴虚生内热，热扰冲任，血海沸溢，以至经行先期。

2. 临床症候　月经提前，经血量少，色红质稠，形体消瘦，皮肤干燥，头晕目眩，心烦咽干，渴不欲饮，手足心热，或颧红潮热，舌体瘦小色红，少苔或无苔，脉细数。

3. 辨证依据

（1）月经先期，量少色红。

（2）形瘦，颧红，五心烦热。

（3）舌瘦色红，少苔，脉细数。

4. 治疗原则　养阴清热调经。

5. 方药选用

（1）两地汤（《傅青主女科》）：头晕目眩，潮热耳鸣者，加龟板、鳖甲、沙蒺藜；经血量多者，加女贞子、旱莲草；便秘者，加紫菀、知母。

（2）地骨皮饮（《医宗金鉴》）：口干咽燥者，加麦冬、石斛。

**（五）阳盛血热证**

1. 病因病机　素体阳盛，或过食辛热助阳之品，蕴而化热，或感受热邪，热伏冲任，扰动血海，迫血妄行，致月经先期而至。

2. 临床症候　经行超前，经血量多，色深红或紫黑，质稠有块，面赤口渴，心烦，喜冷饮，大便秘，小便黄，舌红，苔黄，脉滑数或洪滑。

3. 辨证依据

（1）月经提前，量多，色深红，质稠。

（2）烦热，面赤，口渴，大便秘，小便黄。

（3）舌红，苔黄，脉滑数或洪滑。

4. 治疗原则　清热泻火，凉血调经。

5. 方药选用

（1）清经散（《傅青主女科》）：经血量多者，加地榆、马齿苋、槐花，去茯苓；心烦，尿黄者，加木通、黄连。

（2）芩连四物汤（《医宗金鉴》）。

（3）清化饮（《景岳全书》）。

**（六）血瘀证**

1. 病因病机　感受寒热之邪，影响胞宫冲任，血得寒则凝，热灼质稠，运行失畅，皆可成瘀。瘀血不去，新血难生，冲任不固，致经血先期而下。

2. 临床症候　月经先期，量多有块，伴小腹疼痛，块下痛缓，面色暗，舌有瘀点瘀斑，脉涩或沉弦。

3. 辨证依据

（1）月经先期，量多有块，经行腹痛。

（2）舌有瘀点瘀斑，脉涩或沉弦。

4. 治疗原则　活血化瘀调经。

5. 方药选用

（1）桃红四物汤（《医宗金鉴》）加益母草：经血量多者，加三七粉、茜草、炒蒲黄；小腹胀痛者，加乌药、香附；手足不温者，加肉桂；热者，加丹皮。

（2）姜芩四物汤（《医宗金鉴》）。

# 四、转归与预后

本病治疗得当，多易痊愈。如伴经量过多、经期延长者，可发展为崩漏，使病情反复难愈，故应积极治疗。

# 第二节　月经后期

月经周期延后 7 日以上，甚至 3~5 个月一至，已连续 2 个周期以上者，称月经后期，又称月经错后、经行后期、经迟、经水过期。如偶尔延后 1 次，或每月仅延后 3~5 日，且无不适者，属正常。在青春期初潮后 1~2 年内或进入更年期者，月经时有延后，且无其他症候者，也不作病论。

本病首见于汉代《金匮要略·妇人杂病脉证并治》，云"至期不来"。《妇人大全良方·调经门》引王子亨方论，阐述月经后期的病机为"过于阴则后时而至"。《陈素庵妇科补解》主张经水过期而行属血虚血少。朱震亨《丹溪心法》指出月经过期的治法，血虚宜补血，用四物加黄芪、陈皮、升麻；紫黑有块血热必作痛，四物加香附、黄连；色淡痰多，二陈汤加川芎、当归。《医方考》总结月经后期的机制有寒、郁、气、痰之分。孙志宏《简明医彀》提出禀赋薄弱，自幼多病，性急多怒，起居不常，思虑耗损，经行饮食生冷，犯于房事等，皆可致月经后期，小腹作痛。《景岳全书·妇人规》认为血热血寒皆可致经迟，血热为水亏血少燥涩所致；血寒由于阳气不足，寒从中生，生化失期而致经行错后。《四圣心源》从肝木生理失常论述月经后期的机制为"其塞多而通少者，木不能泄，则后期而至，以木气郁遏，疏泄不行，期过一月而积蓄既多，血室莫容，然后续下，是以来迟也"。

## 一、致病机制

病机有虚实不同。虚者多由水谷不化为精血，脉道空虚而源乏，血海不能按时满盈；实者多由经脉气机受阻，经血迟滞，不能按期蓄注冲任，导致月经周期延长月事迟延而错后。

## 二、诊断与鉴别诊断

### （一）诊断

月经周期延后，较正常月经周期迟至超过 7 日，并已连续 2 个周期以上。

### （二）鉴别诊断

1. 并月、居经　并月是月经惯常 2 个月一行。居经是月经周期基本为 3 个月。两者都属个别的特殊情况，经常如此，且无其他症候。如青春期月经初潮后 1~2 年内，月经偶有 2 个月或 3 个月一行，无其他病证者，乃肾气未稳定之故，俟肾气充足后，月经便可按期来潮，不属本病范畴。

2. 胎漏　妊娠早期，有阴道下血者，应通过 B 超等检查方法，诊断鉴别其是否早孕胎漏、胎动不安。

## 三、辨证论治

病机有虚、实、寒、湿、痰、瘀之分。虚者经血量少，色淡质稀，兼形体虚弱，或腹痛绵绵，脉迟缓无力。实者经血量较多，有块，色暗，或少腹剧痛，胸胁胀满，脉弦大有力。寒者经血量少，色淡暗，小腹冷痛，喜温喜按，四肢不温。痰湿者，经行前后带下量多或黏液不绝，形体肥胖，或经行前肢体胀满、水肿。瘀者经血量或多或少，有块，色暗，伴腰痛，瘀块下则腹痛缓解。

治法应分别以虚者补之、实者泻之、寒者温之、湿者运之、痰者化之、瘀者祛之，疏通经脉以调经。

### （一）气血虚弱证

1. 病因病机　素体气血不足，或久病脾胃虚衰；或饮食劳倦所伤，中气不振，化源匮乏；或胎产损伤，阴血不充，血海空虚，以致周期延长。

2. 临床症候　月经延后，经血量少，色淡，经行小腹绵绵而痛，面色黄白或萎黄，体倦乏力，食少，头晕眼花，心悸少寐，舌淡红，苔白，脉细弱无力。

3. 辨证依据

（1）月经延后，量少色淡。

（2）体质虚弱，或有慢性消耗病史。

（3）神疲食少，体倦乏力，面色黄或萎黄。

（4）舌淡红，苔白，脉细弱。

4. 治疗原则　补气养血调经。

5. 方药选用

（1）补中汤（《陈素庵妇科补解》）。

（2）人参养荣汤（《太平惠民和济局方》）。

（3）归地滋血汤（《中医妇科治疗学》）。

### （二）阴虚证

1. 病因病机　慢性久病，或孕产频多，伤精耗血，阴虚亏损，津液暗耗，血海空虚，不能按期满溢，因而月经后期。

2. 临床症候　经行错后，经血量少，色暗质稠，潮热心烦，腰膝酸软，头晕耳鸣，咽干口燥，大便秘，舌红，少苔或花剥苔，脉沉细数。

3. 辨证依据

（1）有久病或伤阴病史。

（2）经行错后，量少色暗。

（3）潮热心烦，咽干口燥，舌红，少苔，脉沉细数。

4. 治疗原则　滋阴清热，养血调经。

5. 方药选用

（1）一阴煎（《景岳全书》）：心烦者，加龟板胶；多汗不眠者，加酸枣仁、五味子；血少者，加当归、丹参；潮热者，加地骨皮、银柴胡；大便秘者，加知母、玄参。

（2）知柏地黄丸（《症因脉治》）。

### （三）血寒证

1. 病因病机　经期产后，调摄失宜，过食生冷；或冒雨涉水，寒邪内侵；或久服苦寒药物，血为寒凝；或素体脾肾阳虚，脏腑失于温养，气血化生运行迟滞，冲任受阻而致月经后期。

2. 临床症候　月经延后，经血量多，色暗有块，经行腰腹冷痛；肢冷喜热，面色苍白，大便溏，小便清长，舌淡暗，苔白，脉沉迟。

3. 辨证依据

（1）有感寒或脾胃虚寒史。

（2）月经延后，色暗有块，经行腰腹冷痛，得热痛减。

（3）舌淡暗，苔白，脉沉迟。

4. 治疗原则　温经散寒，通滞调经。

5. 方药选用

（1）当归四逆汤（《伤寒论》）。

（2）温经汤（《妇人大全良方》）。

（3）姜黄散（《证治准绳》）加细辛、附子。

### （四）痰湿证

1. 病因病机　脾气损伤，运化失职，水湿不化，聚湿生痰，流注冲任，滞阻胞脉，血海不能按时下泄，以致月经延后。

2. 临床症候　月经错后，色淡或赤白夹杂，经行前后带下清稀，或黏液混杂，形体肥胖，眩晕心悸，脘闷呕恶，咳吐痰涎，舌胖有齿痕，苔白腻。

3. 辨证依据

（1）月经错后，经血混杂黏液，平素带下量多。

（2）形体肥胖，脘闷呕恶，咳吐痰涎。

（3）舌胖，苔白腻，脉滑利。

4. 治疗原则　健脾化痰，利水调经。

5. 方药选用

（1）六君子汤（《校注妇人良方》）加香附、当归。

（2）导痰汤（《校注妇人良方》）。

**（五）气滞血瘀证**

1. 病因病机　经行产后，调理不当，或寒热失调，或精神抑郁，气机郁滞，血行不畅，停滞成瘀，阻于胞脉，以致血海不能按时满溢，因而经行后期。

2. 临床症候　经行延后，色紫暗有块，腹胀痛，块下痛减，肌肤不润，舌紫暗有瘀斑，脉弦或沉涩。

3. 辨证依据

（1）经行延后，有块，色紫暗。

（2）经行腹痛，块下则疼痛缓解。

（3）舌紫暗有瘀斑，脉沉涩。

4. 治疗原则　活血化瘀，调经止痛。

5. 方药选用

（1）过期饮（《证治准绳》）。

（2）促经汤（《医统》）。

（3）加味乌药汤（《医宗金鉴》）。

## 四、转归与预后

月经后期合并月经血量过少者，如未及时治疗或治疗不当，病势加重，可发展为闭经。

## 五、预防与护理

1. 适寒温　经前及经期注意调摄寒温，尽量避免受寒、冒雨、涉水等，以防血为寒湿所凝，导致月经病的发生。

2. 节饮食　经期不宜过食寒凉生冷之物，以免经脉壅涩，血行受阻。

3. 调情志　情绪稳定，心境安和，避免七情过度。

4. 查病因　注意因多囊卵巢综合征、垂体微腺瘤所引起的月经后期。

# 第三节　月经先后无定期

月经周期时而提前时而错后达 7 日以上者，称月经先后无定期，亦称月经愆期、经行或前或后、经乱等。

有关本病的记载，较早见于《圣济总录·妇人血气门》，其中月经不调有经水不定的描述。万全在《万氏妇人科》首先提出"经水或前或后，悉从虚治之"的原则。明代李梴《医学入门·妇人门》记载了月经病的症状"或前或后"，"或逾月不至，或一月再至"。《景岳全书·妇人规》称为"经乱"，症候有肾虚、血虚之分。肾虚多由情志、房室损伤所致；血虚者宜察脏气，审阴阳，参形证色脉，辨而治之。

## 一、致病机制

饮食、情志、房室、外感等损伤肝、脾、肾功能，气血失调，冲任功能失和，血海蓄溢失常，致月经先后不定，潮而无信。

## 二、诊断与鉴别诊断

**（一）诊断**

其以月经周期的异常，或先或后 7 日以上，更迭不定，连续发生 3 次以上，即可诊断，但其月经持续时间正常。

**（二）鉴别诊断**

1. 月经先期　是月经周期缩短，其周期缩短时间不一，但无月经周期的延后。

2. 月经后期　是月经周期延后，超过正常周期 7 日以上，后延时间可有长短之异，但不会短于正常周期。

# 三、辨证论治

肝郁、肾虚、脾虚为月经先后无定期的常见原因。以月经血量多少不定，有块，色暗红，小腹胀，连及胸胁者，多属肝郁；经血量偏少，色淡质清稀，腰部酸痛，多属肾虚；经血量或多或少，色淡红，或带下清稀量多，气短纳差者，多属脾虚。脾虚、肝郁之轻症，仅见脾虚或肝郁的全身症候，如日久不愈，五脏之伤，穷必及肾，则可兼有肾虚症候，或转为肾虚证。

## （一）脾虚证

1. 病因病机　饮食、劳倦损伤脾胃，脾气虚衰，功能紊乱，不能化生营血，血海不能按时满盈，则月经推迟；脾虚气失统摄，冲任不固，经血妄行，月经则先期而至。

2. 临床症候　经来前后错杂不定，色淡质稀，疲乏无力，倦怠嗜卧，气短懒言，心悸失眠，纳呆，大便溏，舌淡，苔白，脉缓弱无力。

3. 辨证依据

（1）月经先后错杂，色淡质稀。

（2）气短无力，纳呆，大便溏，或有脾胃损伤史。

（3）舌淡，苔白，脉缓弱无力。

4. 治疗原则　健脾强胃，补气调经。

5. 方药选用

（1）温胃饮（《景岳全书》）：大便溏者，去当归，加茯苓；心悸失眠者，加炒枣仁；经血多者，加艾叶炭、乌贼骨、茜草。

（2）加减八物汤（《女科秘要》）。

（3）芎归四君子汤（《类证治裁》）。

## （二）肾虚证

1. 病因病机　先天禀赋不足，肾气未盛；或情欲房事不节，胎产、久病损伤，肾精亏耗，肾气不守，封藏失职，冲任失调，血海蓄溢紊乱，不循常制，则经行提前或推后，无有定期。

2. 临床症候　月经先后不定，色淡暗，质清稀，兼腰膝酸冷，四末不温，小便清长，夜尿频多，或头晕耳鸣，腰骶酸痛，舌淡，苔白，脉沉细弱。

3. 辨证依据

（1）有房事过度，或多胎产育史。

（2）月经先后错杂，量少质稀。

（3）腰酸，肢冷形寒，小便清长，舌淡，脉沉细弱。

4. 治疗原则　补肾调经。

5. 方药选用

（1）固阴煎（《景岳全书》）加当归、白芍：腰冷痛者，加肉桂、巴戟天；腰酸痛者，加枸杞子、杜仲，重用熟地；经血量少者，加丹参、鸡血藤；经血量多者，加乌贼骨、茜草。

（2）补阴益肾汤（《罗氏会约医镜》）。

## （三）肝郁证

1. 病因病机　情志内伤，肝气郁结，疏泄功能失常，血海蓄溢无常，时而太过，时而不及，疏泄太过则月经先期而至，疏泄不及则月经后期而行。

2. 临床症候　月经周期不定，时先时后，经血量或多或少，色紫红有块，血行不畅，胸胁、乳房、少腹胀痛，情志不舒，心烦易怒，暖气食少，喜叹息，脉沉弦。

3. 辨证依据

（1）有暴怒或情志不节史。

（2）周期长短不定，经血量或多或少，色暗红。

（3）胸胁、乳房、少腹胀痛，脉沉弦。

4. 治疗原则　疏肝解郁，和血调经。

5. 方药选用

（1）逍遥散（《太平惠民和剂局方》）：心烦口苦者，加丹皮、栀子；血行有块，下行不畅者，加丹参、泽兰；少腹冷痛者，加小茴香、香附；头晕目眩者，加石决明、菊花、钩藤；腹胀食少者，加陈皮、厚朴；腰膝痛者，加菟丝子、熟地。

（2）柴胡抑肝汤（《医学入门》）。

# 四、转归与预后

月经先后无定期为月经周期紊乱，如疏于调护治疗，致病势加重，转化为闭经或经漏，可引起不孕。及时调护，可望治愈。

## 第四节　多囊卵巢综合征

多囊卵巢综合征（polycystic ovary syndrome，PCOS）是一种生殖功能障碍与糖代谢异常并存的内分泌紊乱综合征。1935 年首先由 Stein-Leventhal 提出，故又称为 Stein-Leventhal 综合征。持续性无排卵、雄激素过多和胰岛素抵抗是其重要特征；PCOS 是生育期妇女月经紊乱最常见的原因，其病因至今尚未阐明。国外文献报道的群体中发病率为 5%~10%。

中医并无 PCOS 的相应病名，根据其临床表现，归属中医"闭经"、"不孕"、"月经后期"的范畴。

# 一、病因病机

## （一）中医

天癸是产生月经必不可少的物质，而肾气的盛衰主宰着天癸的至与竭，故《傅青主女科》谓"经水出诸肾"。肝藏血，司血海，肝血旺盛，血海充盈，下注胞宫而为月经。脾主运化，为气血生化之源，又主运化水湿。若三脏功能失调，可致闭经、崩漏、不孕等。

1. 肾虚　先天禀赋不足，肾气未充，天癸不至，冲任失养，精血无从而生，血海难以充盈，导致闭经、月经稀少，不孕症。肾阳虚，气化失司，血失温运，气血不和，冲任失养，精血不足，血海不能按时满溢导致月经后期、闭经；或冲任不固，精血失摄，导致崩漏等；或房劳多产、久病热病大耗肾阴，肾阴虚精血不足，冲任血虚，血海不能按时满溢，可致月经后期、月经过少、闭经，若阴虚生内热，热伏冲任，迫血妄行，发为崩漏。

2. 痰湿阻滞　素体肥胖或过食膏粱厚味，或饮食失节，损伤脾胃，运化失职，痰湿内生，冲任气血受阻，血海不得满溢，故月经闭止或失调；痰湿凝聚，脂膜壅塞，日渐体胖多毛、卵巢增大而致病。

3. 肝经湿热　素性抑郁或郁怒伤肝，肝气郁结，疏泄失常，郁久化火，肝郁乘脾，脾虚生湿，湿热蕴结冲任胞脉，冲任失调，气血不和，致月经停闭或失调、不孕等。

4. 气滞血瘀　七情内伤，肝气郁结，气机阻滞，血行不畅，瘀血内阻，稽留胞宫，胞脉阻滞，导致闭经、不孕等。

总之，多囊卵巢综合征的发生为肝、脾、肾三脏功能失调，兼夹痰湿、湿热、瘀血为患，二者互为因果，发为本病，且临床多见虚实夹杂之证。

## （二）西医

1. 病因　病因不明，认为精神、药物以及某些疾病等多种因素的综合影响，使内分泌代谢功能紊乱，出现雄激素及雌酮过多，黄体生成素／促卵泡激素（LH/FSH）比值增大、胰岛素过多的内分泌特征。其可能机制如下。

（1）下丘脑－垂体－卵巢轴调节功能紊乱：雄激素过多，其中的雄烯二酮在外周脂肪组织转化为雌酮（$E_1$），加之卵巢内多个小卵泡而无主导卵泡形成，持续分泌较低水平的雌二醇（$E_2$），因而 $E_1 > E_2$。外周循环这种失调的雌激素水平使下丘脑促性腺激素释放激素（GnRH）脉冲分泌亢进，垂体分泌过量

LH，雌激素对 FSH 的负反馈使 FSH 相对不足，升高的 LH 刺激卵泡膜细胞和间质细胞产生过量的雄激素，进一步升高雄激素水平，形成"恶性循环"。低水平 FSH 持续刺激，使卵泡发育至一定时期即停滞，无优势卵泡形成，导致卵巢多囊样改变。

（2）胰岛素抵抗即高胰岛素血症：胰岛素促进器官、组织和细胞吸收、利用葡萄糖的效能下降时，称为胰岛素抵抗（IR）。约 50% 患者存在胰岛素抵抗及代偿性高胰岛素血症。过量的胰岛素作用于垂体的胰岛素受体，增强 LH 释放并促进卵巢及肾上腺分泌雄激素，抑制肝脏性激素结合球蛋白的合成，使游离睾酮增加。

（3）肾上腺功能异常：50% 患者合并脱氢表雄酮（DHEA）及脱氢表雄酮硫酸盐（DHEA-S）升高，其原因可能与肾上腺皮质网状带 P450c17α 酶活性增强以及肾上腺细胞对促肾上腺皮质激素（ATCH）敏感性增加和功能亢进有关。

2. 病理

（1）卵巢变化：双侧卵巢较正常增大 2~5 倍，呈灰白色，包膜增厚、坚韧。镜下见卵巢白膜均匀性增厚、硬化，较正常厚 2~4 倍，皮质表层纤维化，细胞少，血管显著存在。白膜下可见大小不等、≥12 个囊性卵泡，直径多 <1cm。无成熟卵泡生成及排卵迹象。

（2）子宫内膜变化：因持续无排卵，子宫内膜长期受雌激素刺激，呈现不同程度增殖性改变，如单纯型增生、复杂型增生、不典型增生，甚至有可能导致子宫内膜癌。

## 二、临床表现

### （一）症状

1. 月经失调　常表现为月经稀发或闭经。月经以稀发居多数，闭经次之，偶见无排卵性功能失调性子宫出血。月经稀发是指月经周期超过 35 天及每年超过 3 个月不排卵；闭经是指停经时间超过 3 个既往月经周期或月经周期超过 6 个月。

2. 不孕　虽然 PCOS 患者可以妊娠，但多数不易妊娠，无排卵是不孕的主要原因。

### （二）体征

1. 多毛、痤疮　是高雄激素血症最常见表现。出现不同程度的多毛，多毛几乎达 80%，是逐渐进展的，多发生在上唇和下颌，其次常累及的部位为胸和会阴部。特别是黑粗毛的男性型过度生长。痤疮也是高雄激素的一个敏感的临床表现，早秃的存在也可作为高雄激素血症的一个不太敏感的表现。70% 以上的患者有唇上、下颌、乳晕、脐下正中线等部位的多毛，额面部和胸背部多发的痤疮。

2. 黑棘皮症　50%~70% 以上的 PCOS 患者超重或肥胖，并伴有高胰岛素血症在皮肤的表现，如颈部、腋下和腹股沟部位的明显黑棘皮症。

3. 肥胖　1998 年 WHO 肥胖顾问委员会推荐将体重指数（BMI）≥ 25kg/m² 称为超重，≥ 30kg/m² 即属肥胖。2000 年 WHO、IASO 及 IOTF 共同制定了"亚太地区肥胖及防治的重新定义"，将超重与肥胖的切点分别定义为 BMI 为 23kg/m² 和 25kg/m²，PCOS 患者肥胖发生率约 50%。

### （三）常见并发症

1. 冠心病　肥胖和高胰岛素血症容易使 PCOS 患者发生冠心病。

2. 高血压及高脂血症　PCOS 患者的高血压发病率为 39%，相同年龄的对照组仅有 6%。有研究将年龄调整后发现，高血压发生率在 PCOS 组和正常月经组之间无差异。PCOS 组总胆固醇、低密度脂蛋白、三酰甘油升高，高密度脂蛋白下降。

3. 2 型糖尿病　PCOS 患者与年龄及体重相似的人群相比，其 2 型糖尿病的发病风险增加 5~10 倍，同时糖耐量受损（IGT）的风险也增加。PCOS 妇女 ICT 的患病率为 31%~35%，2 型糖尿病的患病率为 7.5%~10%。

4. 妊娠并发症　PCOS 患者排卵困难，一旦受孕，流产概率增加，妊娠糖尿病和妊娠高血压发生率均高于正常妊娠组，但与相同体重和年龄组比较无差别。

5. 肿瘤　PCOS 患者肿瘤发生率明显升高，尤其是子宫、乳腺和卵巢癌。去除肥胖因素，PCOS 患者子宫内膜癌发生率是对照组的 2 倍，可能与高水平内源性雌激素有关。实验证明外源性雌激素刺激可引起子宫内膜癌，高胰岛素血症也可以引起子宫内膜癌。乳腺癌和 PCOS 关系报道不一致，有报道不排卵或高雄激素与乳腺癌相关，但有研究不支持乳腺癌与 PCOS 的关系。调整年龄、生育史、口服避孕药和教育水平后，卵巢癌仍然与 PCOS 既往史相关。

## 三、实验室和其他辅助检查

1. 基础体温测定　表现为单相型基础体温曲线。

2. 内分泌测定

（1）高 LH/FSH 比值检测：LH 水平升高，并较恒定地维持在正常妇女月经周期中卵泡期水平，而 FSH 相当于早期卵泡期水平，形成 LH/FSH>3。

（2）雄激素测定：血睾酮（T）和（或）雄烯二酮（A）水平升高，少数患者脱氢表雄酮（DHEA）及脱氢表雄酮硫酸盐（DHEA-S）水平也升高。

（3）雌激素测定：雌酮（$E_1$）水平明显增高，雌二醇（$E_2$）水平相当于早、中卵泡期的水平，雌酮除了与雌二醇之间相互转化外，大部分来自雄烯二酮在外周组织局部芳香化酶作用下的转化，无周期性变化。$E_1/E_2>1$。

（4）催乳素测定：血催乳素水平升高，10%~15% 的 PCOS 患者表现为轻或中度的高催乳素血症，其可能为雌激素持续刺激所致。

（5）胰岛素及胰岛素抵抗（IR）：50%~60% 的 PCOS 慰者量现为高胰岛素分泌和胰岛素抵抗状态，有发展为非胰岛素依赖性糖尿病的危险。IR 是指外周组织对胰岛素的敏感性降低，使胰岛素的生物作用低于正常水平，形成代偿性高胰岛素血症。IR 尚无统一的诊断标准。目前临床上常用空腹葡萄糖和空腹胰岛素的羡系作评价。正常血糖钳夹试验显示，非肥胖 PCOS 患者与肥胖型 PCOS 患者均存在胰岛素抵抗，肥胖只是进一步加重了 PCOS 患者胰岛素抵抗的程度。

3. B超　见卵巢增大，包膜回声增强，轮廓较光滑，间质增生回声增强，一侧或两侧卵巢各有 10 个以上直径为 2~9mm 的无回声区，呈车轮状排列，称为项链征。连续监测未见主导卵泡发育及排卵迹象。

4. 诊断性刮宫　应选在月经前数日或月经来潮 6 小时内进行，刮出内膜病理提示呈不同程度增殖改变，无分泌期变化。对于年龄大于 35 岁，子宫内膜增厚的患者，建议行诊断性刮宫，以排除宫内膜不典型增生或子宫内膜癌。

5. 腹腔镜检查　见卵巢增大，包膜增厚，表面光滑，呈灰白色，有新生血管。包膜下显露多个卵泡，无排卵征象。镜下取卵巢活组织检查可确诊。

## 四、诊断要点

PCOS 的诊断标准一直备受争议，世界各地的研究中心均有不同的标准。

### （一）鹿特丹标准

2003 年在荷兰鹿特丹，良欧洲人类生殖与胚胎学协会（ESHRE）和美国生殖医学协会（ASRM）联合提出了 PCOS 诊断标准，即鹿特丹标准：在排除其他已知疾病（如先天性肾上腺皮质增生、分泌雄激素的肿瘤和 Cushing 综合征等）后，符合以 3 项中任意 2 项，则可确诊为 PCOS：①稀发排卵和（或）无排卵；②有高雄激素血症的临床表现和（或）实验室检测结果改变；③超声检查发现 PCOS 即一侧卵巢体积 >10ml 和（或）直径 2~9mm 的小卵泡数 ≥ 12 个。但该标准一提出就引起了人们普遍争议，部分学者认为这一标准过于宽泛。我国妇产科学分会认为这一标准并不符合我国实际情况的 PCOS 诊断标准。

### （二）2011 年中国 PCOS 诊断和治疗专家共识

2011 年中华医学会妇产科分会内分泌学组修订了多囊卵巢综合征诊断标准，并经中华人民共和国卫生部批准发布。该标准及分型为如下。

1. 疑似 POCS

（1）月经稀发或闭经或不规则子宫出血是诊断必须条件。

（2）符合下列 2 项中的一项，即可诊断为疑似 PCOS：①高雄激素的临床表现或高雄激素血症；②

超声表现为 PCO。

2. 确定诊断

（1）具备上述疑似 PCOS 诊断条件后，必须逐一排除其他可能引起高雄激素的疾病和引起排卵异常的疾病才能确定诊断。

（2）排除疾病

①甲状腺功能异常：根据甲状腺功能测定和抗甲状腺抗体测定排除。

②高 PRL 血症：根据血清 PRL 测定升高诊断。垂体 MRI 检查有无占位性病变，同时要排除药物性、甲状腺功能低下等引起的高 PRL 血症。

③迟发型肾上腺皮质增生，21- 羟化酶缺乏症：根据血基础 17- 羟孕酮水平和促肾上腺皮质激素刺激 60 分钟后 17- 羟孕酮反应鉴别。

④ Cushing 综合征：根据测定血皮质醇浓度的昼夜节律，24 小时尿游离皮质醇，小剂量地塞米松抑制试验确诊。

⑤原发性卵巢功能不全或卵巢早衰：根据血 FSH 水平升高，$E_2$ 低下鉴别。

⑥卵巢或肾上腺分泌雄激素的肿瘤：根据临床有男性化表现，进展迅速，血 T 水平达 5.2~6.2nmol/L（150~200ng/dl）以上，以及影像学检查显示卵巢或肾上腺存在占位病变。

⑦功能性下丘脑性闭经：根据血清 FSH、LH 正常或低下，$E_2$ 相当于或低于早卵泡期水平，无高雄激素血症进行诊断。

⑧其他：药物性高雄激素血症须有服药历史，特发性多毛有阳性家族史，血 T 浓度及卵巢超声检查皆正常。

3. PCOS 分型

（1）有无肥胖及中心型肥胖。

（2）有无糖耐量受损。糖尿病、代谢综合征、（MS）。

（3）PCOS 可分为经典的 PCOS 患者（月经异常和高雄激素血症，有或无 PCO）和无高雄激素血症 PCOS（只有月经异常和 PCO）。经典 PCOS 患者代谢障碍表现较重，无高雄激素血症的 PCOS 患者代谢障碍则较轻。

# 五、鉴别诊断

## （一）Cushing 综合征

肾上腺皮质功能亢进导致的波：质醇及其中间产物雄激素的过量分泌。典型表现有满月脸、水牛背、向心性肥胖。其血浆皮质醇正常的昼夜节律消失，尿游离皮质醇增高，过夜小剂量地塞米松抑制试验是筛选本病的简单方法。试验前 1 周内禁用促皮质素（ACTH）及其他肾上腺皮质激素类药物和避孕药、女性激素、中枢兴奋药、中枢抑制药和抗癫痫药等，给药当日晨采血测基础皮质醇水平，晚 0 时服地塞米松 1mg，翌晨 8 时复查皮质醇。如用药后皮质醇下降 >50%（<195nmol/L），可排除库欣综合征，如皮质醇 >390nmol/L，又无引起假阳性的因素存在，则可能是库欣综合征。

## （二）先天性肾上腺皮质增生

为常染色体隐性遗传病，多见为先天性 21- 羟化酶及 11β- 羟化酶缺乏症。其肾上腺不能合成糖皮质激素，ACTH 失去抑制而刺激肾上腺皮质增生，造成酶前代谢产物 17α- 羟孕酮、17α- 羟孕烯醇酮及其代谢产物孕三醇堆积，雄激素分泌增多。其染色体 46XX，性腺为卵巢，内生殖器正常，但在过多雄激素的作用下外生殖器和第二性征有不同程度的男性化表现，因胎儿期已受过多雄激素影响，故出生时已出现外生殖器发育异常。少数为迟发性肾上腺皮质增生，临床表现多延迟到青春期后出现，缓慢性进行性多毛、月经稀发、无明显生殖器畸形。其血清 T 和水平升高，血清皮质醇水平多正常，17α- 羟孕酮升高（>9.1nmol/L），迟发性患者 17α- 羟孕酮的基础水平可在正常范围内，但 ACTH 兴奋试验异常。方法是在卵泡期静注 0.25mg ACTH，于注射前及注射后 30 及 60 分钟分别采血测 17α- 羟孕酮，如兴奋后 17α- 羟孕酮显著高于正常人（>318nmol/L），提示为迟发性肾上腺皮质增生症。

### （三）卵泡膜细胞增生症

本症系一种男性化综合征。卵巢间质中，于远离卵泡处见弥漫散在黄素化的增生的卵泡膜或间质细胞群，而与 PCOS 的区别在于 PCOS 的黄素化泡膜细胞一般皆局限于卵泡周围。两者之间的临床和卵巢组织学上有许多相仿之处，泡膜细胞增生症者比 PCOS 更肥胖、更男性化，睾酮水平高于 PCOS 患者，DHEA-S则正常。卵巢的变化可能继发于增多的 LH，有人认为可能是同一病理生理过程中的不同程度。

### （四）卵巢雄激素肿瘤

男性细胞瘤、门细胞瘤、肾上腺残迹瘤或癌都会产生大量雄激素，男性化征象较明显，也可能是进行性的，一般是单侧性的，可用 B 超、CT、MRI、$^{131}$I、甲基正胆固醇加以定位。只有血睾酮达男性水平时才可见阴蒂增大、肌肉发达和音调低沉等男性化征象。

### （五）高催乳素血症

高催乳素血症常伴有高雄激素，临床出现类 PCOS 征象。鉴别：除较高水平的 PRL 外，DHEA 水平高，促性腺素正常或偏低，雌激素水平也偏低；另一特点为虽雄激素升高，但很少出现多毛和痤疮，可能与 DHEA 活性降低，PRL 使 $5\alpha$ 还原酶活性下降，DHT 不高有关。少数患者伴有垂体腺瘤。PCOS 患者中约有 1/3 伴有高催乳素血症，可能是由于高 EI 水平或其他外来因素所引起的。若用溴隐亭治疗可使 DHEA 水平下降，单用外源性促性腺素治疗一般无效。

### （六）甲状腺功能亢进或低落

甲状腺素的过多或减少能引起性激素结合球蛋白（SHBG）和性类固醇代谢、分泌明显异常。可导致部分患者不排卵，形成类似 PCOS 的征象。甲亢使 SHBG 水平上升，雄激素和雌激素的清除率降低，血雄激素和雌激素水平上升，使外周转化率上升，导致 $E_1$ 水平的增高。甲状腺功能低落使 SHBG 水平下降，睾酮的清除率增高而雄烯二酮正常，导致向睾酮转化，趋向于 $E_3$ 水平的增高，$E_1$ 和 $E_3$ 的功效都比 $E_2$ 差，造成对促性腺的反馈作用失常，引起类似 PCOS 的恶性循环。

### （七）多卵泡卵巢

主要特征为卵泡增多，而卵巢内间质无增生。患者体重偏轻，用 GnRH 脉冲治疗或增加体重可诱发排卵，卵巢恢复正常。多属下丘脑功能不足型闭经。

### （八）药物因素

雄激素、糖皮质激素或孕激素的长期或大量应用，可出现多毛。表现为女性出现胡须、体毛增多等男性化表现。非激素类药物如苯妥英钠、合成甾体类、达那唑等也可诱发，停药后症状逐渐消失。

### （九）中枢神经性因素

某些脑炎、颅外伤、多发性脑脊髓硬化症或松果体肿瘤等疾病，可促使雄激素分泌增多，而出现多毛，通常无其他男性化表现。应激因素应激时，下丘脑的促肾上腺皮质激素释放激素（cRH）增加，使垂体分泌促肾上腺皮质激素（ACTH）增加，对肾上腺皮质产生过度刺激，可出现雄激素增加。

### （十）异位促肾上腺皮质激素（ACTH）肿瘤

由于肾上腺以外的癌瘤产生有生物活性的 ACTH，刺激肾上腺皮质增生。最常见的是肺燕麦细胞癌（约占 50%），其次为胸腺瘤和胰腺瘤（各约占 10%），其他还有起源于神经嵴组织的瘤、甲状腺髓样癌等。

## 六、治疗

多囊卵巢综合征临床表现多样，对于肥胖型患者，西医通过控制饮食和增加运动降低体重和腰围，增加胰岛素的敏感性，降低胰岛素、睾酮水平，从而恢复排卵及生育功能。中医在整体观理论的指导下辨证论治，突出疾病个体化诊治的优势和特色。补肾化痰法，可通过提高 PCOS 病人血 FSH 水平，使 LH/FSH 比值下降，提高血 $E_2$ 水平，而使 T/$E_2$ 比值下降，卵泡发育而排卵；清肝补肾法，不仅能提高 PCOS 病人血 FSH 水平，同时亦使血 PRL 水平降为正常，有利于卵泡发育及血 $E_2$ 水平的提高；益肾化瘀祛痰法，可通过降低血雄激素水平，使胰岛素分泌减少，并使人高神经肽 Y 及高阿黑皮质素（POMC）水平下降，一方面产生饱食感减少进食而减少脂肪积累和血瘦素水平；另一方面去除对 GnRH 分泌的抑制，使血 FSH、LH 达正常水平，卵巢颗粒细胞增生，血 $E_2$ 水平提高，卵泡发育，从而达到促排卵和减肥的效果。

（一）内治法

1. 辨证治疗

（1）肾阴虚

症候特点：月经初潮迟至、后期、量少、色淡、质稀，渐至停闭，或月经周期紊乱，量多淋漓不净；婚后日久不孕，形体瘦小，面颊痤疮，唇周细须显现，头晕耳鸣，腰膝酸软，手足心热，便秘溲黄；舌红，少苔或无苔，脉细数。

治法：滋阴补肾。

推荐方剂：左归丸（《景岳全书》）。

基本处方：熟地黄 12g，山药 12g，山茱萸 12g，枸杞子 12g，菟丝子 12g，鹿角胶 10g（烊服），龟甲胶 10g（烊服）。每日 1 剂，水煎服。

加减法：泌乳者，加生麦芽 15g 回乳；多毛加玉竹 10g、黄精 10g 润燥化痰。

（2）肾阳虚

症候特点：月经初潮迟至，后期、量少、色淡、质稀，渐至停闭，或月经周期紊乱，经量多或淋漓不净；婚后日久不孕，形体较胖，腰痛时作，头晕耳鸣，面颊痤疮，性毛较浓，小便清长，大便时溏；舌淡，苔白，脉沉弱。

治法：温肾助阳。

推荐方剂：右归丸（《景岳全书》）。

基本处方：熟地黄 12g，山药 12g，山茱萸 12g，枸杞子 12g，菟丝子 12g，鹿角胶 10g（烊服），当归 10g，杜仲 12g，肉桂 3g（焗服），熟附子 109（先煎）。每日 1 剂，水煎服。

加减法：若月经量多者去附子、肉桂、当归，加党参 15g、炮姜炭 5g、艾叶 10g 以益气止血。

（3）痰湿阻滞

症候特点：月经后期、量少，甚则停闭；带下量多，婚久不孕，形体肥胖，面颊痤疮，四肢多毛，头晕胸闷，疲乏无力；舌体胖大，色淡，苔厚腻，脉沉滑。

痤治法：化痰除湿，通络调经。

推荐方剂：苍附导痰丸（《叶天士女科诊治秘方》）。

基本处方：苍术 12g，香附 9g，胆南星 12g，枳壳 9g，半夏 6g，陈皮 6g，茯苓 12g，甘草 6g，生姜 3 片。每日 1 剂，水煎服。

加减法：若痰多湿盛，形体肥胖，多毛明显者，酌加减慈姑 10g，穿山甲 10g、皂角刺 10g、石营蒲 10g 以化痰通络，卵巢增大明显者，加昆布 10g，海藻 10g、夏枯草 10g 软坚散结。

（4）气滞血瘀

症候特点：月经后期、量少，经行有块，甚则经闭不孕；精神抑郁，情怀不畅，顿躁易怒，面颊痤疮，性毛较浓，甚可见颈背、部，腋下、乳房下和腹股沟等皮肤皱褶部位出现灰褐色色素沉着，胁肋涨满，或胸胁胀满，乳房胀痛，乳晕周围毛较长；舌体黯红，有瘀点或瘀斑，脉沉弦涩。

治法：行气活血，祛瘀通经。

推荐方剂：膈下逐瘀汤。

基本处方：五灵脂 12g（包煎），当归 9g，川芎 9g，桃仁 9g，牡丹皮 9g，赤芍 12g，乌药 9g，延胡素 9g，甘草 6g，香附 9g，红花 6g，枳壳 9g。水煎服，每日 1 剂。

加减法：心烦易怒明显者，酌加青皮 10g、木香 10g、柴胡 10g 疏肝解郁。

（5）肝经湿热

症候特点：月经稀发、量少，甚则经闭不行，或月经紊乱，淋漓不断；带下量多色黄，外阴瘙痒；面部痤疮，毛发浓密，胸胁乳房胀痛，便秘溲黄；舌红；苔黄腻，脉弦或弦数。

治法：清热利湿，疏肝调经。

推荐方剂：龙胆泻肝汤（《医宗金鉴》）。

基本处方：龙胆草 8g，黄芩 12g，栀予 8g，泽泻 10g，木通 8g，车前子 15g，肖归 10g，柴胡 8g，甘草 5g，生地黄 15g。水煎服，每日 1 剂。

加减法：木通可用通草代。夹瘀者，加鸡血藤 10g、丹参 10g；阴伤者加麦冬 10g、玄参 10g。

2. 中成药

（1）六味地黄丸（大蜜丸）：滋阴补肾，用于肾阴虚证。口服，一次 1 丸，每日 2 次。

（2）左归丸：滋阴补肾，用于肾阴虚证。口服，一次 9g，每日 2 次。

（3）右归丸（大蜜丸）：温补肾阳，填精止遗，用于肾阳虚证。口服，一次 1 丸，每日 3 次。

（4）二陈丸：燥湿化痰，理气和胃。用于痰湿症。口服，一次 12~16 丸，每日 3 次。

（5）血瘀逐瘀胶囊：活血祛瘀，行气止痛。用于气滞血瘀证，口服，一次 6 粒，每日 2 次。

## （二）外治法

1. 针灸

（1）体针：主穴：关元、中极、大赫、阴陵泉、三阴交；配穴：痰湿阻滞型加曲池、中脘、丰隆，针用泻法。脾肾气血型加脾俞、肾俞、太白、太溪，针用补法加灸。肝郁气滞型加内关、期门、蠡沟，针用泻法。

（2）电针：取穴天枢、大横、中极、大赫、阴陵泉、三阴交、丰隆、肾俞、地机，按补肝肾健脾调冲任原则加减选穴，脾肾阳虚型加肾俞、命门、脾俞、足三里，痰湿阻滞型加阴陵泉，气滞血瘀型加太冲、血海。选择直径为 0.25~0.40mm、长度为 40~75mm 毫针，得气后在天枢和大横穴位组使用 KWD-808 脉冲治疗仪连续波治疗，强度大小以患者能忍受为宜，每日 1 次，每次 30 分钟。每个疗程 10 次，休息 5 天后再行第 2 个疗程，共治疗 3~5 个疗程。

（3）腹针：取穴：中脘、下脘、气海、关元，双侧梁门、天枢、水道。操作方法：上述腧穴用 0.25~0.40mm 的毫针迅速刺入皮下，然后缓慢进针到地部，当手下有轻微阻力时停针，不用提插捻转等其他针刺手法，停留 30 分钟，自月经或撤退性出血干净后第一天开始治疗，每周 2 次，连续 6 个月，经期停止治疗。

（4）透热灸：取中脘、关元、中极、盲俞、三阴交、交信、合谷、太冲穴，针后中极灸 9 壮，隔日治疗 1 次。

2. 穴位埋线　穴位埋线分两组选穴：①肝俞、中极、膈俞、足三里、三阴交、带脉、关元；②肾俞、脾俞、天枢、水分、阴陵泉、丰隆、卵巢。每次治疗均单组取穴，两组交替，除中极、关元、水分外均双侧取穴。局部常规消毒后，将消毒好的 3-0 医用羊肠线（0.7cm）放入穿刺针针管前端，对准所选穴位快速透皮，缓慢进针，得气后，缓慢推针芯同时退针管，将肠线留在穴位内。每周 1 次。

3. 穴位注射　选用元关、气海、子宫（双侧）、三阴交（双侧）中脘等。从月经周期第 4 天开始每日选择两个穴位治疗。选用 5ml 一次性注射器将当归注射液 2ml，常规消毒穴位皮肤，快速刺入穴位皮下，缓慢进针、提插后产生酸麻重胀感，回抽无血，将药液快速推入，每个穴位各注射 1ml。出针后压迫止血，并按摩 3~5 分钟。

4. 针刺配合中药塌渍治疗

（1）治疗方法：予针刺配台中药塌渍法治疗。先将中极、子宫、肾俞、血海等穴位常规消毒后，采用平补平泻法针刺，得气后留针 30min，每 10min 行针 1 次，同时将补肾活血颗粒（紫石英、山茱萸、浙贝母、益母草、车前子、牛膝、皂角刺等）研为细末，放人无菌药碗，以姜汁、白酒调制均匀，置于，10cm×12cm 无菌纱布上，贴敷于下腹部神阙、关元、中极、子宫穴上，用微波辐射塌渍部位，每次 30min。自月经周期或撤药性出血第 5 天开始，1 次 /d，旌续治疗 2d，经期停用，连用 3 个月经周期。如月经未按时来潮，则予以黄体酮 30mg，1 次 /d 肌注，连用 5d，撤血 1 次。撤退性出血第 5 天起重复服用，共 3 个月经周期。

（2）疗效标准：参照《中药新药临床研究指导原则》中治疗月经不调、闭经的疗效评定标准制定。

①治愈月经恢复正常周期，停药后月经规则连续 3 个周期以上或受孕者。各种症状明显减轻，血中激素值基本正常 B 超示卵巢恢复正常大小。

②有效月经周期恢复正常，但停药后不到 3 个周期病情复发者，各种症状有所减轻，血中激素值趋于正常，B 超显示卵巢比治疗前缩小。

③无效月经紊乱无改善，各种症状无减轻血中激素值无明显变化，卵巢大小无变化。

**（三）西医治疗**

2011 年由中华医学会妇产科分会内分泌学组制定，并经中华人民共和国原卫生部批准的多囊卵巢综合征治疗原则为：① PCOS 病因未明，难根治，应采取规范化和个体化的对症治疗；② PCOS 患者不同年龄和治疗需求不同，临床处理依据：患者主诉，治疗需求，代谢改变。

1. 一般治疗　PCOS 患者无论是否有生育要求，首先均应进行生活方式调整，戒烟、戒酒。减低体脂是肥胖型 PCOS 患者的一线治疗方案。肥胖患者通过低热量饮食和耗能锻炼，降低全部体重的 5% 或更多，减轻体重至正常范围，可以改善胰岛素抵抗，阻止 PCOS 长期发展的不良后果，如糖尿病、高血压、高血脂和心血管疾病等代谢综合征。适量耗能规律的体格锻炼（30 分钟／天，每周至少 5 次）是减重最有效的方法。

2. 调整月经周期，预防子宫内膜增生

（1）适应证：适用于青春期、育龄期无生育要求、因排卵障碍引起月经紊乱的患者。对于有规律的排卵性月经患者，周期短于 2 个月的排卵型稀发月经患者，如无生育或避孕要求，可观察随诊。

（2）主要治疗方法

①周期性孕激素治疗：PCOS 患者体内长期存在无对抗的雌激素的影响，周期性应用孕激素可对抗雌激素的作用，诱导人工月经，预防内膜增生。地屈孕酮 10~20mg/ 天，10 天；微粒化黄体酮 200mg/ 天，10 天；醋酸甲羟孕酮 6~10mg/ 天，10 天。

②低剂量短效口服避孕药：适用于有避孕要求的患者，短效口服避孕药不仅可调整月经周期，预防子宫内膜增生，还可使高雄激素症状减轻。用药方法为在用孕激素撤药出血第 5 天起服用，每天 1 片，共服 21 天；停药后撤退性出血的第 5 天起或停药第 8 天起重复。应用前须对 PCOS 患者的代谢情况进行评估。

③雌孕激素周期序贯治疗：少数 PCOS 患者血总睾酮水平升高较重，往往伴有严重的胰岛素抵抗，且雌激素水平较低，使子宫内膜对单一孕激素无撤药出血反应，对此类患者为诱导人工月经，应选用雌孕激素周期序贯治疗。

3. 降低血雄激素水平

（1）抗雄激素

①醋酸环丙孕酮（CPA）：可竞争双氢睾酮受体，抑制 5α 还原酶活性，并抑制促性腺激素分泌而减少卵巢雄激素的生成。自子宫出血第 5 天起每日口服 1 片，共 21 天。治疗痤疮，一般用药 3~6 个月可见效，治疗性毛过多，服药至少须 6 个月后才显效。停药后可能复发。

②螺内酯（安体舒通）：为醛固酮拮抗剂，通过保钾排钠而起利尿作用；同时抑制 5α 还原酶而阻断双氢睾酮的合成，在皮肤毛囊竞争结合雄激素受体而阻断雄激素的外周作用。每日口服 50~100mg，共 2-6 个月，继以日剂量 25~50mg 维持。也可在子宫出血第 5~21 天每日口服 40mg。

③氟硝丁酰胺：直接阻断雄激素受体，每次 250mg，每日 3 次，效果优于螺内酯。

（2）抑制雄激素

①抑制卵巢雄激素生成

a. 口服避孕药：周期性服用小剂量的雌、孕激素（月经第 5~21 天），连用 6~12 个月。除抑制 LH 分泌和卵巢雄激素生成外，还可抑制双氢睾酮与其受体的结合。

b. GnRH-a：通过抑制促性激素分泌达到抑制卵巢来源的雄激素。皮下注射或喷鼻，每日 1 次，500~1000μg，持续 6 个月，或长效制剂 3.75mg，每月 1 次。应用于严重卵巢性高雄激素血症合并高胰岛素血症者。

②抑制肾上腺雄激素生成：对合并血皮质醇、硫酸脱氢表雄酮（DHEA-S）或 17α-羟孕酮水平过高者，地塞米松 0.25~0.5mg/ 天，如血皮质醇水平 <55.8nmol/L 时应减小剂量或停用。

4. 改善胰岛素抵抗

（1）二甲双胍：降低肝内葡萄糖产量，以提高胰岛素敏感性。适应证：PCOS 伴胰岛素抵抗的临床特征者；PCOS 不育、耐 CC 患者促性腺激素促排卵前的预治疗。禁忌证：心、肝、肾功能不全，酗酒。

用法：为减少胃肠道反应，可选择渐进式：0.5g 晚餐中服，持续 1 周；0.5g 早晚餐中各 1 次，持续 1 周；

0.5g 早餐中、1.0g 晚餐中，持续服用。每 3~6 个月随诊 1 次，记录月经，定期监测肝肾功能，血胰岛素，睾酮，必要时测 BBT 或血清孕酮值观测排卵。二甲双胍可长期服用。副反应：胃肠道症状（10%~25%），轻微短暂；可适当补充维生素和叶酸；乳酸中毒发生率 3/10 万人，仅见于老年心、肝、肾病者；妊娠 B 类药，孕期原则上应停药。

（2）曲格列酮（Troglitazone）：减少肝脏葡萄糖输出，改善胰岛 β 细胞功能和糖耐量，调控糖类和脂类代谢。起始剂量每日 200mg，连用 4~12 周；如效果欠佳可每日 400mg，最大剂量每日 600mg，连用 3 个月。应注意药物对肝脏功能的影响。

5. 诱发排卵，促进生育

（1）枸橼酸氯米芬（CC）：CC 是 PCOS 促排卵的一线药物，通过竞争雌激素受体，减弱雌激素对下丘脑的负反馈，使 FSH 上升，调节 FSH 与 LH 的比值，增加 GnRH 脉冲频率。在子宫出血第 3~5 天起每日口服 50mg，共 5 天。如用药后仍无排卵，可按情况作以下改变。①增加枸橼酸氯米芬剂量至 100mg/ 天，共 5 天，如仍无效可服药 7~9 天。②加绒毛膜促性腺激素（HCG）：卵泡直径 >18mm，宫颈评分 ≥ 8 分，提示卵泡已成熟，可肌内注射 HCG 5000~10000U 以促发排卵。

（2）促性腺激素（Gn）：有尿人绝经期促性腺激素（HMG）、尿 FSH、基因重组 FSH、HCG 等制剂。低剂量 FSH 缓增方案是治疗耐 CC 的 PCOS 无排卵不孕症有效而安全的促排卵治疗。Gn 应用的主要不良反应是高周期取消率、多胎妊娠和卵泡过度刺激综合征（OHSS）风险，因此作为第二线治疗。推荐的起始剂量为 37.5~50IU/ 天，坚持起始剂量持续的时间至少为 14 天，递增剂量不大于起始剂量的 50%，Gn 的促排卵周期通常不应超过 6 个。使用该方案时必须严密监测卵巢反应，以降低并发症。

（3）手术治疗：腹腔镜下卵巢打孔为 PCOS 的二线治疗，目前使用的方法多用单纯电凝打孔，电流量 30~40W，每次电凝时间为 2~4 秒，每侧卵巢打孔 4~5 个。

（4）辅助生殖技术：体外受精联合胚胎移植技术（IVF）是 PCOS 不孕患者的三线治疗，对 PCOS 或非 PCOS 患者，IVF 治疗的妊娠率相似。

6. 常见并发症治疗　PCOS 患者因长期无排卵，子宫内膜持续受到雌激素的刺激，无孕激素的影响，内膜癌的发生率比正常人群高。有文献报道，PCOS 患者内膜癌的发生率是正常人群的 10 倍。不仅年龄偏大的 PCOS 病人易发展为子宫内膜癌，而且年轻的病人也有发展为子宫内膜癌的可能。因此，即使是不需要妊娠的青春期、生殖年龄和围绝经期的 PCOS 患者，也要注意防止内膜癌的发生。

（1）口服避孕药：对于青春期和生育年龄的女性可以应用短效口服避孕药使定期来月经，有效防止内膜的增生。常用的有复方左旋甲基炔诺酮和去氧孕烯炔雌醇片，每天 1 片，每月 21~22 天。用 3~4 个月可以停用数月，一般会有规律月经几个月，如月经出现稀发或闭经，应再次应用。

（2）孕激素：定期应用孕激素，让子宫内膜规则剥脱，也是防止子宫内膜癌的有效手段。安官黄体酮每次 4mg，每日 3 次，每月连用 5 天；黄体酮针，每次 20mg，肌内注射，每日 1 次，每月连用 3 天，于停药后 3~5 天月经来潮。对于年龄偏大、子宫内膜偏厚的患者，应适当延长孕激素的应用天数，每月连用 12~14 天。

**（四）名家名医经验方**

1. 李丽芸——导痰种子方治疗痰湿内蕴型多囊卵巢综合征　导痰种子方：茯苓 15g，白术 12g，炙甘草 6g，布渣叶 15g，厚朴 15g，苍术 15g，天南星 15g，郁金 15g，丹参 15g，薏苡仁 20g，青皮 15g（庞秋华，徐珉，朱艳平，李丽芸教授治疗多囊卵巢综合征不孕经验介绍 [J]. 新中医，2009，41（4）：15-16）。

2. 李丽芸——自拟方治疗脾肾亏虚型多囊卵巢综合征　淫羊藿 15g，巴戟天 15g，黄芪 15g，紫河车 10g，当归 10g，熟地黄 15g，川芎 10g，牛膝 15g，鹿角霜 15g，枸杞子 15g，丹参 15g，菟丝子 15g（庞秋华，徐珉，朱艳平，李丽芸教授治疗多囊卵巢综合征不孕经验介绍 [J]. 新中医，2009，41（4）：15-16）。

3. 李丽芸——自拟方治疗脾虚型多囊卵巢综合征　黄芪 15g，党参 15g，茯苓 15g，白术 15g，炙甘草 6g，山药 15g，黄精 15g，砂仁 6g（后下），何首乌 20g，五爪龙 20g（庞秋华，徐珉，朱艳平. 李丽芸教授治疗多囊卵巢综合征不孕经验介绍 [J]. 新中医，2009，41（4）：15-16）。

4. 李丽芸——自拟方治疗气滞血瘀型多囊卵巢综合征　当归 10g，桃仁 10g，赤芍 15g，红花 5g，牡丹皮 10g, 丹参 15g, 香附 10g (庞秋华, 徐珉, 朱艳平. 李丽芸教授治疗多囊卵巢综合征不孕经验介绍 [J]. 新中医, 2009, 41 (4): 15–16)。

5. 沈绍功——自拟方治疗肾阴阳失调型多囊卵巢综合征 枸杞子 10g, 野菊花 10g, 生地黄 10g, 黄精 10g, 山萸肉 10g, 生杜仲 10g, 桑寄生 10g, 蛇床子 10g, 菟丝子 10g, 川续断 10g, 泽兰 10g, 鸡血藤 10g, 伸筋草 10g, 老鹳草 10g, 当归 10g, 赤芍 10g (张治国, 沈宁, 韩学杰, 等. 沈绍功教授辨治多囊卵巢综合征的经验 [J]. 中华中医药杂志, 2011, 26 (6): 1327–1329)。

6. 孙卓君——自拟方治疗肾虚夹痰瘀型多囊卵巢综合征 当归 10g, 熟地黄 10g, 肉苁蓉 12g, 覆盆子 12g, 三棱 9g, 红花 9g, 菟丝子 12g, 山萸肉 9g, 柴胡 9g, 黄芪 20g, 枳壳 12g, 淫羊藿 12g, 锁阳 12g, 夏枯草 15g, 车前子 12g (布包), 麦冬 10g (牟艳艳, 徐莲薇, 贾曼, 孙卓君治疗多囊卵巢综合征临床经验 [J]. 辽宁中医杂志, 2012, 39 (8): 1473–1475)。

### (五) 单方验方

1. 运脾化痰方 苍术 12g, 白术 9g, 茯苓 12g, 桂枝 9g, 甘草 6g, 香附 9g, 陈皮 6g, 泽兰 12g, 泽泻 9g。适用于痰湿证 (包文斐, 应敏丽, 运脾化痰方加减治疗肥胖型多囊卵巢综合征临床观察 [J]. 中华中医药杂志, 2010, 25 (5): 768–770)。

2. 滋癸汤 山茱萸 15g, 女贞子 12g, 旱莲草 9g, 菟丝子 12g, 熟地黄 12g, 白芍 12g, 紫石英 30g, 仙灵脾 9g。适用于肝肾阴虚证 (李小平, 林舒, 叶双, 等. 滋癸汤加减治疗肝肾阴虚型多囊卵巢综合征疗效观察 [J]. 中国中西医结合杂志, 2011, 31 (8): 1070–1073)。

3. 补肾化瘀祛痰方 山茱萸 9g, 桑葚子 20g, 枸杞子 20g, 当归 15g 赤芍 15g, 白芍 15g, 瓦楞子 15g, 皂角刺 15g, 桃仁 6g, 红花 6g, 益母草 12g。适用于肾虚痰瘀证 (吴建辉, 俞超芹, 周巧玲, 等, 补肾化瘀祛痰方治疗多囊卵巢综合征的临床研究 [J]. 中国中西医结合杂志, 2007, 27 (10): 883–887)。

### (六) 循证参考

1. 中医药治疗 观察运脾化痰方加减治疗肥胖型多囊卵巢综合征 (PCOS) 的临床疗效。方法: 将 60 例肥胖型 PCOS 患者随机分为治疗组和对照组各 30 例, 治疗组予运脾化痰方加减: 苍术 12g, 白术 9g, 茯苓 12g, 桂枝 9g, 甘草 6g, 香附 9g, 陈皮 6g, 泽兰 12g, 泽泻 9g。根据患者具体情况及月经周期不同时期适当增减药物。水煎, 分 3 次服, 每日 1 剂, 连用 3 个月。对照组于自然月经或撤退性出血第 5 天开始服用盐酸二甲双胍片 500mg/次, 每天 3 次, 餐中或餐后服用, 连服 3 个月。观察治疗后月经改善情况, 性激素水平、体质量指数 (BMI)、腰臀比 (WHR) 及糖脂代谢指标变化。治疗后治疗组月经改善情况明显优于对照组 ($p<0.05$), 患者黄体生成素 (LH)、睾酮 (T)、空腹胰岛素 (FINS)、低密度脂蛋白胆固醇 (LDL) 均显著下降 ($p<0.01$), BMI、WHR、稳态模型指数 (HOMA–IR)、总胆固醇 (Tc) 明显下降 ($p<0.05$), 其中睾酮下降情况明显优于对照组 ($p<0.05$)。结论是运脾化痰方加减能很好地改善肥胖型 PCOS 患者月经情况及性激素水平, 有效调节糖脂代谢 (包文斐, 应敏力. 运脾化痰方加减治疗肥胖型多囊卵巢综合征临床观察 [J]. 中华中医药杂志, 2010, 25 (5): 768–770)。

2. 针灸治疗 观察腹针对多囊卵巢综合征 (PCOS) 促排卵的临床疗效。方法: 收集符合 PCOS 纳入标准的患者 60 例, 随机分为治疗组 (腹针组) 和对照组 (枸橼酸氯米芬组) 各 30 例, 治疗组于月经 (或黄体酮撤血) 第 5 天开始, 开始每日 1 次、3 次, 以后隔日 1 次、3 次, 留针 30 分钟, 6 次为 1 个疗程。无妊娠者下一周期重复治疗。超过 45 天, BBT 未上升、月经未来潮者以黄体酮撤血。连续用药 3 个周期。取穴: 引气归元 (中脘、下脘、气海、关元)、中极、下风湿点均深刺; 外陵中刺。对照组于月经 (或黄体酮撤血) 第 5~9 天口服枸橼酸氯米芬, 50mg/天, 连服 5 天, B 超监测卵泡直径大于 18mm 时单次肌注绒毛膜促性腺激素 (HCG) 10000U。无妊娠则下一周期重复治疗。超过 45 天 BBT 未上升、月经未来潮者以黄体酮撤血。连续 2 个周期无排卵, 则下一周期枸橼酸氯米芬用量增加到 100mg/天, 连续用药 3 个周期。记录卵泡发育、子宫内膜生长, 宫颈黏液性状, 基础体温和促排卵治疗后性激素指标。治疗组和对照组排卵率分别为 52.78%, 62.69%, 差别无统计学意义 ($p>0.05$); 治疗组妊娠率为 43.33%, 略高于对照组的 36.67%, 但经卡方检验, 差异无统计学意义 ($p>0.05$)。治疗组治疗后 LH、LH/FSH、T 水平下降较对照组明显, 差异有显著性意义 ($p<0.05$)。治疗过程中治疗组的最大子宫内膜厚度和宫颈黏液评分优于对照组,

差异有统计学意义（P<0.05）。结论是：腹针疗法能有效诱导 PCOS 患者排卵，调节内分泌（袁丽萍，林芸，王海英，腹针治疗多囊卵巢综合征疗效观察 [J]. 四川中医，2010，28（4）：123-124）。

3. 中西医治疗　观察滋阴补阳中药序贯联合来曲唑（LE）、人绝经期促性腺激素（HMG）对多囊卵巢综合征（PCOS）不孕症患者刺激周期的促排卵效应，为 PCOS 的中西医结合助孕治疗提供思路和方法。方法：将拟行促排卵治疗的 47 例 PCOS 不孕症患者随机分为滋阴补阳中药序贯联合 LE/HMG 组（治疗组 26 侧，34 个周期），中药方序贯为月经来潮第五天起服奠基汤（当归、白芍、熟地黄、山药、菟丝子等），助黄汤（川断、杜仲、紫云英、巴戟天等），LE/HMG 组（对照组 21 例，30 个周期），观察 HCG 日天数、HCG 注射日子宫内膜厚度、优势卵泡个数、HCG 周期应用支数，比较两组在排卵率、周期妊娠率等方面的效果。结果是治疗组治愈率 35.3%，总有效率 82.4%；对照组治愈率 13.3%，总有效率 60.0%（P<0.05）。治疗组 HCG 日天数与对照组比较无显著差异（P>0.05）。治疗组 HCG 日子宫内膜厚度与对照组比较有显著差异（P<0.05）。治疗组单卵泡发育周期 70.6% 与对照组单卵泡发育周期 23.3% 比较有显著差异（P<0.05）。治疗组 HCG 日直径 ≥ 14mm 卵泡数明显少于对照组，HCG 日直径 ≥ 18mm 卵泡数也少于对照组，两组比较有显著差异（P<0.05）。治疗组 HMG 周期应用支数较对照组明显减少。两组比较具有显著性差异（P<0.05）。治疗组排卵率 82.4%（28/34），周期妊娠率 35.5%（12/34）；对照组排卵率 60.0%（18/30），周期妊娠率 13.3%（4/30），两组比较有显著性差异（P<0.05）。治疗组 OHSS 发生率 5.9%；对照组发生率 30%，两组比较有显著性差异（P<0.05）。结论是滋阴补阳中药序贯联合 LE/HMG 对 PCOS 的刺激周期有较好的促排卵效应（赵娟，谈勇. 滋阴补养中药序贯对多囊卵巢综合征刺激周期促排效应的临床研究 [J]. 辽宁中医杂志，2010，38（8）：1589-1590）。

# 七、民案精选

## （一）褚玉霞医案——肾虚痰湿证

王某，女，28 岁，2015 年 10 月 15 日初诊。

主诉：结婚两年，未采取避孕措施而一直未孕。患者 14 岁月经初潮，开始尚规则，近 4 年月经稀发，甚至停闭（最长时间 8 个月），用黄体酮等治疗则月经来。末次月经 2015 年 4 月 13 日，量少，色黯红，夹有少量血块，伴腹痛，喜暖喜按。白带量多，质稀如水。并诉近来体重明显增加，面部痤疮明显，伴有腰部酸痛，纳眠尚可，大便干，小便正常，舌质淡红、舌体胖大、苔白腻，脉滑。查 B 超提示：双侧卵巢可见 20 个以上大小不等的卵泡，最大直径 0.6cm。经外院诊断为多囊卵巢综合征，经治疗 1 年余效果欠佳，前来本院就诊。

[辨证] 肾虚痰湿。

[治法] 化痰除湿祛瘀，佐以补肾。

[方药] 苍术 10g、白术 10g、陈皮 15g、（姜）半夏 10g、天竺黄 12g、丹参 30g、香附 15g、茯苓 15g、冬瓜皮 60g、紫石英 30g、淫羊藿 15g、肉苁蓉 30g、炙甘草 5g。20 剂，每日 1 剂。嘱经来复诊。

二诊：2015 年 11 月 9 日，月经于 2015 年 11 月 8 日来潮，量少，色黯，伴小腹隐痛，喜暖，舌脉同前。治以：活血化瘀，温经散寒。方药：当归 15g、川芎 10g、赤芍 15g、桃仁 6g、红花 15g、丹参 30g、泽兰 15g、乌药 12g、肉桂 6g（焗服）、香附 15g、川牛膝 15g。5 剂，每日 1 剂。经周期用药 3 个月后，患者月经基本规律，且体重减轻 10kg，于 2008 年 1 月 25 日复查 B 超提示：可见一发育优势卵泡（15mm×11mm），遂嘱患者排卵期同房。于 2016 年 2 月 27 日复诊，末次月经为 2016 年 1 月 14 日，查 B 超提示宫内早孕，嘱其注意休息，定期检查，不适随诊。后随访已足月顺产一健康男婴（傅金英，朱敏，褚玉霞治疗多囊卵巢综合征所致不孕症经验 [J]. 中医杂志，2010，51（4）：312-313）。

## （二）李光荣——肝肾亏虚、脾失健运夹瘀证

王某，女，30 岁，2002 年 8 月 31 日初诊。患者月经 12 岁初潮后，月经 1~5 个月一潮，经期 7 天，自 1992 年开始闭经。在外院检查女性激素和 B 超后诊为多囊卵巢综合征，行结合雌激素加甲羟孕酮人工周期治疗 3 个月，治疗期间月经正常来潮，停药后又出现闭经。已婚未孕，夫妻性生活正常。症见：月经 9 个月未行，腰部酸楚，腿软乏力，心烦易怒，食欲不振，脘腹胀满，夜眠易醒，大便溏薄，舌体胖大、

舌质黯、苔薄白略腻，脉沉细弦尺弱。妇科检查：外阴、阴道正常，宫颈轻度糜烂，子宫中后位，质软，瘦长型，活动可，双侧附件未扪及异常。双侧卵巢均见大于 10 个直径约 0.5cm 圆形无回声，提示：①子宫体小；②多囊卵巢。

[辨证] 肝肾亏虚，脾失健运夹瘀。

[治法] 补肾健脾，活血调肝。

[方药] 熟地黄、女贞子、菟丝子、淫羊藿各 30g，柴胡、当归、龙胆草各 10g，炒白术、益母草各 18g，茯苓、泽兰、枳壳各 12g，白芍 15g，砂仁 8g（后下）。

按语：患者自初潮起月经后期而行，后闭经 10 年，妇科检查子宫瘦长型，B 超示子宫体小，此乃先天肾精亏虚、冲任不足之象。腰为肾之府，肾精虚衰，故见腰酸腿软；"水不涵木"，木郁不疏，郁而化火，上扰心神，故见心烦易怒、夜眠易醒。肝郁乘脾，脾失健运，故见食欲不振、脘腹胀满、大便溏薄；舌乃脾虚、湿瘀互结之象，脉乃肾虚肝郁之象，故辨证为肝肾亏虚、脾失健运夹瘀。治以补肾健脾，活血调肝。方中熟地黄、女贞子、当归、白芍滋肾阴、养肝血，淫羊藿温肾壮阳，菟丝子补肾益精，阴阳双补，龙胆草清肝热，炒白术、茯苓健脾祛湿，益母草、泽兰活血化瘀，柴胡疏肝解郁，枳壳、砂仁理气消胀。服上方 2 个月后，经水来潮，量少色黯，2 天干净。继以上方加减，调治 1 年余，患者月经期、量、色、质均正常，基础体温双相。2004 年 10 月复诊时发现已怀孕。2005 年 12 月随访，述已顺产一女婴，已 6 月余，母女均健，产后月经已复潮（未哺乳），经行正常（刘新敏，李光荣治疗多囊卵巢综合征经验 [J]. 中医杂志，2006，47（10）：741-742）。

（三）沈绍功——痰瘀互结、胞脉闭塞证

患者，女，30 岁，2016 年 12 月 18 日初诊。

婚后 3 年未孕，停经 6 月，形体略胖，情绪抑郁，乳胀，腰痛，白带可，纳呆，二便调，舌黯红苔白腻，脉细滑，尿妊娠试验阴性，初潮 15 岁，血激素：LH/FSH>3，E2 低于正常参考值，T、PRL 均高，B 超示卵巢多囊性改变。

[辨证] 痰瘀互结，胞脉闭塞。

[治法] 祛痰化瘀，疏肝调经。

[方药] 温胆汤加减：竹茹 10g，枳壳 10g，茯苓 10g，陈皮 10g，石菖蒲 10g，郁金 10g，鸡血藤 10g，伸筋草 10g，蛇床子 10g，川续断 10g，泽兰 10g，桂枝 10g，赤芍 10g，地龙 10g，红花 10g，苏木 10g，生山楂 20g，车前草 30g，7 剂，每日 1 剂，水煎服，嘱调畅情志。

二诊：2015 年 12 月 25 日，月经仍未至，余证减轻，舌质黯红苔白，脉细弦。上方加炒橘核 30g，香附 10g，桃仁 10g，增强疏肝理气、活血化瘀之力，前后共服用 21 剂。

三诊：2016 年 1 月 15 日，2016 年 1 月 14 日月经至，量可，色黯有血块，腰酸，小腹稍痛，舌质略黯较胖，苔薄白，脉沉细尺部弱。中医辨证：肾阴阳失调。治拟调肾阴阳。

沈氏调肾阴阳方加减：枸杞子 10g，野菊花 10g，生地黄 10g，黄精 10g，山萸肉 10g，生杜仲 10g，桑寄生 10g，蛇床子 10g，菟丝子 10g，川续断 10g，泽兰 10g，鸡血藤 10g，伸筋草 10g，老鹳草 10g，当归 10g，赤芍 10g，前后守方加减服用 60 剂。月经准期来潮，量增多。

四诊：2016 年 3 月，月经后期 10 天未行，尿妊娠试验阳性。

按语：患者初诊，形体略胖，情绪抑郁，乳胀，腰痛，白带可，纳呆，二便调，舌黯红苔白腻，脉细滑。形体丰盛，纳呆，苔白腻，为痰浊内阻之象，情绪抑郁，乳胀，舌黯，为气滞血瘀之象，结合闭经不孕，故辨证为痰瘀互结，胞脉闭塞，方用温胆汤加减。竹茹、枳壳、茯苓、陈皮四药理气祛痰；石菖蒲、郁金，透窍开郁，现代医学证明有调节大脑皮质的作用；蛇床子、川续断、泽兰同用，调整内分泌功能，此三药是沈教授的经验用药；鸡血藤、伸筋草二药是沈教授治疗卵巢疾病的经验药对；时值严冬，"血得寒则凝，得温则行"，故用桂枝温经通络，配合赤芍、地龙、红花、苏木、生山楂活血化瘀，疏通胞络。二诊增炒橘核、香附、桃仁加大行气活血之力；车前草利尿泄浊，给痰瘀之邪以出路。三诊月经至，伴腰酸，舌质略黯较胖苔薄白，脉沉细尺部弱，一派肾虚征象，调肾阴阳方主之。枸杞子、野菊花、生地黄、黄精、山萸肉滋补肾阴；生杜仲、桑寄生、蛇床子、菟丝子、川续断等温润之药温补肾阳，避免使用温燥之药，以防伤及阴精，川续断、老鹳草为补肾强腰之要药，共奏阴中求阳，阳中求阴之效（张治国，沈宁，韩学杰，等. 沈绍功教授辨治多囊卵巢综合征的经验 [J]. 中华中医药杂志，2011，26（6）：1327-1329）。

### （四）孙卓君——肾虚痰瘀证

袁某，34 岁。2015 年 11 月 22 日初诊。

主诉：月经延后 3 年余。现病史：3 余年来月经延后，2~3 个月一行。患者停经 2 个月余，末次月经 2015 年 9 月 20 日，BBT 单相。面发痤疮较重，体型偏胖。平素易腰酸，口干，纳眠可，大便偶稍干，小便正常。已婚 4 年，未避孕未孕。舌淡黯，舌体胖大，有齿痕，苔白腻，脉沉滑。性激素检查：睾酮：80nmol/L（正常值：14~76nmol/L），余正常。B 型超声示：内膜 7mm，双侧卵巢增大，均见 10 余个直径 <10mm 的卵泡。

[辨证] 肾虚痰瘀证。

[治法] 补肾豁痰祛瘀。

[方药] 当归 10g，熟地黄 10g，肉苁蓉 12g，覆盆子 12g，三棱 9g，红花 9g，菟丝子 12g，山萸肉 9g，柴胡 9g，黄芪 20g，枳壳 12g，淫羊藿 12g，锁阳 12g，夏枯草 15g，车前子 12g（布包），麦冬 10g。7 剂，水煎服。

二诊：服药后月经未行，BBT 单相，白带不多，腰酸，舌淡黯，苔薄，脉弦滑。药用：当归 10g，川芎 9g，苍术 9g，炙半夏 9g，陈皮 6g，枳壳 12g，夏枯草 15g，山萸肉 10g，菟丝子 10g，锁阳 12g，柴胡 9g，鹿角霜 12g，红花 9g。7 剂，水煎服。

三诊：腰酸，舌淡黯，苔薄，脉滑。预计月经将行，欲予活血祛瘀通经。当归 10g，川芎 9g，熟地黄 10g，赤芍 10g，刘寄奴 15g，川牛膝 15g，路路通 15g，红花 9g，泽兰 15g，马鞭草 30g，苍术 9g，枳壳 9g，桂枝 9g。7 剂，水煎服。

四诊：月经已行 4 天而净，色红量中，痤疮较重，口干，舌质红黯，脉沉弦。生地黄 12g，枸杞子 9g，白芍 10g，旱莲草 15g，山萸肉 9g，怀山药 12g，菟丝子 12g，制首乌 12g，茯苓 12g，苍术 9g，夏枯草 15g，当归 9g，熟地黄 9g，红花 9g，柴胡 9g，丹参 9g，丹皮 9g。7 剂，水煎服。

五诊：白带增多，无不适，舌淡黯苔薄，脉沉弦。当归 10g，熟地黄 9g，肉苁蓉 12g，覆盆子 12g，三棱 9g，红花 9g，菟丝子 12g，山萸肉 9g，柴胡 9g，荷叶 15g，石菖蒲 12g，夏枯草 15g，皂角刺 12g，枳壳 12g，黄芪 12g，鹿角片 12g。7 剂，水煎服。

六诊：BBT 上升 2 天，舌脉同前。前方减去柴胡、皂角刺、红花，加仙灵脾、巴戟天、续断。

如此补肾填精，化痰祛瘀，并顺应月经周期之阴阳变化序贯调周，加减治疗近 4 个月，月经周期逐渐正常，患者 BBT 及 B 超检测显示其排卵功能已然恢复。

七诊：2015 年 7 月 12 日，停经 52 天，查尿 HCG 阳性，B 超显示宫内妊娠（牟艳艳，徐莲薇，贾曼. 孙卓君治疗多囊卵巢综合征临床经验 [J]. 辽宁中医杂志，2012，39（8）：1473-1475）。

# 八、名家名匠论坛

### （一）李丽芸辨证论治多囊卵巢综合征

李教授结合 50 多年临床经验，认为 PCOS 的病机特点是痰湿内蕴、气滞血瘀为标，脾肾亏虚为本。痰湿阻滞型肥胖为多囊卵巢综合征主症之一，李教授认为，痰湿内盛为病机关键，临床多从痰湿沦治。气滞血瘀是本病常见的兼夹证，女子以血为本，气血以周流调畅为顺，任通冲盛，气血畅达，方能顺利排卵。若瘀血内阻，冲任气血经络不畅，则无法排卵，脾肾亏虚为本病病机的根本，痰湿和瘀血的形成与脾肾关系密切。脾主运化，若脾气虚衰，运化失调，水精不能四布，聚为痰饮，此为阴邪，最易阻滞气机，气滞则血瘀；肾主水，肾虚则不能蒸腾水液，水液停留体内形成痰湿之邪，故痰湿内蕴。痰湿、瘀血之邪壅阻胞宫脉络，经络瘀阻，冲任不通，月事不调，故不能摄精成孕。李教授根据本病病因病机，认为治疗的原则为导痰活血、健脾补肾、调经种子。

临床将 PCOS 分阶段根据辨证分为 4 种证型，并结合临床经验遣方用药。

1. 痰湿内蕴　月经初潮晚，或月经稀发、量少，甚或闭经，白带多而清稀，形体肥胖，多毛，舌淡胖或边有齿印、苔白腻，脉沉滑。治以化痰除湿、理气通络，佐以健脾。拟导痰种子方加减，处方：茯苓、白术、炙甘草、布渣叶、厚朴、苍术、天南星、郁金、丹参、薏苡仁、青皮。全方共奏化痰除湿、理气通络、健脾调经之功效。

2. 脾肾亏虚　月经稀发或闭经，经量少，色淡质稀，形体瘦弱，面色无华，腰膝酸软，纳差，大便溏薄，舌淡，脉沉细。治以补肾健脾，养血培土，处方：淫羊藿、巴戟天、黄芪、紫河车、当归、熟地黄、川芎、牛膝、鹿角霜、枸杞子、丹参、菟丝子。全方共奏健脾补肾，补气养血之功效。

3. 脾虚　月经稀发，经量色淡质稀，面色萎黄无华或面浮肢肿，气短神疲，或纳差，大便溏薄，舌淡，脉缓弱。治以健脾补气。处方：黄芪、党参、茯苓、白术、炙甘草、山药、黄精、砂仁、何首乌、五爪龙。全方共奏健脾益气，补益精血之功效。

4. 气滞血瘀　月经后期，经行有血块，精神抑郁，心烦易怒，经前乳房胀痛，舌黯或有瘀点，脉沉弦涩。治以行气活血，祛瘀通经。处方：当归、桃仁、赤芍、红花、牡丹皮、丹参、香附。全方共奏理气活血化瘀之功效。

以上各证型患者，若兼夹血瘀证，如脸上长黑斑、舌黯有瘀点、舌下静脉曲张等，加理气活血化瘀药。计划妊娠阶段，根据排卵前后月经周期特点用药：排卵前，即卵泡期（周期第7~14天），这段时间是卵泡发育的时期，即将发生阴阳转化，治应在补肾阴的基础上温肾活血，故治以滋阴养血活血、温肾育卵为主，促进卵泡发育成熟。李教授多用经验方温肾育卵汤，处方：淫羊藿、巴戟天、黄芪、紫河车、当归、熟地黄、川芎、牛膝、鹿角霜、枸杞子、丹参、菟丝子。排卵后，即黄体期（周期第16天一经前），此期阳气活动逐渐增长，治宜补肾健脾，益气养血，促进黄体成熟，为胎孕或下次月经来潮奠定基础。李教授采用经验方补肾健脾助孕汤。处方：桑寄生、续断、旱莲草、菟丝子、白芍、砂仁、太子参、熟地黄（庞秋华，徐珉，朱艳平，李丽芸教授治疗多囊卵巢综合征不孕经验介绍 [J]. 新中医，2009，41（4）：15–17）。

### （二）王秀霞辨证论证多囊卵巢综合征

王秀霞教授长期致力于多囊卵巢综合征的临床研究，并将其分为如下类型辨治。

1. 肾虚痰湿　肾为先天之本，元气之根，主藏精，主胞宫，主生殖。先天不足，房事不节，肾气素虚，则冲任脉衰，胞失滋养，不能摄精成孕。肾阳虚，命门火衰，气化不足，聚湿成痰，阻塞经络，故闭经、不孕。症见婚久不孕，月经量少，经期延后或闭经，腰背酸软，白带清稀，畏寒，困倦乏力，舌淡，舌体胖嫩有齿痕、苔薄白，脉沉细或细弱。

2. 气滞痰阻　肝主疏泄，性喜条达，若七情六欲纷扰，疏泄失常，横逆犯脾，脾失健运，水湿内生，冲任阻滞，月事不调，则难以受孕。症见经闭不孕，毛发浓密，颜面痤疮，胸闷，便结，乳房作胀，带下量多、黏稠，舌红、苔薄或厚腻，脉弦滑。

3. 血瘀痰结　七情内伤，肝气郁结不达，气血瘀滞。或因经、产之时，血室正开，感受风冷寒邪，或内伤寒凉生冷，血为寒凝而瘀，或因热邪煎熬阴血成瘀。加之肥胖之人多痰多湿，痰湿壅阻经隧，冲任瘀阻，胞脉壅塞，经水阻隔不行，故致闭经不孕。症见月经量少或闭经，色紫黯有块，经行腹痛，头晕，舌胖大有齿痕，边尖有瘀点，脉细涩。

4. 气虚痰凝　脾胃素弱，或饮食劳倦，或忧思过度，脾气受损，水湿不化，聚而成痰，冲任受阻，不能凝精成孕。症见神疲乏力，嗜睡，月经量少或无，色淡，体形肥胖，婚久不孕，舌淡胖，脉虚弱。

中药治疗各证型均以苍附导痰汤（香附30g，茯苓20g，苍术、法半夏、橘红、胆南星各15g，枳实、甘草各10g）为主方加减。方中以二陈汤燥湿化痰，健脾和胃，以除生痰之源；苍术芳香燥湿健脾；胆南星燥湿化痰，合苍术共助二陈汤祛湿痰；香附疏肝理气行血，为气中血药；枳实苦辛微寒，破气消积，化痰除痞；配合香附疏解肝郁，行气导滞，通阳达郁，气行则痰消。诸相合，燥湿除痰，行气活血，使痰湿祛除，气血运行通畅则月事以时下。并随症加减：肾虚痰湿型，偏阴虚加山茱萸、女贞子等；偏阳虚加锁阳、仙茅、淫羊藿、巴戟天等；气滞痰阻型，加当归、赤芍、乌药等；血瘀痰结型，选加川芎、莪术、桃仁等；气虚痰凝型，加黄芪、党参、升麻等。

而中药月经周期治疗是在中医理论基础上，结合现代医学关于月经的神经内分泌调节理论，在月经周期的不同阶段采用不同的调节冲任的治法和方药，以恢复肾－天癸－冲任－胞宫的功能，达到恢复规律月经、促进排卵、治疗不孕的效果。月经是一种周期性藏泻的过程，先藏而后能泻。故治疗一般应先补而通之，继则疏而通之。补乃助其蓄积，疏属因势利导。经净后此期经水适净，内膜脱落，精血耗伤，血海空虚，正待修复，治以补肾填精，温暖下元，充养血海为主，以促卵泡发育，加女贞子、旱莲草等；月经中期即排卵前后用滋肾活血以促卵泡排出，酌加丹参、艾叶炭等；月经中期至月经前期，肾气旺，天癸充，冲任盛，为阳气活动旺盛阶段。治以补肾助阳，使脏腑和顺，痰湿自化，络脉得通，促月事如常，选加仙茅、淫羊藿等（石晶．王秀霞教授治疗多囊卵巢综合征经验介绍 [J]．新中医，2008，40（10）：6-7）。

### （三）沈绍功辨证论治多囊卵巢综合征

1. **重调肾之阴阳**　肾亏是不孕的重要病因，故不孕症治当补肾。沈教授认为，单纯的肾阴肾阳亏虚较为少见，临床多以肾阴、肾阳皆有亏虚的肾中阴阳失调多见，故提出"补肾不如调肾"、"补肾重在调其阴阳"的观点，遵循张景岳"善补阳者，必于阴中求阳"、"善补阴者，必于阳中求阴"之要义，以"阴阳互求"作为调肾第一要义。沈氏调肾法以杞菊地黄丸为主方，以枸杞子、菊花、生地黄、黄精、生杜仲、桑寄生 6 味药为主药。"阴中求阳"，故温阳药中应酌加女贞子、旱莲草、山萸肉等滋阴药，滋阴药中免用熟地黄、石斛等药，以防滋腻碍胃；"阳中求阴"，故滋阴药中应酌加仙灵脾、蛇床子、补骨脂、肉苁蓉、巴戟天等温阳药，免用温燥的附子、肉桂、仙茅、阳起石等药，以防伤阴耗液。通过调肾，使阳得阴生，阴得阳化，阴阳平衡，以维系女性的正常生理和生殖活动。

2. **不忘调肝**　女子以肝为本。沈教授认为妇人病的治疗，调肝须贯彻始终。叶天士《临证指南医案·淋带门》云："女科病，多倍于男子，而胎产调经为主，女子以肝为先天"，此段话对女子的生理病理特点进行了高度概括。从生理特点来看，女性的经、带、胎、产，均与"血"密不可分，正如《灵枢·本神》所云："肝藏血"，肝血充盈、藏血功能正常，其血方可下注血海，使冲脉盛满，血海充盈。从女子病理特点来看，女子多伤于情志，如《备急千金要方》中云："女子嗜欲多于丈夫，感情倍于男子，加之慈爱恋憎、嫉妒忧恚，染着坚牢，情不自抑"。肝失舒畅，则可导致或加重气滞、血瘀和痰浊，正如《读医随笔》云："凡病之气结、血凝、痰饮皆肝气之不得舒畅所致也。或肝虚而力不能舒，或肝郁而力不得舒，日久遂气停血滞，水邪泛滥"。沈教授诊治女子疾病，重视情志之伤，故以肝为重点，重视调肝之法，疏肝常用炒橘核、香附等，柔肝常用当归、白芍等。

3. **痰瘀同治**　沈教授治疗多囊卵巢综合征痰瘀互结证，以祛痰为主，化瘀为辅，使痰瘀分消。祛痰以温胆汤为主方，抓住口黏、胸满、纳呆、心悸、苔腻、脉滑等临床应用指征。沈教授强调："但见苔腻一证便是，其余不必悉具"。温胆汤以竹茹为君药，清化痰热。化痰必须行气，气行痰自化，故用枳壳。脾为生痰之源，茯苓健脾，陈皮和胃，亦为主药。至于方中的半夏之燥，甘草之甜，生姜之温，大枣之腻均于痰浊，特别是对痰热不利，故均不用。故沈教授将温胆汤方改变为竹茹 10g，枳壳 10g，茯苓 10g，陈皮 10g。痰浊黏滞，蒙蔽清窍，故常常配合石菖蒲、郁金，透窍开郁。沈教授化瘀以桂枝汤合逐瘀汤为主方，并非一味活血化瘀，常配以温通、和血之药，常用药物为桂枝、赤芍、桃仁、红花、地龙、当归、苏木、生山楂、制大黄等。

值得一提的是，沈教授认为治实邪必须"给邪以出路"，通过汗、吐、粪、尿等方式均能祛邪外出，但以利小便或通大便最为安全有效，故常配伍车前草通利小溲，草决明润肠通便。

4. **意疗**　《校注妇人良方》云："郁怒倍于男子"。从女性本身的情志特点来看，女子多较为敏感、多疑多虑、忧郁恼怒、情绪不稳等，所以女性易被情志所伤而致各种疾病。沈教授认为，多囊卵巢综合征患者多因生育问题，表现为对自己的病情过分忧虑担心、多疑、信心不足，急躁易怒，对医护人员缺乏信任等，因而心理治疗在妇科疾病中占有很重要的地位。沈教授根据妇科病人特有病理特点，对患者采取相应的疏导与宣教治疗，使病人放下思想包袱，心情舒畅地配合治疗。如对于情志抑郁的病人，深入与其谈心，找到其抑郁的原因，采取针对性的给予疏导，从而到达疏肝解郁的目的；对于自己的疾病表现得过于担心的患者，对其进行适当的宣教，使之正确认识疾病，消除不必要的顾虑和担心。

5. **饮食宜忌**　沈教授特别重视"饮食致病"，嘱咐患者饮食忌宜已经成为治疗的重要补充。沈教授认为，多囊卵巢综合征患者不宜食用两类食物：①甜食：甜（甘）属脾属土，过食甜食则土盛乘水，导致肾虚，加重内分泌紊乱，尤其不适宜体胖妇女食用。②冷饮：易导致寒湿内生，加重痰瘀互结。适宜食品为大豆和黑豆，其营养价值很高，含丰富的优质蛋白和微量元素，可预防骨质疏松，以及促进胆固醇排泄的作用；

更为重要的是，大豆和黑豆含有天然雌激素，可提高体内雌激素水平，对多囊卵巢综合征有一定的治疗作用（张治国，沈宁，韩学杰，等. 沈绍功教授辨治多囊卵巢综合征的经验 [J]. 中华中医药杂志（原中国医药学报），2011，26（6）：1327-1329）。

# 九、难点与对策

难点一：妊娠成功率低，流产率高。PCOS 患者治疗后妊娠早期自然流产率高达 40%~50%，可能与以下因素有关：①高雄激素水平：研究发现高雄激素可能对卵母细胞产生直接的不良影响，高雄激素血症会导致妊娠期并发症发生率增加 4 倍以上。②高胰岛素血症：胰岛素抵抗和高胰岛素血症是 PCOS 患者糖代谢异常的最基本特征，在肥胖妇女中尤为常见。目前尚无证据显示高胰岛素血症与流产直接相关，其作用可能与高水平的纤溶酶原激活物抑制剂相关，而肥胖这一因素扩大了其效应。高胰岛素血症与高雄激素有协同作用。③高黄体生成素（LH）水平：很多研究认为，早、中卵泡期血清 LH 水平高与早期妊娠丢失相关，早期妊娠丢失的患者中 75% 的血尿 LH 浓度会升高。④子宫内膜受损：PCOS 患者本身内分泌失调会改变子宫内膜的微环境，使内膜中与细胞存活相关的蛋白表达异常。有研究发现，PCOS 患者分泌期子宫内膜与正常妇女比较，核下空泡结构不规整，缺乏栅栏现象和周期性变化，腺体多表现为增殖中晚期样内膜，28.95% 子宫内膜间质出现提示细胞发育不良的致密局灶。

对策：重视妊娠前后的调理和治疗。首先 PCOS 患者前期促排卵治疗在给予西药治疗的同时，中药辨证施治，应用中药调整月经周期，在卵泡期、黄体期分别滋肾补肾、补肾化痰，在排卵期、经前期加用活血化瘀药物。临床研究证实 PCOS 患者早期中西医结合治疗可提高妊娠率，降低早期流产率。推测其机制可能是中药对人体神经内分泌性腺功能进行全身整合调节（阴阳平衡，脏腑协调），既重视机体的完整统一性，又重视性腺局部的调整，在治疗过程中起双向调节作用，一方面促进西药的降 T、LH 作用，促进卵泡发育，另一方面限制西药的不良反应，从两方面减少黄体功能不足的发生，从而降低早期流产率。其次重视 PCOS 妊娠患者，B 超确定排卵后 14~15 天测定血清激素水平，确定妊娠后尽早给予安胎治疗。及时补充孕酮（黄体酮针肌注或黄体酮胶丸口服或地屈孕酮口服或黄体酮凝胶阴道纳药）支持黄体功能，同时予补肾健脾类中药，从整体调节机体内分泌状态，调整黄体功能，提高激素水平以维持妊娠继续。

难点二：如何防治促排卵过程中卵巢过度刺激综合征（OHSS）的发生。PCOS 在促排卵治疗和 IVF-ET 过程中，易引起一种严重医源性并发症——卵巢过度刺激综合征（OHSS）。轻度 OHSS 发生率为 23.3%，中、重度 OHSS 的发生率为 0.008%~10%。临床表现为体重、腹围迅速增加，恶心、呕吐、腹泻，血液浓缩，白细胞增加，血氧不足，少尿或无尿，电解质紊乱，腹水、胸水，心包积液，消化道出血，血栓形成，呼吸窘迫综合征，多器官损害和功能衰竭，甚至引起死亡。西医认为 OHSS 的病理生理改变的中心环节是全身毛细血管通透性增加，血管内液体外渗，有效循环血容量降低，血液高凝状态。其确切发病机制目前尚不清楚，多数学者认为可能与肾素－血管紧张素异常升高，血管内皮生长因子（VEGF）含量升高，细胞因子表达异常，与使用 HCG 有关，其发生与 HCG 介导有关；前列腺素（PG）分泌增加等。西医治疗轻度 OHSS 者，门诊随访，鼓励多饮水，预防血液浓缩，建议高蛋白饮食，密切观察尿量及腹围、体重的变化。中、重度 OHSS 者，需住院对症治疗，其目的是纠正血容量，防止血液浓缩及血栓形成，降低血管内液体外渗，纠正水电解质紊乱，保护肝肾功能，预防低血容量性休克，防止呼吸、循环及凝血功能障碍。对于已经妊娠的患者如病情得不到控制，则终止妊娠。如何有效的防治促排卵过程中卵巢过度刺激综合征（OHSS）的发生是目前治疗上的又一难点。

对策：①谨慎选择超促排卵对象，警惕 OHSS 的高危因素，尤其是对氯米芬敏感者容易发生 OHSS；②加强促排卵监测，主要是 B 超，同时结合血细胞比容评估血液浓缩情况，及时调整药量。卵巢直径 ≥12mm、卵泡数 ≥ 20 个是卵巢过度刺激阈值指标。当出现 OHSS 倾向时，停止使用促排卵药，减慢 $E_2$ 升高速度；③取卵超过 15 个者，予冻干人血白蛋白 10~20g 加入 5% 葡萄糖注射液 300ml 中缓慢静脉滴注；④取卵后仍有 OHSS 倾向者不用 HCG 而用黄体酮作黄体支持，必要时继续予 3~5g 冻干人血白蛋白静脉滴注；⑤试管婴儿（in-vitro fertilization，FVF）周期发生 OHSS，冷冻胚胎可暂不移植；⑥进入促排周期前，先进行中医药调理，调整月经周期，改善内分泌环境，改善体质，对 OHSS 有一定的调治及预防作用。中医学虽无卵巢过度刺激综合征的记载，但结合临床胸腹腔积液、全身水肿、卵巢增大等体征，可归属于中医"子肿"、"鼓胀"等范畴。病变涉及肺、脾、肾、肝等脏腑。近年来发现 OHSS 的中医病理机制主要是在肾虚的基础上导致水饮停滞，或累及肺、脾诸脏，或气滞血瘀而发展成为积聚。在肾虚的病理基础上，由于超促排卵药物的运用而引起机体正常的生理机制被破坏，脏腑功能失常，气血失调，影响冲任、子宫、胞络，产生相应病变。肾主水，肾阳不足，气化失权，水湿内停，泛溢肌肤，发为水肿；脾主运化，脾虚则运化失健，津液输布代谢障碍，水湿内聚；促排卵后阴液亏耗，致阴虚湿热内阻，膀胱气化失司，水湿内停，小便不通；患者久病，情志不舒，脏腑失和，脉络受阻，血行不畅，气滞血瘀，形成瘀瘕。由于 OHSS 以肾虚为本，水饮停滞为标，兼有气滞血瘀，因此在促排卵前应用中医药以补肾填精、温阳利水为基本治法，同时，结合兼证的不同而辅以活血化瘀、益气养阴等法，以调整脏腑功能，使气血调和。连方教授对行 IVF-ET 的患者，在促排卵过程中配合应用二至天癸方，对其在 OHSS 发生中的干预作用进行了初步研究，研究结果证实治疗组患者肾虚症状改善程度明显优于对照组（P<0.05），治疗组 OHSS 发生率亦低于对照组，可见补肾调冲法通过调控卵泡液中 VEGF 和 E2 的含量可以降低 OHSS 的发生率（辛明蔚，连方预防卵巢过度刺激综合征的经验 [J]．山东中医药大学学报，2007，6：476-477）。⑦ OHSS 发生后应用中西医结合治疗，可提高临床疗效。有报道采用中西医结合的方法治疗 61 例中、重度 OHSS 住院患者（其中合并妊娠30 例），全部采用静脉滴注低分子右旋糖酐或白蛋白扩容，排卵后肌注黄体酮，以对抗雌激素；同时服用中药滋阴抑亢调冲汤化裁，以滋阴降火抑阳、行气活血调冲，使脏腑阴阳恢复平衡，气血冲任调和。结果全部患者症状痊愈或控制好转出院。没有 1 例抽吸腹（胸）水及因卵巢破裂或扭转而行手术治疗，出院后追踪随访情况良好，证明了中西医结合治疗 OHSS 明显提高了临床疗效（程泾，卵巢过度刺激综合征的中西医结合诊疗探讨 [J]．中国现代实用医学杂志，2005，7：77-79）。

PCOS 促排卵的整个过程对于很多不孕不育的患者不仅是一个沉重的精神负担，也是沉重的经济负担。最大限度地减少发生 OHSS 的风险，是一个关键问题。但是，由于 OHSS 的发病机制仍未详细阐明，所以在治疗上仍缺乏有针对性的有效方法，中医辨"证"则有利于分析同中有异、异中有同的规律，根据不同个体辨证论治，有助于减轻患者不必要的痛苦和花费。

# 十、经验与体会

## （一）生活方式的改善

生活方式的改善始终是 PCOS 患者治疗中必须强调的一点，尤其对于肥胖型 PCOS 患者。

通过长期的临床观察发现，要求肥胖、高雄激素血症、无排卵的妇女减肥，发现体重减轻可降低胰岛素和游离睾酮，促排卵结局与体重指数相关，表明体重可以影响妊娠结局。因此，从事日常工作或进行规律锻炼或参加减肥训练，可能有益于长期身体健康、排卵和妊娠。良好的饮食习惯和运动可以促进体重减轻，使妊娠率提高，治疗费用降低，是一种简单有效的治疗生育能力低下的方法。

## （二）重视"肝郁"在多囊卵巢综合征发病机制中的作用

现代心理学研究发现，不同的情绪反应导致血浆的激素水平和神经递质的变化不同，应激状态下儿茶酚胺如 DA、NE、5-HT、CRH、ACTH、生长激素 GH、PRL、肾上腺皮质激素、p-内啡肽（p-EP）、肾素-血管紧张素-醛固酮等的分泌都可能增加。其中很多神经递质和激素正是导致 PCOS 的相关因素。因此，在治疗 PCOS 的过程中，要特别重视其精神因素。中医学有"因郁致病"之说，是由于精神情绪变化，往往引起肝气郁结、肝肾瘀滞等运化失常现象，直接妨碍冲任功能，致使月经不调等症更难调治，同时由于本病久治不愈，可影响情绪变化，出现精神抑郁或情绪易于激动等现象，中医学称为"因病致郁"。这种认识与现代医学所论内分泌疾病与精神因素互有联系的论述基本一致。因此，在治疗 PCOS 患者时，要注重精神层面的调节。中医药治疗时注意兼顾养肝、柔肝、疏肝，以促进肝气条畅和情志舒畅，有助于加强治疗效果。在 PCOS 患者中辅助开展中医情志治疗，是一项值得期待的治疗方式。

## （三）探讨病因，辨证施治，走病证结合道路

PCOS 的治疗一直是临床治疗中的难点问题，PCOS 的诱因多而复杂，多种因素都可影响下丘脑-垂体-卵巢轴反馈机制中的一些环节。主要环节如下：①促性腺素；②类固醇的分泌和反馈；③卵巢局部肽

类物质的异常。这些因素若持续一定的时间都能诱发下丘脑－垂体－卵巢轴自身恶性循环的运转。中医根据PCOS的临床特点，认为主要是肾－天癸－冲任之间生克制化关系的失调所致。肾中精气乃人体之根本，从阴阳属性角度可把肾中精气功能概括为肾阴、肾阳两方面，肾阴和肾阳之间相互制约，相互依存，维持着肾脏本身及各脏阴阳相对平衡，如这种平衡遭到破坏而又不能恢复时，则可形成身体阴阳失调的病理状态。肾虚天癸迟至，脾虚内生痰湿，阻塞冲任，胞脉不畅，血行瘀滞而发病。据此，我们可将西医的下丘脑－垂体－卵巢轴功能失调与中医肾－天癸－冲任之间生克制化关系的失调作为辨证与辨病的结合点，在治疗中予补肾治疗为治则。现代药理研究已证实：补肾类中药可调节下丘脑－垂体－卵巢轴功能，促进卵泡生长、发育及成熟后排出，恢复月经周期。

## 十一、预后与转归

除了不孕，多囊卵巢综合征还合并其他病理改变，常由于不排卵，子宫内膜单纯受雌激素刺激，致使内膜癌发病率较正常人群高，并常有高胰岛素血症，合并代谢改变，血中低密度脂蛋白及甘油三酯增高，高密度脂蛋白降低，导致动脉粥样硬化、冠心病、糖尿病的发生率也正常妇女升高。

## 十二、预防与调护

### （一）预防
（1）加强锻炼，改变不良饮食习惯，控制体重。
（2）调节情绪，保持精神愉快，避免情志过激或闷闷不乐。

### （二）调护
1. 生活调护 培养良好的生活习惯，制订合理的作息表，坚持有氧运动，以增加体内能量消耗和降低血黏度。

2. 饮食调养 合理饮食，使能量负平衡，使机体消耗多余的脂肪而达到减肥的目的。具体来说，就是限制食物中的脂肪、糖类的含量，多进纤维素类食物，延长进餐时间，鼓励餐后散步。

3. 精神调理 多囊卵巢综合征患者可表现为不孕、月经不调，并常伴有肥胖、多毛、黑棘皮症现象，必然给患者带来精神上的痛苦，患者常有焦虑、自卑等心理反应。而这些不良的心理因素可直接或间接加重病情，影响治疗效果。因此要减轻患者心理负担，向其交代病情，讲述保持良好的心理状态的重要性，避免情志过激或闷闷不乐、忧郁寡欢，保持精神愉快以带来身体健康。

## 十三、现代研究

### （一）基础研究
1. 中医病因病机研究 中医学无多囊卵巢综合征的病名，根据症候，可归属月经后期、月经过少、闭经、不孕等范畴。PCOS的中医发病机制复杂，历代医家认为多责之于痰湿闭塞子宫。早在元代朱丹溪就在《丹溪心法·子嗣》中指出："若是肥盛妇人，禀受甚厚，恣于酒食，经血不调，不能成胎，谓之躯脂满溢，闭塞子宫。"众多医家认为本病的病机以痰湿为主，还有不少医家从中医基础理论出发，认为女性生殖功能正常与否主要与肾的功能有关。目前大多的研究认为多囊卵巢综合征的发病与肾、脾、肝关系密切。多由于肾精不足，冲任乏源；脾肾阳虚，痰湿内生；肝气郁结，化火化热而导致本病的发生。

（1）肾虚血瘀：PCOS的中医发病机制较复杂。有人从中医对女性生理发育理论出发，结合实践中不少患者均有青春期月经失调现象，认为本病与肾气有关，与七情相关，并在分析患者的临床症状后，发现多属肾虚，尤昭玲教授认为，肾虚血瘀是本病的病机根本，肾－天癸－冲任－胞宫功能失调是其发病的主要环节。肾精不足，元阴亏虚，冲任精血乏源，无以下注胞宫，则表现为经水后期或闭经；肾阳虚弱，气化不利，胞宫、胞脉精血无以温运，而致瘀阻经脉，精血不能下注胞宫则无排卵。

（2）肾虚痰瘀互结：李光荣认为本病肾虚、痰瘀互结是根本。肾虚既可生痰又可致瘀；另一方面，痰湿又能阻滞气机，导致气血运行不畅，日久成瘀，进而痰湿瘀血互结成瘕。最后形成肾虚为本，痰湿血瘀互结为标，因虚致瘀，虚实夹杂的病理形态。

（3）肾虚脾虚肝郁：肖承惊认为本病虚实夹杂，肾虚脾虚肝郁，冲任失荣，气血失调，经络不畅，日久痰湿脂膜积聚，血海蓄溢失常，最终影响肾主生殖的功能失常而致本病。

（4）肾虚脾虚，痰瘀互结：侯丽辉根据诊治本病多年的临床经验提出了"痰瘀胞宫"新理论，认为肾虚脾弱，痰瘀互结是本病排卵障碍的重要病机。

（5）多因素、多脏器发病：柴松岩提出本病的发病原因是多因素的、复杂（包括内因、外因、不内外因）的。环境变化、生活方式是发病的条件。虽然，病因繁多，病机复杂多变，但是禀赋迥异是发病基础，七情波动是发病的促因；不外乎"血枯"与"血隔"两端。

由此可见，现代中医认为PCOS的发病是由脾肾阳虚，痰湿阻滞，肾阴不足，气滞血瘀所致，涉及肝、脾、肾等脏腑，临床上以虚实夹杂为主。

2. 西医发病机制研究　　PCOS是育龄期妇女常见的一种内分泌代谢异常性疾病，以无排卵或排卵稀发、高雄激素血症和卵巢多囊样改变为主要特征。自1935年Stein和Leventhal首次描述PCOS以来，研究者一直致力于PCOS相关的临床和基础研究，但目前确切的发病机制尚未完全阐明，一般认为包括遗传因素及非遗传因素两大方面。

（1）PCOS与遗传因素：遗传学方面的研究证实，PCOS有着明显的遗传异质性，可能是一系列复杂的遗传印迹紊乱的结果。PCOS的常见症状如肥胖、高雄激素血症和高胰岛素血症也被认为与遗传因素相关。多个研究评估了超过70个候选基因在PCOS发病中的作用，但仍没有定论。目前意见较为一致的几个候选基因和基因区域的遗传分析结果包括CYPIIA、VNTR、CAPN-10基因和INS基因的D19S884区域。最近，有学者首次利用GWAS成功地定位了PCOS的易感基因染色体区域，发现与该疾病具有显著关联意义的区域分别位于2号染色体和9号染色体上（分别为2p16.3、2p21和9q33，3）。

（2）PCOS与环境因素：PCOS的发病除了遗传因素外，其他因素，尤其是环境影响很可能参与了PCOS这种失调状态的发生、发展。研究表明，暴露于高水平雄激素环境中的女性胚胎，成年后将表现出PCOS的特征。国外研究者关于孕期动物的雄激素刺激实验也证实，暴露于高水平雄激素环境中的雌性动物到成年可有卵泡生成方面的改变，并表现出PCOS生殖或代谢方面至少一个症状或体征。随着人类生活现代化进程加快，环境中各种化学物质对人体的毒性作用越来越广泛和严重，环境中以环境内分泌干扰物对人类健康影响尤其明显。黄卫娟等分析108例PCOS患者的21个环境因素，发现使用一次性塑料杯喝水、居住地或工作地有装修史是PCOS发病的高危因素。这是因为双酚A在遇高温或遭到腐蚀时可分解释放，进入机体后与细胞内雌激素受体结合，通过多种机制产生雌激素或抗雌激素作用，从而干扰内分泌系统。

（3）PCOS发病的发育起源学说：有证据显示，在青春期表现明显的卵巢多囊性改变和高雄激素血症可能起源于儿童时期甚至是胎儿发育时期。因此，基于临床观察和动物实验的结果，有学者提出了遗传与环境因素相互作用的发育起源学说。该学说认为，PCOS患者的临床和生化表现是青春期或青春期之前由遗传决定的卵巢雄激素分泌过多所引起。高雄激素血症引起下丘脑-垂体轴释放过多的LH，并导致中心性肥胖，进而诱发胰岛素抵抗。高胰岛素血症和胰岛素抵抗的程度又进一步受到遗传因素（如胰岛素基因调控区的基因多态性）和环境因素尤其是肥胖的影响。因此，胎儿雄激素过多负反馈作用于下丘脑、垂体轴，影响LH的生成进而影响内脏脂肪的分布，在成年后出现PCOS的临床症状。其他次要的遗传学和环境因素与这一连续性过程相互作用，使PCOS表现出高度的异质性。

**（二）临床研究**

1. 辨证论治研究　　PCOS的辨证目前尚无统一意见。但当前大多的研究均认为本病病机是肾-天癸-冲任轴的平衡关系失调，涉及肾、肝或脾多脏器，平素肝失疏泄，横逆犯脾，脾虚不能运化水湿，肾虚不能蒸腾下焦津液，水湿津液聚而成痰，痰湿阻滞胞络，经水不行，放出现闭经、不孕等。本病为虚实夹杂证，脾肾阳虚为本，痰湿阻滞为标，治则当辨证论治、标本兼顾。

（1）从肾论治：中医学认为，肾主生殖，为先天之本，肾气虚衰则不能化精血为天癸，难以促使卵巢的卵泡发育，形成排卵稀发或不排卵。若致冲脉不足、任脉不通，则血海不盈，诸经之血不能汇集冲任下注胞宫，而致月经后期、量少或闭经。肾为根本，肾虚天癸迟至或精血不足，脾虚内生痰湿，肝郁气滞血瘀。

钟晓玲将PCOS患者分为3型论治：①肾虚型，治疗的关键为补肾固本以纠正肾虚。方用山茱萸、香附各 10g，熟地黄、枸杞子、补骨脂各 15g，菟丝子 30g，肉桂 5g。②肾虚兼痰瘀型，治则补肾化痰祛瘀，用方在肾虚方基础上加三七、皂角各 15g，泽兰、法半夏各 10g。③肾虚兼肝经郁热型，治以补肾为主，佐以疏肝解郁清热之药，用方在肾虚方基础上加柴胡、郁金、栀子各 10g，夏枯草 15g。取得了良好的效果。

傅捷等用加减苁蓉菟丝子丸治疗轻体重型肾虚肝郁证多囊卵巢综合征患者，治则：补肾调肝。方用加减苁蓉菟丝子丸：菟丝子 30g，覆盆子 15g，肉苁蓉 15g，熟地黄 20g，当归 10g，枸杞 10g，桑寄生 10g，焦艾叶 6g，白芍 10g，柴胡 10g，郁金 10g，牛膝 15g。雌激素低者加黄精 20g，紫河车 15g，鹿角胶 15g；兼血瘀者加丹参 309，刘寄奴 15g；雄激素高或痤疮多者加龙胆草 15g，生石膏 20g；溢乳、高 PRL 者加炒麦芽 60g；肝郁化火者加丹皮 10g，栀子 10g；纳差者加焦三仙 30g，莱菔子 15g。通过数据分析，认为有效。

谈勇教授认为，经本于肾，经水全赖肾水的施化，只有肾气盛，才能天癸至，任脉通，太冲脉盛，月经以时下。PCOS 乃因肾－天癸－冲任－胞宫之间失去平衡所致，而肾是主要环节，从肾论治是治疗本病的关键。临床常用补肾燮理阴阳治法以促进气血活动、排出卵子。若偏于阴虚治以滋阴为主，稍佐通络；若偏于阳虚则补肾助阳，脾肾双补。

杨冠婷认为多囊卵巢综合征与肾虚关系极为密切，基本病机是肾虚为本，瘀血、痰湿兼见，以"治病求本，辨证论治"为基本原则，治疗上以补肾为主，灵活运用补肾调周法，配合化瘀除湿活血等联合治疗，多能取得较好的治疗效果。

（2）多脏器联合论治：李丽芸教授认为本病的病机特点是痰湿内蕴、气滞血瘀为标，脾肾亏虚为本，临床多从痰湿论治。气滞血瘀是本病常见的兼夹证，女子以血为本，气血以周流调畅为顺，任通冲盛，气血畅达，方能顺利排卵。若瘀血内阻，冲任气血经络不畅，则无法排卵，脾肾亏虚为本病病机的根本，痰湿和瘀血的形成与脾肾关系密切。脾主运化，若脾气虚衰，运化失调，水精不能四布，聚为痰饮，此为阴邪，最易阻滞气机，气滞则血瘀；肾主水，肾虚则不能蒸腾水液，水液停留体内形成痰湿之邪，故痰湿内蕴，痰湿、瘀血之邪壅阻胞宫脉络，经络运行受阻，冲任不通，月事不调，故不能摄精成孕。故李教授认为，根据本病病因病机，治疗的原则为导痰活血、健脾补肾、调经种子。褚玉霞教授认为本病病机以肾脾阳虚为本，气滞湿阻、痰瘀互结为标，即以虚为本，虚实相兼为患。虚者有阳虚、精亏、血虚，重在阳虚；实者有痰、瘀、热之别，多在痰、瘀；责之于肾、肝、脾三脏，本在肾虚。治则以补肾为主，兼化痰、祛瘀，通补结合。常用药物有温肾、滋肾、健脾、养血、疏肝、清肝、活血、化痰、清热等种类。

王秀霞教授亦认为本病病机是肾－天癸－冲任轴的平衡关系失调，涉及肾、肝或脾多脏器。中药治疗以苍附导痰汤（香附 30g，茯苓 20g，苍术、法半夏、橘红、胆南星各 15g，枳实、甘草各 10g）为主方加减。方中以二陈汤燥湿化痰，健脾和胃，以除生痰之源；苍术芳香燥湿健脾；胆南星燥湿化痰，合仓术共助二陈汤祛湿痰；香附疏肝理气行血，为气中血药；枳实苦辛微寒，破气消积，化痰除痞；配合香附疏解肝郁，行气导滞，通阳达郁，气行则痰消。诸药相合，燥湿除痰，行气活血，使痰湿祛，气血运行通畅则月事以时下。并随症加减：肾虚痰湿型，偏阴虚加山茱萸、女贞子等；偏阳虚加锁阳、仙茅、淫羊藿、巴戟天等。气滞痰阻型，加当归、赤芍、乌药等；血瘀痰结型，选如川芎、莪术、桃仁等。气虚痰凝型，加黄芪、党参、升麻等。取得了良好的治疗效果。

肖承悰教授认为，该病发生机制主要在肾、肝、脾。肾主生殖，肾虚不能摄精成孕，肾虚不能化生精血为天癸，冲不盛，任不通，诸经之血不能汇集冲任而下，则月经稀发。肝藏血，主疏泄，肝气郁结，气血失调，冲任不能相资，可致月经失调及不孕。脾失健运，痰浊内生，壅塞冲任，气血运行受阻，血海不充致不孕。治宜补肾健脾，化瘀通络。基础方：紫石英、石楠叶、淫羊藿、桑寄生、续断、杜仲、川牛膝、白术、茯苓、女贞子、枸杞子、鸡血藤各 15g。随经期加减运用。①经后期，治宜滋阴养血，佐以助阳，在基础方加何首乌、生地黄、熟地黄、黄精各 15g，香附 10g。于月经第 4 天开始口服，共 12 剂。②经间期排卵期，治宜补肾软坚散结，活血化痰以促排卵。在基础方加鸡内金、昆布、牡丹皮各 15g。与经后方序贯口服，共 5 剂。③经前期，治宜补肾助阳，升温，健黄体。在基础方加巴戟天 12g，狗脊 15g。BBT 升高时口服，共 10 剂。④经前后半期，治宜活血化瘀，因势利导，使月经按期而至。在基础方加苏木、土鳖虫各 10g，经前口服。

何嘉琳主任认为本病病机以肾脾不足为本，痰湿瘀血为标，往往虚实混杂，其病机要素不离三端，即痰湿阻滞、血瘀气滞、肾虚脾虚。痰湿瘀滞型以苍附导痰丸加减：（制）苍术、（姜）半夏、（制）香附、橘红各10g，胆南星6g，石菖蒲9g，白芥子15g，（炙）鸡内金20g。痰瘀互阻，加用（炮）穿山甲6g、丹参、皂角刺、路路通各15g，川牛膝30g。阴虚胃热型：以瓜实汤加减：瓜蒌、葛根各30g，枳实、天花粉各15g，石斛（先煎）、生地黄各12g，玉竹20g。胃热盛，酌加（制）大黄、黄芩各9g，黄连3g；阴虚明显者，酌加南沙参、北沙参、天冬、麦冬各15g；瘀血阻滞，酌加丹参、山慈姑各15g，虎杖30g，郁金10g等。脾肾阳虚型，以温阳促排汤：太子参、30g，黄芪、白术、续断、菟丝子、（炒）杜仲、巴戟天、肉苁蓉各15g，防风、鹿角角片10g，紫石英30g。

2. 专病专方研究

（1）导痰种子方：制天南星10g，茯苓10g，白木10g，当归5g，川芎5g，黄芪15g，仙灵脾10g，巴戟天10g，鸡血藤15g，丹参15g。方法：于月经或撤退性出血第5天开始服用枸橼酸氯米芬，每日1次，每次50~150mg，B超监测排卵后服导痰种子方，每日1次，共10天，治疗3个月为1个疗程。结果：治疗组总有效率显著高于对照组。

（2）定经汤：熟地黄、山药、山茱萸、杜仲、白芍、茯苓各15g，当归、枸杞子、柴胡各10g，菟丝子30g。加减：卵泡期加制何首乌30g，黄精15g；排卵前期加益母草、皂角刺各15g，山楂10g；黄体期加淫羊藿、巴戟天各10g。月经前期加丹参15g，鸡血藤20g；痤疮多加浙贝母15g，夏枯草10g；肥胖者加苍术15g，胆南星、法半夏各10g。治疗总有效率治疗组为88.57%，对照组为53.57%，2组比较，差异有显著性意义。

（3）当归芍药散：当归、白芍、川芎、茯苓、泽泻、白术各10g，兼痰湿者加用陈皮10g，法半夏15g；兼血瘀者加蒲黄10g，五灵脂10g；兼气滞者加郁金15g，香附10g；兼阳虚者加仙茅10g，淫羊藿10g；兼阴虚者加熟地黄10g。用法：于月经周期第5天开始，连用7天，水煎取汁300ml，早晚分两次服，治疗3个月。治疗组性激素的调整、卵泡的发育、子宫内膜情况均优于对照组。

（4）栀子柏皮汤（加味）：栀子10g，黄柏10g，牡丹皮6g，白芍10g，当归10g，丹参10g，生地黄10g，熟地黄10g，香附10g，桃仁10g，红花6g，益母草10g。治疗半年后月经正常，并获得妊娠。

（5）温肾化痰祛瘀汤：鹿角片、肉苁蓉、菟丝子、黄芪、当归、白芍、怀山药、山茱萸、熟地黄各15g，桃仁、红花、胆南星、石菖蒲、坝母各10g。每日1剂，共治疗3个月，总有效率为75%。

3. 其他治疗研究

（1）针刺：李晨等探讨针刺治疗对多囊卵巢综合征的效果，主穴：关元、中极、大赫、阴陵泉、三阴交；配穴：痰湿阻滞型加曲池、中脘、丰隆，针用泻法。脾肾气虚型加脾俞、肾俞、太白、太溪，针用补法加灸。肝郁气滞型加内关、期门、蠡沟，针用泻法。治疗组显效率明显高于对照组，2组治疗前后血清激素水平比较，治疗组的降低幅度优于对照组。结论针刺治疗多囊卵巢综合征，能够改善患者症状及血清激素水平，具有较好的疗效。

张彩荣分4个阶段治疗：第1阶段，月经干净后，至排卵期前。药饼处方：淫羊藿15g、补骨脂12g、肉苁蓉15g、生地黄10g、熟地黄10g、吴茱萸6g、山药15g、当归20g、龟甲12g（先煎）、鳖甲12g、赤芍15g、丹参20g、女贞子20g、旱莲草20g；针灸处方：关元、气海、子宫、足三里、肾俞、膏肓俞、公孙、列缺。第2阶段，排卵期前后。药饼处方：淫羊藿15g、补骨脂12g、肉苁蓉15g、乌药6g、川楝子3g、柴胡3g、川芎15g、桃仁6g、当归20g、桂枝12g、芍药15g；针灸处方：合谷、太冲、血海、三阴交、膈俞。第3阶段，排卵后至经行前。药饼处方：补骨脂15g、肉桂10g、附子16g、鹿角胶12g、菟丝子12g、杜仲15g、香附15g、柴胡3g、当归6g、苏木12g；针灸处方：关元、气海、行间、三阴交。第4阶段，行经期，如患者寒凝血瘀，可选用艾灸三阴交、神阙穴，如无此症状可暂时停止治疗。常规消毒后针刺所选穴位，得气后行平补平泻手法，然后将药饼放置在神阙穴艾灸，共灸30分钟，同时留针30分钟，每5分钟行针1次，每日1次。1个月为1个疗程，共治疗2~6个疗程。治疗效果：至治疗结束，成功妊娠5例，月经来潮19例。一般2个疗程左右月经来潮，4个疗程左右肥胖有较大改善，但整个疗程结束多毛的症状改善并不大。与治疗前比较，治疗后BMI和LH明显下降，差异均有统计学意义。

周艳丽等以补肾疏肝健脾为治则，调理冲任促排卵。选穴：肝俞、脾俞、肾俞、膈俞、足三里、丰隆、三阴交、阴陵泉、天枢、关元、中极、带脉、卵巢。操作：足三里穴、卵巢穴和任脉经穴行针刺行补法，其余腧穴行平补平泻刺法。每个穴位留针 30 分钟，每 10 分钟行针 1 次，每天 1 次。于每个月经周期的第5 天开始治疗，15 天为 1 个疗程，连续治疗 3 个疗程。有效率为 86.7%。刘媛媛等以偶刺法治疗月经后期，取穴气海、关元、子宫、气穴、肝俞、肾俞、命门、上髎，血寒凝滞者加血海、膈俞；阴血亏虚者加太溪、三阴交；肝气郁滞者加太冲、期门。患者取侧卧位，穴位常规消毒，选用长 40mm 不锈钢毫针，用指切进针法快速垂直刺入皮下，轻轻捻转，用补法，促使得气，刺入深度约 0.5~1 寸，针刺关元穴和上髎穴时以酸麻胀感传至少腹及会阴部为度，肾俞及上髎穴（均双侧）加电针，选连续渡，刺激 25 分钟，TDP 照射背部。每逢月经来潮前 3~5 天开始针治，每天 1 次，直至月经来潮。连续 3 个月治疗后，总有效率为 95.2%。

（2）电针：詹明洁观察电针治疗肥胖型多囊卵巢综合征疗效。取穴天枢、大横、支沟、子宫、气海、三阴交、丰隆、肾俞、地机，按补肝肾健脾调冲任为原则加减选穴，脾肾阳虚型加肾俞、命门、脾俞、足三里，痰湿阻滞型加阴陵泉，气滞血瘀型加太冲、血海。选择直径为 0.25~0.40mm、长度为 40~75min 毫针，得气后在天枢和大横定位组使用 KWD-808 脉冲治疗仪连续波治疗，强度太小以患者能忍受为宜，每月 1 次，每次 30 分钟。1 个疗程 10 次，休息 5 天后再行第 2 个疗程，共治疗 3~5 个疗程。结果：电针治疗后与治疗前比较患者 BMI、黄体生成素差异有统计学意义，电针疗法对减轻肥胖型 PCOS 患者 BMI、LH 水平的疗效显著。说明电针是治疗肥胖型 PCOS 的中医新方法之一。

刘志顺等取双侧天枢、中髎穴，两穴分别取仰卧位、俯卧位隔日交替针刺。中髎穴用长 125mm 毫针斜向下 45° 刺入 4 寸左右，针尖向下刺入第三骶后孔，加电针后可见会阴表浅肌收缩及双大腿内旋；天枢穴用 3 寸毫针直刺 2~2.5 寸，局部酸胀感。双侧中髎穴、天枢穴加电针。选用电针频率 20Hz，采用疏密波，电流量以患者能耐受为度：留针 30 分钟。治疗 8 周后正常来经受孕。

崔薇等以电针干预 PCOS 患者体外受精－胚胎移植患者妊娠结局，在超促排卵过程中以电针干预，取穴：关元、中极、三阴交、子宫、太溪、丰隆。进针前 75% 乙醇消毒穴位区，捻转进针，行针，出现酸麻胀等得气感觉后，接电极线，选择频率为 16~18Hz 的疏密波，刺激强度以患者感觉舒适为度。每天 1 次，每次 30 分钟，治疗 5 天，休息 2 天，直至取卵。获卵数、受精率、优质胚胎率均显著高于对照组。

（3）腹针：赖毛华等观察腹针对肥胖型多囊卵巢综合征患者内分泌及糖脂代谢的影响。取穴：中脘、下脘、气海、关元、双侧梁门、天枢、水道。操作方法：上述腧穴用 0.25mm×40mm 的毫针迅速刺入皮下，然后缓慢进针到地部，当手下有轻微阻力时停针，不用提插捻转等其他针刺手法，留针 30 分钟，自月经或撤退性出血干净后第 1 天开始治疗，每周 2 次，连续 6 个月，经期停止治疗。治疗 6 个月后患者 BMI、WHR 下降，F-G 评分减少，月经情况好转，卵巢体积变小，LH 及 T 水平下降，FBG、BG、FIN、INS、HomaIR、TC、TG、LDL-C 下降。提示：腹针在改善肥胖型 PCOS 患者的内分泌及代谢紊乱方面与二甲双胍有类似的效果，同时腹针在恢复月经，降低 BMI、WHR、T 水平方面优于二甲双胍，且无不良反应，是治疗肥胖型 PCOS 安全有效的方法。

袁丽萍等观察腹针治疗多囊卵巢综合征的疗效，在第 5 天开始，开始每日 1 次、3 次，以后隔日 1 次、3 次，留针 30 分钟，6 次为 1 个疗程。无妊娠者下一周期重复治疗。超过 45 天，BBT 未上升、月经未来潮者以黄体酮撤血。连续用药 3 个周期。取穴：引气归元（中脘、下脘、气海、关元）、中极、下风湿点均深刺；外陵中刺。发现治疗组妊娠率高于对照组；治疗组治疗后 LH、LH/FSH、T 水平下降较对照组明显，治疗组的最大子宫内膜厚度和宫颈黏液评分优于对照组，提示腹针疗法能有效诱导 Pcos 患者排卵，调节内分泌。

（4）透热灸：沈克艰采用透热灸治疗疑难杂症包括一例多囊卵巢综合征患者，取中脘、关元、中极、肓俞、三阴交、交信、合谷、太冲穴，针后中极灸 9 壮，隔日治疗 1 次。治疗后月经如期，无其他不适。

（5）穴位埋线：刘桂英采用穴位埋线联合中药治疗：①服用加减苍附导痰汤，药用：苍术 10g，香附10g，法半夏 10g，陈皮 6g，石菖蒲 10g，茯苓 30g，黄芪 30g，皂角刺 10g，仙灵脾 15g，当归 10g，丹参15g，怀山药 20g。每日 1 剂，水煎服。②穴位埋线分两组选穴：A. 肝俞、中极、膈俞、足三里、三阴交、带脉、关元；B. 肾俞、脾俞、天枢、水分、阴陵泉、丰隆、卵巢。每次治疗均单组取穴，两组交替，除中极、关元、水分外均双侧取穴。局部常规消毒后，将消毒好的 3-0 医用羊肠线（0.7cm）放入穿刺针针管前端，对准所选穴位快速透皮，缓慢进针，得气后，缓缓推针芯同时退针管，将肠线留在穴位内，每周 1 次。取得良好的治疗效果。

王婧等将 60 例肥胖型多囊卵巢综合征患者，随机分为治疗组和对照组各 30 例，治疗组采用穴位埋线疗法，对照组采用针刺疗法。分别观察治疗前后患者的体重、腰围、BMI 值、月经情况。结果：两组方法对减少体重及改善月经失调均有显著效果，治疗组较对照组无显著性差异（P>0.05）。

（6）穴位注射：赵彦等采用穴位注射法治疗多囊卵巢综合征。选用中极、关元、子宫（双）、三阴交（双）、气海等。从月经周期第 4 天始每日选择两个穴位治疗：选用 5ml 一次性注射器将 75UHMG 用生理盐水稀释至 2ml，常规消毒穴位皮肤，快速刺入穴位皮下，缓慢进针、提插后产生酸麻重胀感，回抽无血，将药液快速推入，每个穴位各注射 1ml。出针后压迫止血，并按摩 3~5 分钟。观察子宫内膜厚度明显厚于对照组。

## 十四、评述与展望

多囊卵巢综合征（PCOS）是育龄妇女常见的一种复杂的内分泌及代谢异常性疾病，是不孕症中较常见的一种疾病，以持续性无排卵、雄激素过多和胰岛素抵抗为特征，它的发病原因至今未明。患者的无排卵性不孕仅次于输卵管因素而居不孕症的第二位，约占无排卵性不孕症的 75%。生育年龄妇女 P-COS 的发病率为 6%~10%，该病已成为目前无排卵型不孕症的主要原因之一。PCOS 的治疗以 PCOS 患者不同年龄和治疗需求为原则，采取规范化和个体化的对症治疗。对于无生育要求的 PCOS 患者主要以调整月经周期，防止内膜增生；对于有生育要求的 PCOS 患者则以调经助孕为主。目前西医治疗 P-COS 致不孕患者主要是促排卵，诱发排卵的经典方法是枸橼酸氯米芬（CC）和绒毛膜促性腺激素（HCG）。近年来，人绝经期促性腺激素（HMG）、FSH 制剂、GnRH 等新促排卵药物问世，使药物诱发排卵的成功率有了很大的提高。但是，药物促排卵有很多的局限性。CC 和 HCG 的优点是毒副作用少，价格低廉，但其妊娠率较低，仅 40%~50%。HMG、FSH、GnRH 等的有效率较高，但易发生 OHSS，严重时可引起胸腹积液和急性肾功能衰竭、甚至死亡等并发症。目前有研究提示围排卵期中医药治疗对于预防 OHSS 的发生有一定的作用，中西医结合治疗 OHSS 可提高临床疗效，但均缺乏大样本随机对照试验的有力证明，进一步研究中医药对 OHSS 的防治作用是今后努力的方向之一。胰岛素抵抗和代偿性高胰岛素血症在多数患者的发病机制中起重要作用。这些患者进行减肥和胰岛素增敏剂治疗有较好的助孕作用，但胰岛素增敏剂在推荐作为临床一线治疗前仍需进行多中心更大样本的前瞻性随机对照研究，以进一步确认其疗效、适应证及安全性。

PCOS 患者发生 II 型糖尿病、高血压、缺血性心脏病、心肌梗死、高脂血症、子宫内膜癌，以及妊娠高血压和妊娠糖尿病的风险明显增加。而在所有这些风险疾病中，胰岛素抵抗或高胰岛素血症可能起着重要的作用。正因为如此，寻找 PCOS 致病基因成为当前研究该病最具吸引力的课题。

由于多囊卵巢综合征病理整理、发病机制的复杂性，现代医学的治疗只是针对其病变环节的某一个环节，中医的辨"证"则有利于分析同中有异、异中有同的规律，确定治疗思路，将现代医学辨病与中医辨证结合起来，对证治疗与整体调理相结台，取长补短。在西药对某一症状改善的同时，可考虑适当加用对证的中药，以发挥协同疗效；也可考虑加用相应中药来拮抗西药的不良反应，以发挥出最佳治疗效果。因此，寻求更有效的治疗方法，还需要大样本的深入研究。

## 第五节　子宫内膜异位症与子宫腺肌病

子宫内膜异位症是指具有生长功能的子宫内膜组织出现在子宫腔被覆黏膜以外的身体其他部位所引起的一种疾病。卵巢型子宫内膜异位症形成囊肿者，称为子宫内膜异位囊肿（俗称"巧克力囊肿"）。本病多发于 25~45 岁，发病率为该年龄段妇女的 10%~15%，是常见的妇科疾病。

子宫腺肌病是指子宫内膜腺体及间质侵入子宫肌层中，伴随周围肌层细胞的代偿性肥大和增生，形成弥漫病变或局限性病变的一种良性疾病。少数子宫内膜在子宫肌层中呈局限性生长形成结节或团块，称为子宫腺肌瘤。多发于 30~50 岁经产妇，约半数患者合并子宫肌瘤，约 15%~40% 合并子宫内膜异位症。

中医学古籍中没有"子宫内膜异位症"及"子宫腺肌病"的病名记载，根据其临床表现，可归属在"痛经""月经过多""经期延长""癥瘕""不孕"等病症中。

### （一）病因病机

血瘀是子宫内膜异位症及子宫腺肌病的病理基础，多由外邪入侵、情志内伤、素体因素或手术损伤等原因，导致机体脏腑功能失调，气血失和，冲任损伤，致部分经血不循常道而逆行，以致"离经"之血瘀积，留结于下腹，阻滞冲任、胞宫、胞脉、胞络而发病。

1. 气滞血瘀　素性抑郁，或恚怒伤肝，气滞血瘀，留结于下腹，瘀阻冲任而发病。

2. 寒凝血瘀　经期、产后感受寒邪，或过食生冷，寒客冲任，与血相搏，气血凝滞不畅而发病。

3. 热灼血瘀　素体阳盛，或肝郁化热，或外感热邪，或过食辛辣，或湿蕴化热，热灼胞脉，血溢脉外，凝聚而致血瘀，留结于下腹，瘀热阻于冲任而发病。

4. 气虚血瘀　素体脾虚，或因饮食、劳倦、思虑所伤，或大病久病耗气，气虚运血无力而发病。

5. 肾虚血瘀　先天不足，或后天损伤，大病久病，房劳多产，损伤肾气，肾阳不足则血失温煦，运行迟滞，肾阴不足，虚火内生，热灼血瘀，瘀血结于胞宫而发病。

### （二）诊断要点

1. 子宫内膜异位症

（1）病史：有进行性加剧的痛经病史，或有不孕史，或有剖宫产、人工流产术等手术史。

（2）症状

1）疼痛：继发性、进行性加剧的痛经，疼痛固定不移，多位于腰骶部、下腹部或盆腔，可放射至阴道、会阴、肛门或大腿内侧，常于经前1~2天开始，经期第1天最剧，以后逐渐减轻并持续至整个经期。若子宫直肠凹陷及子宫骶骨韧带有病灶时可伴有性交痛、肛门坠胀感。疼痛程度与病灶大小不一定成正比，粘连严重的卵巢巧克力囊肿患者可能并无疼痛，而盆腔内小的散在病灶可导致剧烈疼痛。少数患者可有长期下腹痛，经期加重。

2）月经异常：经量增多、经期延长、月经淋漓不尽或经前点滴出血。

3）不孕：约40%的患者伴有原发或继发性不孕。子宫内膜异位症患者妊娠亦有约40%发生自然流产。

4）其他：若为肠道子宫内膜异位症，可见腹痛、腹泻或便秘，甚至周期性少量便血。若为尿道子宫内膜异位症，可见周期性尿血。若为呼吸道子宫内膜异位症，可见经期咳血及气胸。若为腹壁瘢痕子宫内膜异位症，则切口瘢痕处有结节，经期增大，疼痛加重。

（3）体征：较大的卵巢内膜异位囊肿在腹部可扪及，若病变累及腹壁切口、脐部等，在相应部位可触及硬韧、不活动、边界不甚清楚的触痛性结节。子宫多后倾、活动或固定，大小正常或稍大。宫颈后上方、子宫后壁、宫骶韧带或子宫直肠窝处可扪及硬性触痛性结节，经前尤为明显。若病变位于宫颈，可见宫颈表面有稍突出的紫蓝色小点或出血点，质硬光滑有触痛。若病变累及直肠阴道隔，可在阴道后穹隆扪及隆起的小结节或包块。

（4）辅助检查

1）血液检查：血清CA125、CA199、抗子宫内膜抗体（EMAb）值测定可提高子宫内膜异位症的诊断率，并可作为药物疗效评价的指标。

2）影像学检查：①B超检查：有助于发现盆腔或其他病变累及部位的包块，了解病灶位置、大小和形状，对诊断卵巢内膜异位囊肿有重要意义；②钡剂灌肠：有助于发现子宫直肠凹陷及直肠阴道隔子宫内膜异位症病灶；③必要时盆腔CT及MRI检查。

3）腹腔镜检查：是目前子宫内膜异位症诊断的金标准。腹腔镜检查的最佳时间是经净后立即进行，可直接了解病灶范围和程度。

中国中西医结合学会妇产科专业委员会第三届学术会议修订的盆腔子宫内膜异位症的临床分期标准（以妇科双合诊、三合诊结合B超检查为主）：

轻度：①散在的病灶种植，卵巢触痛，正常大或略大，但无明显的内膜囊肿形成；②粘连轻微或不明显，子宫、卵巢均活动。

中度：①卵巢单侧或双侧有多个病灶，卵巢增大，或有小的内膜囊肿形成，但囊肿直径不超过3cm；②输卵管、卵巢有粘连；③有明显的散在病灶硬结，可触及触痛结节。重度：①卵巢子宫内膜囊肿大于3cm（单侧或双侧）；②盆腔粘连明显；③子宫直肠陷凹封闭，片状增厚，伴触痛结节；④病变累及直肠、膀胱，伴子宫固定不动（重度广泛性）。

**2. 子宫腺肌病**

（1）病史：有月经量多、进行性加剧的痛经病史，或有多次妊娠、反复宫腔操作、分娩时子宫壁创伤和慢性子宫内膜炎史。

（2）症状：主要表现为经量增多和经期延长，以及继发性、进行性加剧的痛经，多位于下腹正中，常在经前1周开始，至月经结束。可有不明原因的月经中期阴道流血、性欲减退等症状。部分患者可无任何临床症状。

（3）体征：妇科检查可发现子宫呈均匀性增大或有局限性结节隆起，质硬有压痛，经期子宫增大，压痛明显。合并子宫内膜异位症时子宫活动度有时较差。合并子宫肌瘤时，则依肌瘤的大小、数目、部位而异。双附件无明显异常。

（4）辅助检查

1）实验室检查：血清CA125、CA199、子宫内膜抗体（EMAb）值测定可协助诊断子宫腺肌病。

2）影像学检查：盆腔B超和MRI检查有助于子宫腺肌病的诊断及鉴别。

**（三）鉴别诊断**

**1. 子宫内膜异位症**　主要与子宫腺肌病、盆腔炎性包块、卵巢恶性肿瘤和原发性痛经相鉴别。

（1）子宫腺肌病：可合并子宫内膜异位症，其痛经症状更剧烈。妇科检查子宫呈球形增大，质硬，经期触痛。B超和腹腔镜检查可助鉴别。

（2）盆腔炎性包块：多有盆腔炎性疾病反复发作史，疼痛无周期性，平时亦有下腹部隐痛，可伴有发热。妇科检查子宫活动度差，附件区可扪及边界不清包块，抗炎治疗有效。

（3）卵巢恶性肿瘤：早期无症状但病情发展迅速，疼痛成持续性，与月经周期无关，患者一般情况差。检查除扪及盆腔内包块外，常有腹水。B超显示包块以实性或混合性居多，形态多不规则。血CA125值多大于200U/L。凡诊断不明确时应尽早剖腹探查。

（4）原发性痛经：痛经常1~2天内消失，而子宫内膜异位症的痛经持续时间进行性加重，甚至非周期性疼痛，经期加重。妇科检查和B超检查可助鉴别。

**2. 子宫腺肌病**　除与子宫内膜异位症鉴别外，还要与子宫肌瘤相鉴别。后者一般无明显痛经。B超和MRI检查有助于鉴别。但部分子宫腺肌病患者可合并子宫肌瘤。

**（四）辨证论治**

主要病机是瘀血阻滞。应根据疼痛发生的时间、性质、部位，月经的情况和结块的大小、部位，以及体质和舌脉辨别寒热虚实。治疗以活血化瘀为主。瘀血为有形之邪，但久病多虚，临床上以虚实错杂多见。因寒凝血瘀，治以温经散寒；因热灼血瘀，治以清热化瘀；虚实夹杂者，当攻补兼施。还需结合月经周期不同阶段治疗，一般经前以调气祛瘀为主；经期以理气止痛、活血祛瘀为主；经后则以益气补肾、活血化瘀为主。同时注意辨病与辨证相结合，以痛经为主者重在祛瘀止痛；月经不调或不孕者要配合调经、助孕；癥瘕结块者要散结消癥。

**1. 气滞血瘀证**

主要症候：经前或经期小腹胀痛或刺痛，拒按，甚或前后阴坠胀欲便，经行量或多或少，色黯有血块，盆腔有包块或结节；经前心烦易怒，胸胁乳房胀痛，口干便结；舌紫黯或有瘀斑、瘀点，苔薄白，脉弦涩。

症候分析：素性抑郁，肝失条达，气血郁滞，冲任二脉不利导致经血不畅，不通则痛，故经前或经期小腹胀痛或刺痛；肝郁气滞，入络不畅，故乳胀胸闷；舌脉均为血瘀之象。

治法：理气活血，化瘀止痛。

方药：血府逐瘀汤（方见闭经）或膈下逐瘀汤（方见痛经）。

若疼痛剧烈加全蝎、土鳖虫、三棱、莪术活血通络止痛；痛甚伴有恶心呕吐者，加半夏、白芍柔肝和胃止痛;月经量多夹块者,去桃仁、红花加蒲黄、三七、益母草化瘀止血;肛门坠胀、便结者加大黄化瘀通腑;前阴坠胀加柴胡、川楝子理气行滞。

2. 寒凝血瘀证

主要症候:经前或经期小腹冷痛或绞痛,拒按,得热痛减,经行量少,色紫暗有块,或经血淋漓不净,或见月经延后,盆腔有包块或结节;形寒肢冷,大便不实;舌淡胖而紫黯,苔白,脉沉迟而涩。

症候分析:寒邪凝滞于子宫、冲任,导致气血运行受阻,故经前或经期小腹冷痛或绞痛且拒按;寒得热则化,血行渐畅,故得热痛减;寒凝血瘀,冲任不调则月经延后,经色黯有块;寒邪盛于内,阳气被遏,则形寒肢冷;舌脉均为寒凝血瘀之象。

治法:温经散寒,化瘀止痛。

方药:少腹逐瘀汤(方见痛经)。

若恶心呕吐者,加吴茱萸、半夏温胃止呕;腹泻者,加肉豆蔻、藿香、白术健脾;腹痛甚,肢冷出汗者加川椒、制川乌温通止痛;阳虚内寒者,加人参、熟附子、淫羊藿温补脾肾。

3. 热灼血瘀证

主要症候:经期或经前后发热,腹痛拒按,痛连腰骶;口苦咽干,烦躁不宁,大便干结;舌质红,有瘀点、瘀斑,苔薄黄,脉细数。

症候分析:热灼营血,则血稠,血行不畅致瘀,故经期或经前后发热;灼热煎熬津液,则口苦咽干,情绪烦躁不宁,大便干结;邪热瘀滞胞宫、冲任,气血运行不畅,则不通则痛;舌脉均为热象。

治法:清热和营,活血祛瘀。

方药:小柴胡汤(方见月经前后诸证)合桃核承气汤(《伤寒论》)。

桃仁 大黄 甘草 桂枝 芒硝

经行质稠,量多夹块者,加贯众、生蒲黄清热化瘀止血;下腹疼痛,有灼热感,带下黄稠,加黄柏、土茯苓清热除湿。

4. 气虚血瘀证

主要症候:经期腹痛,肛门坠胀不适,经量或多或少,色暗淡,质稀或夹血块,盆腔有结节或包块;面淡而晦暗,神疲乏力,少气懒言,纳差便溏;舌淡胖边尖有瘀斑,苔薄白,脉沉涩。症候分析:素体虚弱或久病伤正气,气不足则无力推动血行,渐成瘀血内阻,不通则痛,故经期腹痛,肛门坠胀;色暗淡、质稀或夹血块乃气虚瘀血之象;气虚则见面淡而晦暗,神疲乏力,少气懒言;脾气亏虚则纳差便溏;舌脉均为气虚血瘀之象。

治法:益气活血,化瘀止痛。

方药:举元煎(方见月经过多)合桃红四物汤(方见经期延长)。

若腹痛甚腹冷者,加艾叶、小茴香、熟附片、干姜以温经止痛;腰腿酸软者,加续断、桑寄生以补肝肾强筋骨。

5. 肾虚血瘀证

主要症候:经前或经期腹痛,月经先后不定期,经量或多或少,盆腔有结节或包块;腰膝酸软,腰脊刺痛,神疲肢倦,头晕耳鸣,面色晦暗,性欲减退,夜尿频;舌质黯淡,苔白,脉沉细涩。

症候分析:肾气亏损,无力推动血行,则血行迟滞,故经前或经期腹痛;腰为肾之外府,肾气虚故见腰膝酸软,气虚血瘀内阻见腰脊刺痛;肾开窍于耳,气虚则头晕耳鸣,面色晦暗;舌脉均为肾虚血瘀之象。

治法:补肾益气,活血化瘀。

方药:归肾丸(方见月经过少)合桃红四物汤(方见经期延长)。

若经行淋漓不净,加茜草、乌贼骨化瘀止血;小腹冷痛喜温,畏寒肢冷者,加补骨脂、艾叶、肉桂温肾助阳;颧红唇赤,手足心热者,加地骨皮、鳖甲养阴清热。

**(五)西医治疗**

可采取手术治疗、药物治疗、介入治疗以及辅助生育等。

1. 子宫内膜异位症

（1）手术治疗：有保守性手术、半根治性手术和根治性手术。保守性手术即保留患者的生育功能，尽量切净或灼除异位内膜病灶，分离粘连；半根治性手术即切除盆腔内病灶和子宫，保留至少一侧或部分卵巢；根治性手术即切除全子宫、双附件以及所有肉眼可见病灶。手术途径有腹腔镜手术和开腹手术。

（2）药物治疗：可选达那唑、孕三烯酮、促性腺激素释放激素激动剂（CnRHa）等。达那唑，月经第1日开始口服200mg，每天2~3次，持续用药6个月，停药后4~6周恢复月经及排卵；孕三烯酮，月经第1日开始口服2.5mg，每周2次，持续用药6个月；GnRHa是目前公认的治疗子宫内膜异位症最有效的药物，临床上常用药物有达菲林（曲普瑞林）3.75mg肌内注射，抑那通（亮丙瑞林）3.75mg皮下注射，诺雷德（戈舍瑞林）3.6mg皮下注射，初次给药从月经周期的1~5日开始，每4周1次，共3~6次。不良反应主要有潮热、阴道干涩、失眠、注意力减退、骨质丢失等绝经症状，停药后可逐步恢复。也有使用孕激素类药物，常用有甲羟孕酮、炔诺酮、甲地孕酮和羟孕酮等。

（3）联合治疗：主要是保守性手术术前或术后辅以药物治疗。目前认为，以腹腔镜确诊、手术＋药物，为治疗子宫内膜异位症的最佳选择。

（4）不孕的治疗：卵巢巧克力囊肿>5cm，应先做腹腔镜手术，治疗后仍不能妊娠，或年龄较大，可采用宫腔内人工授精（COH/IUI）或体外授精–胚胎移植（IVF–ET）。

2. 子宫腺肌病

（1）手术治疗：有子宫切除术和保守性手术。子宫切除术适用于年龄较大，无生育要求者。保守性手术主要有病灶挖除术、子宫内膜去除术、腹腔镜下子宫动脉阻断术、骶前神经切除术和骶骨神经除术。

（2）药物治疗：目前尚无根治性的有效药物。对年轻有生育要求、近绝经期或者不接受手术者，可采用口服避孕药、孕激素、达那唑、孕三烯酮或GnRHa，用药剂量及注意事项同子宫内膜异位症。

## （六）其他治法

1. 中药外敷　选用活血化瘀，消癥散结药物，外敷下腹部。
2. 中药灌肠　选用理气活血消癥药物，保留灌肠。
3. 针灸　取中极、关元、足三里、三阴交、大横、天枢等穴。

## （七）临证思路

子宫内膜异位症是目前临床常见的难治性妇科疾病，患者常承受痛经、慢性盆腔痛、不孕、手术后复发甚至多次手术的折磨，严重影响身心健康和生活质量。手术或西药治疗均易复发，5年复发率在40%以上；防止复发是临床急需解决的问题。

中医药治疗的优势在于减轻症状，降低复发，且不抑制卵巢排卵。治疗原则为"瘀则化之，寒者温之，热则清之，虚则补之"，攻补兼施以减少复发。

青壮年气血尚盛，肾气未衰，宜攻为主，兼顾肾气；有生育要求者，宜补肾为主，兼以化瘀消癥。也可根据月经周期的不同阶段，采用周期疗法，经期或经前一周以调经止痛为主，平时重在化瘀攻破。

本病的疗程较长，药物又多为攻伐之品，应注意治病不伤正，适时佐配养正之品。并需B超监测及测定CA125，定期随访。

## （八）预后转归

此病为良性疾病，但有恶性侵袭行为，少数病例会发生恶变。大约10%~15%的卵巢癌患者在手术后发现同时并存子宫内膜异位症，其中3%可看到从良性内膜异位组织过渡到完全恶性的转换带，引起癌病变。中药、西药、手术等干预可减轻痛经等症状，如长期不治疗或病程迁延日久可致不孕。术后极易复发，需随访及治疗，以降低复发。

# 参考文献

［1］杨慧霞，狄文. 妇产科学. 北京：人民卫生出版社，2016.

［2］张玉泉，王华. 妇产科学. 北京：科学出版社，2016.

［3］黎梅，周惠珍. 妇产科疾病防治. 北京：人民卫生出版社，2015.

［4］冯力民，廖秦平. 妇产科疾病学. 北京：高等教育出版社，2014.

［5］张艳玲. 现代妇产科疾病治疗学. 西安：西安交通大学出版社，2014.

［6］李颖川，黄亚绢. 产科危重症监护及处理. 北京：科学出版社，2014.

［7］张为远. 中华围产医学. 北京：人民卫生出版社，2012.

［8］朱晶萍. 实用妇产科疾病诊疗常规. 西安：西安交通大学出版社，2014.

［9］刘琦. 妇科肿瘤诊疗新进展. 北京：人民军医出版社，2015.

［10］华嘉增，朱丽萍. 现代妇女保健学. 上海：复旦大学出版社，2012.

［11］张慧琴. 生殖医学理论与实践. 上海：世界图书出版社，2014.

［12］丰有吉，沈铿. 妇产科学. 北京：人民卫生出版社，2013.

［13］郎景和. 妇产科学新进展. 北京：中华医学电子音像出版社，2017.

［14］王子莲. 妇产科疾病临床诊断与治疗方案. 北京：科学技术文献出版社，2010.

［15］王清图，修霞，戴淑玲，许华强. 产内科疾病的诊断与治疗. 北京：人民卫生出版社，2013.

［16］史常旭，辛晓燕. 现代妇产科治疗学. 北京：人民军医出版社，2010.

［17］郁琦，罗颂平. 异常子宫出血的诊治. 北京：人民卫生出版社，2017.

［18］向阳，郎景和. 协和妇产科查房手册. 北京：人民卫生出版社，2016.

［19］邢维萱. 中医妇科学. 北京：科学出版社，2018.

［20］陈慧侬，李卫红. 名老中医陈慧侬教授妇科医案集. 北京：化学工业出版社，2018.

［21］李卫红. 妇产科新医师手册. 第三版. 北京：化学工业出版社，2018.

［22］兰丽坤，王雪莉. 妇产科学. 第四版. 北京：科学出版社，2017.

［23］谈勇. 中医妇科学. 北京：中国中医药出版社，2016.

［24］谢幸，苟文丽. 妇产科学. 北京：人民卫生出版社，2014.

［25］曹泽毅. 中华妇产科学. 北京：人民卫生出版社，2014.